DER DARM-KOMPASS

Alles, was man über den unterschätzten Darm wissen muss.

BIOMES
Der Darmkompass.
Alles, was man über den unterschätzten Darm wissen muss.
info@BIOMES.world, www.BIOMES.world

© 2020 FORUM VIA SANITAS
Wissenschaftlicher Verlag für
Ganzheitsmedizin und Naturheilkunde
Via Sanitas 1, 5082 Grödig / Salzburg, Österreich
ZVR-Zahl: 067786042 LPD Salzburg
verlag@forumviasantias.org
www.forumviasanitas.org

Umschlaggestaltung, Layout und Satz: Marion Bauernfeind
Lektorat: FORUM VIA SANITAS
Coverfoto: BIOMES;
Fotos: iStock / Shutterstock.com / Fotolia / BIOMES
Druck und Bindearbeiten:
Johann Sandler GesmbH & Co KG, Österreich

ISBN: 978-3-200-06876-6

1. Auflage 2020
Alle Rechte vorbehalten. Übersetzung, Vervielfältigung, Verbreitung
oder elektronische Bereitstellung des Werkes (auch auszugsweise) nur
mit vorheriger schriftlicher Genehmigung des Verlages.

Das Werk wurde mit der gebotenen Sorgfalt auf Grundlage des
aktuellen Standes der Wissenschaft bei Drucklegung erstellt. Sämtliche
Angaben erfolgen ohne Gewähr. Sie ersetzen keinesfalls die fachliche Beratung im
individuellen Einzelfall. Eine Haftung des Verlages oder des Autors ist ausgeschlossen.
Bei Fragen wenden Sie sich bitte an den Verlag oder den Autor oder einen Arzt
oder eine Apotheke Ihres Vertrauens.

Der gesunde Darm ist die Wurzel aller Gesundheit.
(Hippokrates, griechischer Mediziner, 300 vor Christus)

INHALTSVERZEICHNIS

GRUNDLEGENDES ÜBER UNSER UNTERSCHÄTZTES ORGAN

- DER DARM des Menschen — Seite 12
- EIN GESUNDER DARM: Was du für ihn tun kannst — Seite 15
- DARMBAKTERIEN: Wichtig für den ganzen Organismus — Seite 17
- DARM-HIRN-ACHSE: Was ist das? — Seite 19
- DARMFLORA aufbauen und Wohlbefinden verbessern — Seite 22
- DARMFLORA-BAKTERIEN nützlich oder schädlich? — Seite 24
- DARM UND PSYCHE: Eine enge Beziehung — Seite 27
- DARMBAKTERIEN UND HAUT: Das verbindet sie — Seite 30
- DARMGERÄUSCHE und ihre Ursachen — Seite 33

DIESE FAKTOREN STÖREN DEN DARM

- STRESS: Wenn das Mikrobiom aus der Balance gerät — Seite 38
- UNVERTRÄGLICHKEITEN: Wenn Nahrungsmittel Probleme bereiten — Seite 41
- UNVERTRÄGLICHKEITEN: Wenn Fruktose nicht richtig abgebaut werden kann — Seite 45
- LAKTOSEINTOLERANZ: Was steckt dahinter? — Seite 48
- HISTAMINUNVERTRÄGLICHKEIT Wenn der Körper rebelliert — Seite 51
- DARMPROBLEME nach der Einnahme von Antibiotika — Seite 54
- EFFEKTIVER DARMSCHUTZ bei der Einnahme von Antibiotika — Seite 56
- DARMFLORA AUFBAUEN nach Antibiotika: Vielfalt erhalten — Seite 58
- DARMSANIERUNG nach Antibiotika: Bakterien ansiedeln — Seite 60

- DARMSANIERUNGEN:
  Auch in Eigenregie möglich   Seite 65

- MAGEN-DARM-GRIPPE:
  Darmflora wieder aufbauen   Seite 68

- DARMSPIEGELUNG:
  Darmflora wieder aufbauen   Seite 71

- MIKROBIOM UND DEPRESSION:
  Darmbakterien helfen   Seite 74

ERKRANKUNGEN DES DARMS

- WENN DARMBAKTERIEN
  Symptome hervorrufen   Seite 78

- DIESE SYMPTOME weisen
  auf Darmerkrankungen hin   Seite 81

- WENN DARMBAKTERIEN
  Blähungen hervorrufen   Seite 84

- WENN DARMBAKTERIEN
  Verstopfung verursachen   Seite 86

- DARMENTZÜNDUNGEN
  erkennen und angehen   Seite 88

- DARMENTZÜNDUNGEN: Symptome
  erkennen und behandeln   Seite 91

- DARMENTZÜNDUNGEN
  nachhaltig behandeln   Seite 94

- DARMENTZÜNDUNGEN:
  Tipps zur Ernährung   Seite 97

- REIZDARM:
  Was steckt dahinter?   Seite 100

- REIZDARM: Was ist die Ursache
  der funktionellen Störung?   Seite 103

- REIZDARM: Welches
  Symptom ist typisch?   Seite 105

- REIZDARM: Wie wird
  die Diagnose gestellt?   Seite 109

- REIZDARM: Wie wird er
  erkannt und behandelt?   Seite 112

- REIZDARM: Welche
  Ernährung eignet sich?   Seite 116

- CHRONISCHE Darmerkrankungen
  und Darmbakterien   Seite 119

- WELCHE DARMERKRANKUNGEN
  sind gefährlich?   Seite 121

INHALTSVERZEICHNIS

**ABNEHMEN MIT
EINEM GESUNDEN DARM**

- ABNEHMEN mit richtiger
  Ernährung und Darmpflege   Seite 128

- ADIPOSITAS: Definition,
  Symptome, Risiken   Seite 131

- ABNEHMEN LEICHT GEMACHT:
  So purzeln die Pfunde   Seite 139

- GESUND ABNEHMEN?
  Tipps lesen und loslegen   Seite 145

- IST ABNEHMEN
  ohne Sport möglich?   Seite 148

- DARM-DIÄT: Abnehmen
  mit gesunder Darmflora   Seite 151

**DEN KÖRPER
ENTGIFTEN**

- ENTSCHLACKEN: Tipps für
  mehr Wohlbefinden   Seite 158

- ENTSCHLACKUNGSKUR:
  Anleitung zum Detoxen   Seite 161

- LEBERENTGIFTUNG: Das
  natürliche Wohlfühlrezept   Seite 166

- ENTGIFTUNGSKUR DURCHFÜHREN:
  Wellness für den Körper   Seite 169

- ENTGIFTENDE LEBENSMITTEL:
  Clever essen lernen   Seite 171

**AKTUELLE
ERNÄHRUNGSTRENDS**

- VEGETARISCH:
  Mehr als ein Food-Trend   Seite 176

- VEGETARISCH: Gesund dank
  Fleischverzicht?   Seite 179

- VEGETARISCH
  und wichtige Nährstoffe   Seite 183

- VEGETARISCH ABNEHMEN:
  Fakten und Tipps   Seite 189

- WIE GESUND IST VEGAN?
  Wichtige Fakten   Seite 194

- VEGANE ERNÄHRUNG: Vitamine,
  die du täglich brauchst   Seite 200

FITTER WERDEN MIT EINEM GESUNDEN DARM

- SPORT: SCHNELLER MUSKELAUFBAU
  so einfach geht's — Seite 206

- HIGH PROTEIN: Muskelaufbau durch Proteinzufuhr — Seite 209

- MUSKELAUFBAU IM ALTER: Darauf kommt es an — Seite 212

DAS IMMUNSYSTEM STÄRKEN MIT EINEM GESUNDEN DARM

- IMMUNSYSTEM: Mögliche Krankheiten auf einen Blick — Seite 218

- IMMUNSCHWÄCHE: Ursachen und Symptome — Seite 221

- IMMUNSYSTEM: Wissenswertes zur Funktion — Seite 224

- IMMUNSYSTEM TESTEN: Den Abwehrkräften auf der Spur — Seite 229

- MIT DER RICHTIGEN ERNÄHRUNG das Immunsystem stärken — Seite 233

- IMMUNSYSTEM STÄRKEN: Kinder brauchen Zeit — Seite 236

- DAS BESTE FÜRS BABY: Immunsystem stärken — Seite 239

PROBIOTIKA UND MIKRONÄHRSTOFFE

- PROBIOTIKA: Was sind das und wie können sie dir helfen? — Seite 244

- PROBIOTIKA FÜR EINE GESUNDE, ausgeglichene Darmflora — Seite 247

- PROBIOTIKA ZUR STÄRKUNG des Immunsystems — Seite 251

- PROBIOTIKA ZUR NATÜRLICHEN Gewichtsreduktion — Seite 255

- PROBIOTIKA bei Nahrungsmittelunverträglichkeiten — Seite 259

- PROBIOTIKA ZUR REGENERATION der Darmflora — Seite 263

- PROBIOTIKA ZUR LINDERUNG von Histaminintoleranz — Seite 267

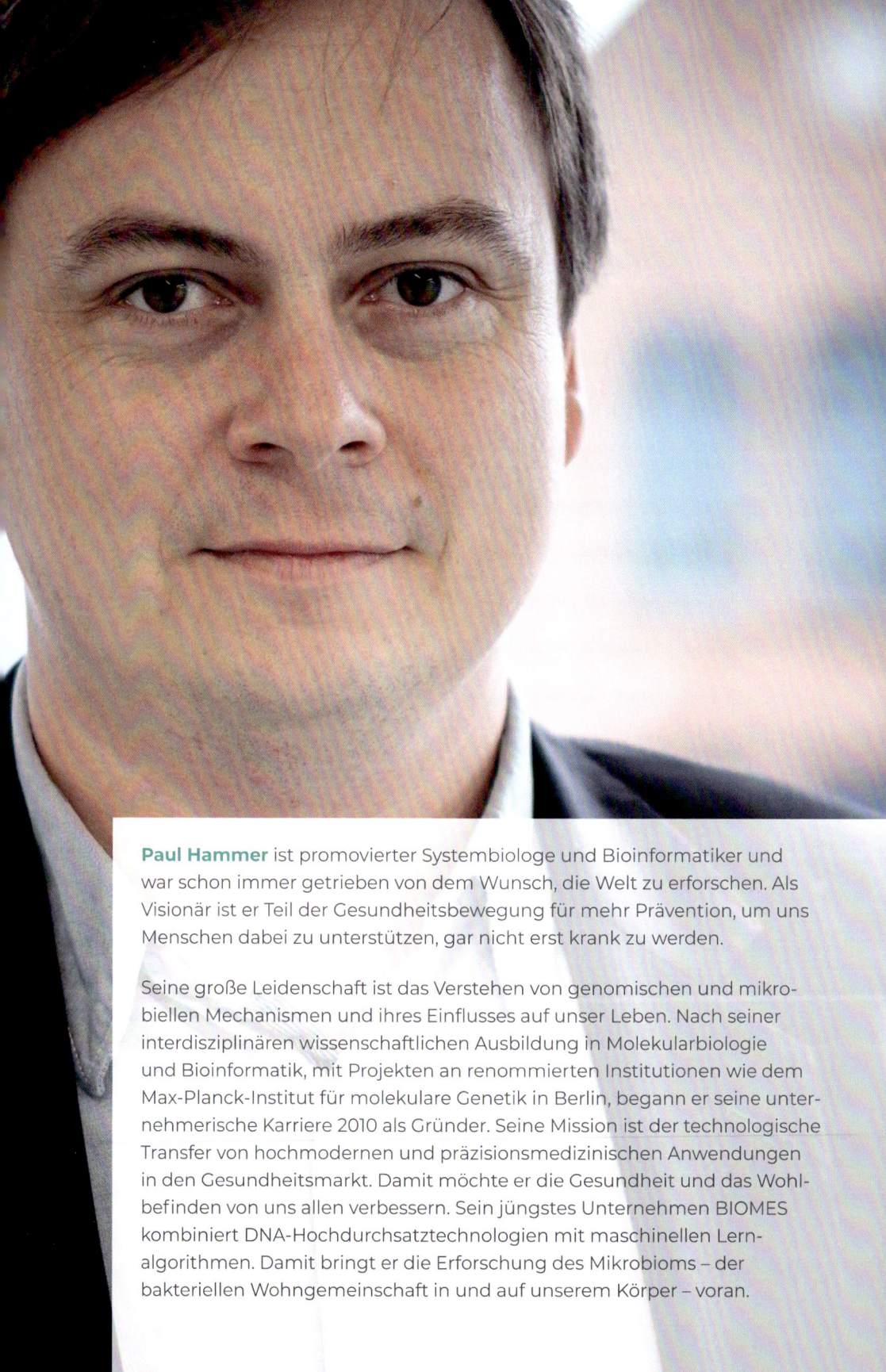

Paul Hammer ist promovierter Systembiologe und Bioinformatiker und war schon immer getrieben von dem Wunsch, die Welt zu erforschen. Als Visionär ist er Teil der Gesundheitsbewegung für mehr Prävention, um uns Menschen dabei zu unterstützen, gar nicht erst krank zu werden.

Seine große Leidenschaft ist das Verstehen von genomischen und mikrobiellen Mechanismen und ihres Einflusses auf unser Leben. Nach seiner interdisziplinären wissenschaftlichen Ausbildung in Molekularbiologie und Bioinformatik, mit Projekten an renommierten Institutionen wie dem Max-Planck-Institut für molekulare Genetik in Berlin, begann er seine unternehmerische Karriere 2010 als Gründer. Seine Mission ist der technologische Transfer von hochmodernen und präzisionsmedizinischen Anwendungen in den Gesundheitsmarkt. Damit möchte er die Gesundheit und das Wohlbefinden von uns allen verbessern. Sein jüngstes Unternehmen BIOMES kombiniert DNA-Hochdurchsatztechnologien mit maschinellen Lernalgorithmen. Damit bringt er die Erforschung des Mikrobioms – der bakteriellen Wohngemeinschaft in und auf unserem Körper – voran.

Ein Wort vorab.

Lange Zeit wurde unser Darm weit unterschätzt. Dafür haben viele von uns einen hohen Preis bezahlt, z. B. in Form von Darmbeschwerden bis hin zu Reizdarm. Doch auch diffuse Beschwerden wie Schlafstörungen und Verstimmungen können mit dem Darm zusammenhängen.

Nicht zuletzt dank vieler Forschungsinitiativen haben wir in den letzten Jahren endlich gelernt, wie wichtig der Darm für unsere gesamte Gesundheit und unser Wohlbefinden ist. Vor allem der Einfluss unserer Bakterien war ein stark unterschätzter Faktor.

Wusstest du, dass der Darm die größte Bakteriengemeinschaft in unserem Körper beherbergt? Er könnte ohne die Billionen von Bakterien die ihn besiedeln nicht funktionieren und dafür sorgen, dass wir Nahrung verdauen können, eine Immunabwehr haben und überlebenswichtige Hormone produzieren. Es gibt Millionen von Menschen, deren Darm im Ungleichgewicht ist, z. B. durch die Einnahme von Antibiotika, eine ungesunde Ernährung und vieles mehr.

Unsere Bakteriengemeinschaft wird auch als „Mikrobiom" bezeichnet. Genauer gesagt verbirgt sich darunter die DNA aller Mikroorganismen, die in und an unserem Körper leben, darunter vorrangig Bakterien, mit denen wir eine symbiotische Beziehung aufgebaut haben.

Dabei ist unsere bakterielle Zusammensetzung höchst individuell. Wir beherbergen unterschiedliche Bakterien und verstoffwechseln unsere Nahrung unterschiedlich gut oder schlecht. Für eine möglichst optimale Verdauung und Nährstoffaufnahme und somit mehr Wohlbefinden und Gesundheit, müssen wir die individuellen Eigenschaften jedes Menschen verstehen. Diese werden insbesondere durch unsere mikrobiellen und menschlichen Gene bestimmt. Mit Hilfe moderner Biotechnologie können wir die DNA deiner Bakterien entschlüsseln, was wiederum als Berechnungsgrundlage dient, um dir eine individuell optimierte Ernährung empfehlen zu können.

Mit diesem Buch möchte ich dich über die Grundlagen eines deiner wichtigsten Organe aufklären, die wichtigsten Darmerkrankungen beschreiben sowie Chancen aufzeigen, mit einem gesunden Darm mehr Lebensenergie zu verspüren.

Viel Spaß beim Erforschen deiner geheimnisvollen Bakterienwelt!

Dein Paul Hammer

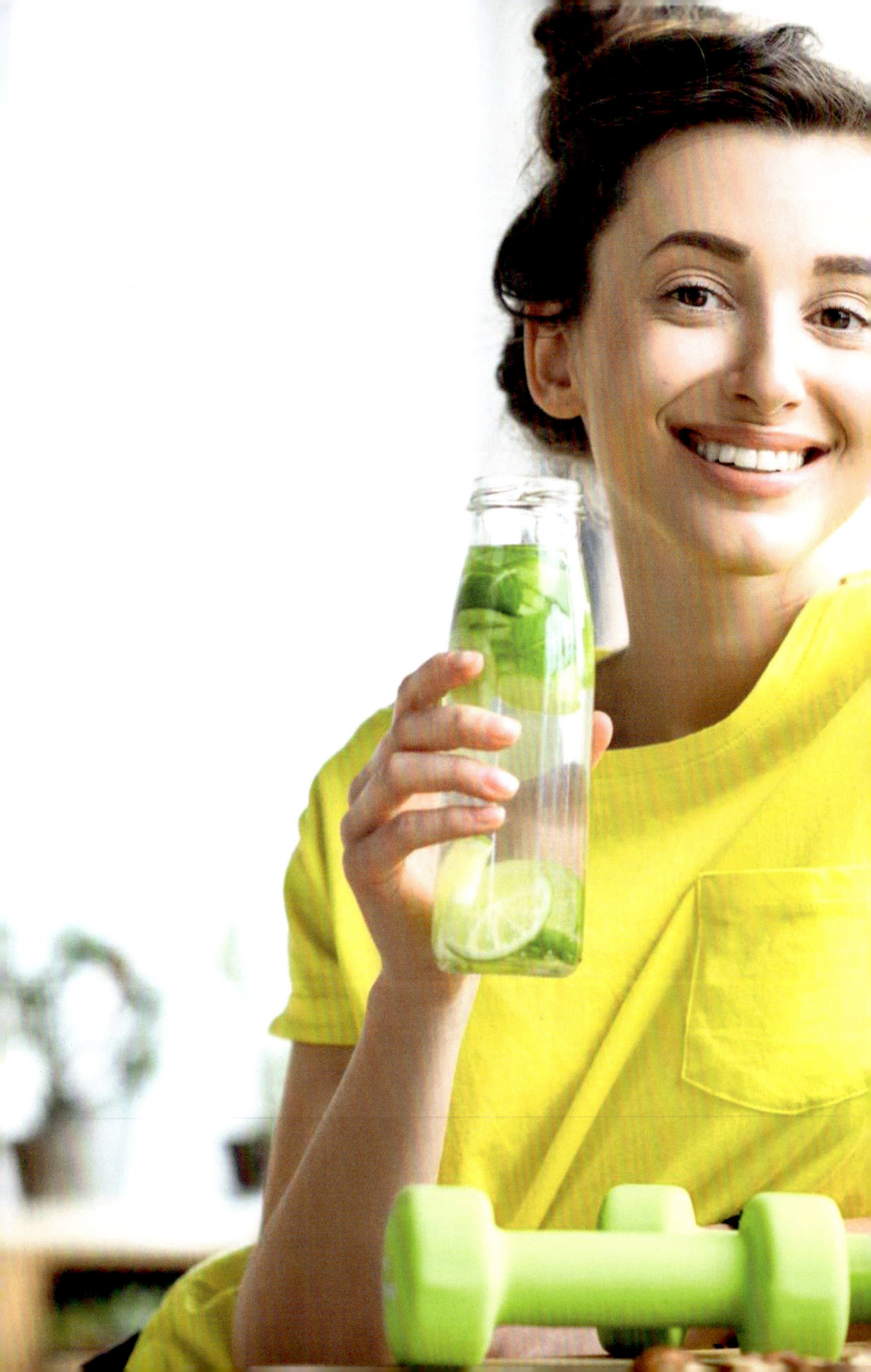

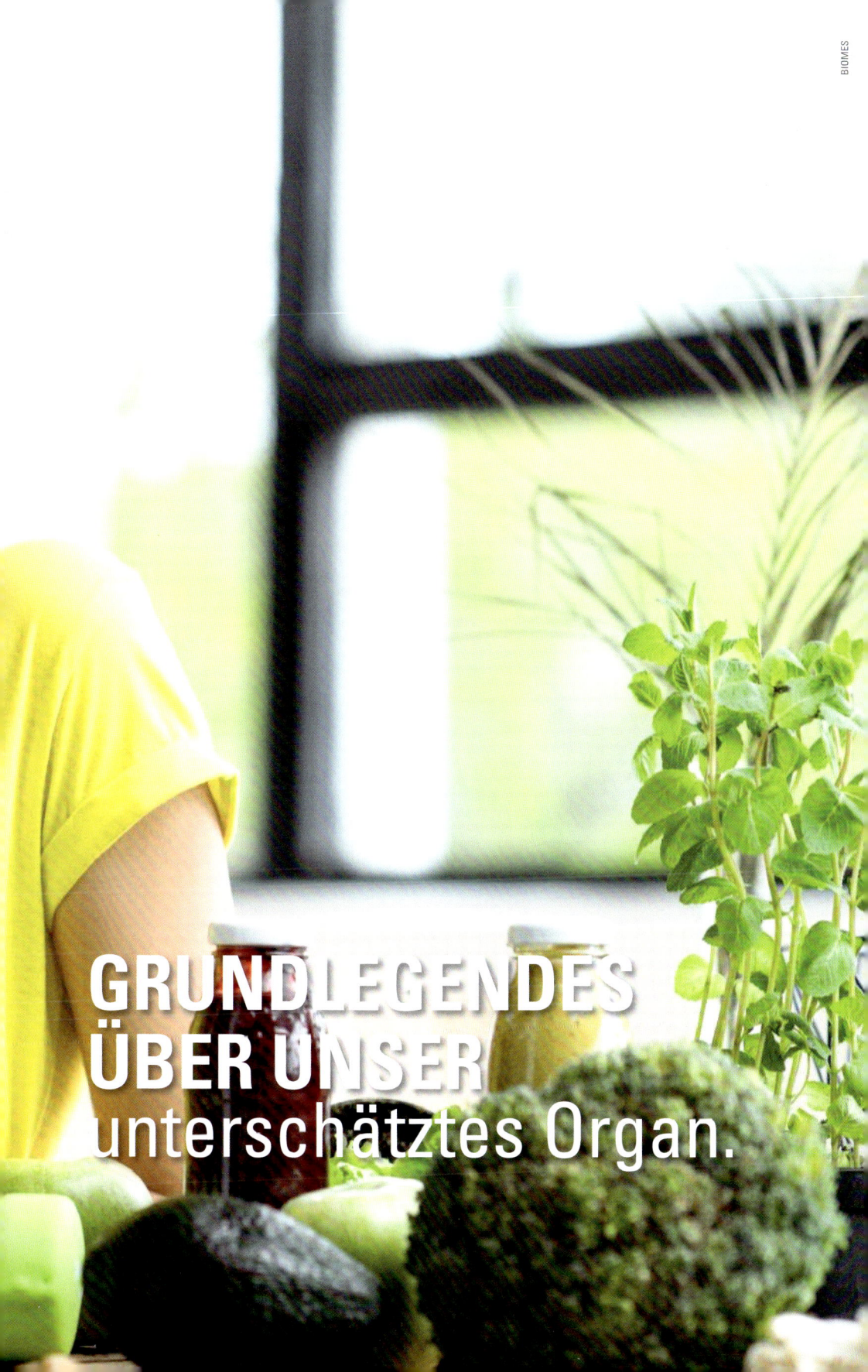

GRUNDLEGENDES ÜBER UNSER unterschätztes Organ.

GRUNDLEGENDES ÜBER UNSER UNTERSCHÄTZTES ORGAN.

DER DARM
des Menschen

Der Darmaufbau ist ebenso komplex wie die Funktionen des Organs. Der Darm beeinflusst die körperliche und seelische Gesundheit – wie, wird teils noch erforscht.

Der Darm des Menschen: Ein ganz besonderes Organ

Durchschnittlich sechs Meter lang ist der Darm bei einem erwachsenen Menschen. Das ist aber keinesfalls das Erstaunlichste an diesem Organ. Darmaufbau und -abläufe sind äußerst komplex – und wie noch recht junge Forschungsergebnisse nahelegen, ist der Darm für weit mehr als die Verdauung von Speisen zuständig. Es scheint, dass er darüber hinaus unsere körperliche und mentale Gesundheit maßgeblich beeinflusst.

Der Darm befindet sich zwischen Magen und After und kann grob in drei Abschnitte unterteilt werden:

- Dünndarm
- Dickdarm
- Mastdarm

Besondere Aufmerksamkeit von der Wissenschaft erfährt in der letzten Zeit das Zusammenspiel dieser Abschnitte – der Darm wird dabei ganzheitlich betrachtet. Bisherige Forschungsergebnisse lassen zwei grundlegende Erkenntnisse zu:

- Die Darmflora hat einen großen Einfluss auf die menschliche Gesundheit.

- Der Darm kann mit dem Gehirn direkt kommunizieren und Informationen austauschen.

Wie genau beides funktioniert, ist keinesfalls abschließend erforscht. Je mehr über das Organ in Erfahrung gebracht wird, desto klarer wird allerdings, wie viel der Darm leistet.

Der Darm und sein Mikrobiom

Das Mikrobiom ist bei jedem Menschen individuell, doch stets übernehmen die Darmbakterien und andere Mikroorganismen eine Vielzahl von Aufgaben.

Dazu gehören beispielsweise die Umwandlung von unverdaulichen Stoffe in verdauliche oder die Stärkung des Immunsystems. Neueste Forschungen legen nahe, dass die Zusammensetzung des Mikrobioms auch ganz konkrete Auswirkungen auf so unterschiedliche Erkrankungen wie Depressionen, Fettleibigkeit oder Diabetes haben könnte. Welche Bakterien, Pilze und Viren im Darm eines Menschen leben, könnte somit seine mentale und physische Gesundheit beeinflussen.

Kommunikation zwischen Darm und Gehirn

Die Wissenschaft hat noch nicht abschließend erforscht, wie der Darm mit dem Gehirn kommuniziert und kennt noch nicht alle Zusammenhänge zwischen den Vorgängen im Darm und der Gesundheit des gesamten Organismus. Als sicher gilt, dass die Kommunikation stattfindet und der Darm erheblichen Einfluss auf die allgemeine Gesundheit des Menschen ausübt. Wer sich um seine Darmgesundheit kümmert, tut also auch etwas für das Wohl von Körper und Seele.

Der Darm des Menschen ist neben dem Gehirn das einzige Organ mit komplett autonomen Nervenzellen. Das heißt, dass er keine Reize vom Gehirn braucht, um seine vielen Aufgaben zu übernehmen. Der Zusammenschluss der Nervenzellen im Darm nennt sich enterisches Nervensystem (ENS). Denken kann man mit ihm sicher nicht, aber das ENS steuert viele Prozesse eigenständig, wie beispielsweise die Darmbewegungen. Die Nervenzellen im Darm sind denen im Gehirn sehr ähnlich, können dieselben Neurotransmitter produzieren und deshalb mit den Zellen im Gehirn kommunizieren.

Doch das ist nicht die einzige Art des Informationsaustauschs zwischen den beiden Organen. Der Darm ist auch die größte Hormondrüse des Körpers und mit sogenannten enteroendokrinen Zellen (EEZ) durchsetzt. Diese produzieren Hormone, die dem Gehirn beispielsweise Hunger signalisieren können. Man geht sogar davon aus, dass die Darmflora direkten Kontakt zum Gehirn aufnehmen kann.

Die Gesamtheit aus Bakterien, Hefepilzen und allen anderen Mikroorganismen im Darm wird als Mikrobiom bezeichnet. Dieses kann biologisch aktive Substanzen herstellen, zu denen auch die Neurotransmitter gehören. Also genau die Stoffe, mit denen Nervenzellen kommunizieren – zum Beispiel zwischen Gehirn und Darm.

Der Darm und seine Gesundheit

Welche Möglichkeiten gibt es, die Gesundheit des Darms zu unterstützen? Eine ausgewogene Ernährung mit viel Obst und Gemüse ist ein guter Anfang. Besonders sogenannte probiotische Lebensmittel scheinen eine positive Auswirkung auf die besonders hilfreichen Bakterien im Darm zu haben. Zu diesen Lebensmitteln gehören beispielweise Sauerkraut, Joghurt oder Kefir.

Außerdem gibt es Nahrungsergänzungsmittel, die die Darmflora unterstützen können. Doch bevor du aktiv etwas für eine Sanierung deines Darms tust, solltest du dein ganz persönliches Mikrobiom und den aktuellen Ist-Zustand deiner Darmflora kennenlernen. Dazu ist z. B. der Darmflora-Selbsttest von BIOMES ideal. Bei so einem Selbsttest kannst du ganz entspannt zuhause mit einem Wattestäbchen einen Stuhlabstrich nehmen, der dann eingeschickt und analysiert wird.

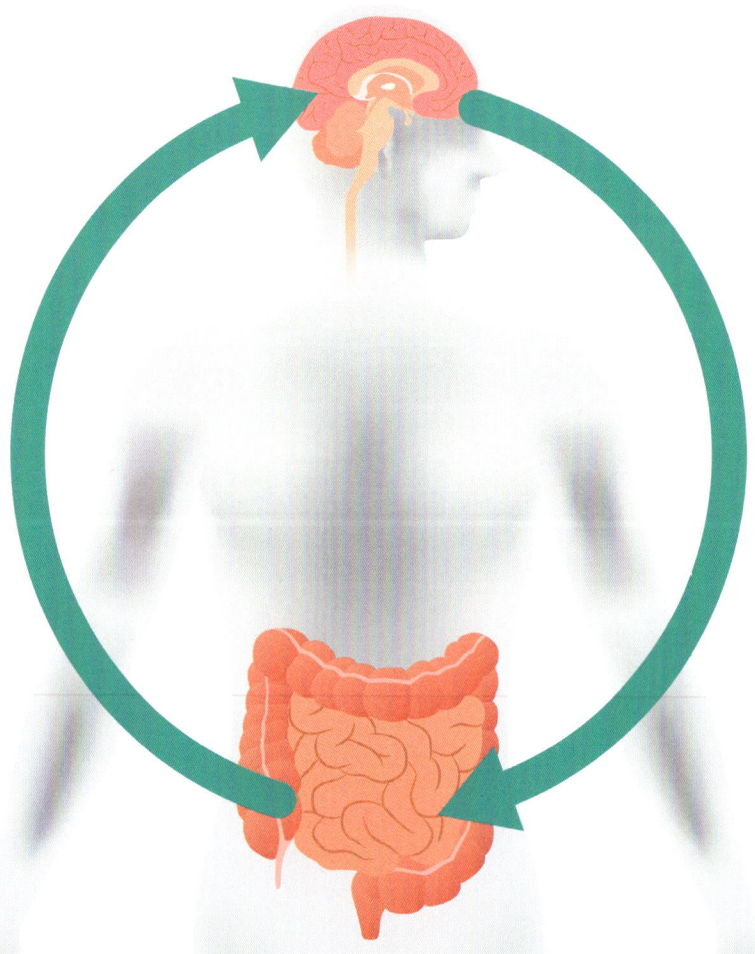

GRUNDLEGENDES ÜBER UNSER UNTERSCHÄTZTES ORGAN.

EIN GESUNDER DARM:
Was du für ihn tun kannst

Ein fitter Darm und eine gesunde Darmflora sind gut für den ganzen Organismus. Wer den Darm gesund halten möchte, sollte mit seinem Mikrobiom vertraut sein.

Ein gesunder Darm
Der Darm ist ein außergewöhnliches Organ: Er weist wie das Gehirn ein autonomes System von Nervenzellen auf. Außerdem scheinen die Mikroorganismen in der Darmflora nicht nur einen Einfluss auf die Verdauung, sondern auch auf die gesamte mentale und körperliche Gesundheit zu haben. Die Wissenschaft beginnt erst zu verstehen, was genau alles im Darm passiert. Dass es um mehr als Blähungen und Durchfall geht, wenn die Darmgesundheit beeinträchtigt ist, wird aber immer klarer.

Warum ein fitter Darm und eine gesunde Darmflora wichtig sind
Ist der Darm nicht gesund, kann sich das auf viele Arten äußern. Durchfall und Bauchschmerzen sind Symptome, die oft bei einem kranken Darm auftreten. Manchmal ist die Gesundheit des Darms sogar ständig angegriffen und entwickelt sich zu einer chronischen Darmkrankheit wie z.B. Morbus Crohn, bei dem die Darmschleimhaut dauerhaft entzündet ist. Ursachen für das Ausbrechen von Darmerkrankungen gibt es viele. Am besten ist es immer, zusammen mit einem Arzt die individuellen Gründe herauszufinden.

Darüber hinaus scheinen der Darm und seine Gesundheit in direktem Zusammenhang mit anderen körperlichen und mentalen Erkrankungen zu stehen. Im Zentrum der Forschung zu diesem Thema steht die Gesamtheit aller Mikroorganismen im Darm. Sie wird als Mikrobiom oder auch Darmflora bezeichnet. Bei Untersuchungen ist aufgefallen, dass viele Krankheiten mit einer Veränderung des Mikrobioms einhergehen. Was hier Ursache und was Folge ist, konnten die Wissenschaftler noch nicht abschließend klären.

Möglicherweise besteht aber ein direkter Zusammenhang zwischen dem Zustand der Darmflora und vielen verschiedenen Erkrankungen, die man als Laie erstmal nicht mit dem Darm als Auslöser in Verbindung bringt.

Dazu gehören Krankheitsbilder wie:
- Depressionen
- Angststörungen
- Allergien
- Morbus Alzheimer

Ein gesunder Darm mit einem artenreichen Mikrobiom kann also unter Umständen wichtig für den ganzen Organismus sein.

Was ist gut für den Darm?
Die Darmflora jedes Menschen ist höchst individuell. Die Mikrobiome unterscheiden sich in der Anzahl der Bakterienarten, die im Darm angesiedelt sind. Bisher nimmt man an, dass eine große Artenvielfalt der Gesundheit zuträglich ist. Die gute Nachricht ist nun, dass sich das Mikrobiom im Laufe des Lebens ändert und dass Ernährung hierbei eine Rolle spielt. Die weniger gute Nachricht ist, dass man sich leider nicht einfach gesund essen kann. Probiotische Lebensmittel wie Joghurt oder Sauerkraut, Kefir und Kimchi enthalten Mikroorganismen und ihr Verzehr kann gut für den Darm sein. Auch eine Ernährung mit ballaststoffreichen Lebensmitteln wie Linsen, Blaubeeren und Äpfeln kann helfen. Positiv wirken sich auch Lebensmittel mit Polyphenol aus. Dieser Pflanzenstoff ist beispielsweise in grünem Tee, Brokkoli und Mandeln enthalten. Das heißt aber nicht, dass der Verzehr dieser Lebensmittel automatisch zu einer gesunden Darmflora mit den richtigen Mikroorganismen führt.

Es braucht auch nicht jeder Mensch die gleichen Stoffe in den gleichen Mengen, um eine möglichst gesunde Darmflora aufzubauen. Es kann sogar so sein, dass die Mikrobiome von zwei Menschen sehr unterschiedlich sind und dennoch beide einen gesunden Darm haben. Deshalb brauchen verschiedene Menschen unterschiedliche Dinge, um ihren Darm zu unterstützen. Am besten kann man für das Mikrobiom im eigenen Bauch sorgen, indem man zuerst herausfindet, wie sein Zustand eigentlich ist.

TIPP: Im Rahmen einer Stuhlanalyse erfährst du nicht nur, wo die Schwachstellen deiner Darmflora liegen, sondern bekommst auch Empfehlungen, wie du deine Darmgesundheit verbesserst. Auf diese Weise findest du beispielsweise heraus, wie du deine Verdauung, dein Immunsystem oder deine Kalorienverwertung unterstützen kannst.

GRUNDLEGENDES ÜBER UNSER UNTERSCHÄTZTES ORGAN.

DARMBAKTERIEN:
Wichtig für den ganzen Organismus

Bakterien im Darm sind ein wichtiger Bestandteil des menschlichen Mikrobioms und übernehmen viele Aufgaben, die zu einem gesunden Organismus beitragen.

Darmbakterien: Kleine Helfer mit großer Wirkung

Auf und vor allem in unseren Körpern leben mehr Mikroorganismen, als wir eigene Körperzellen haben. Das ist kein Grund zur Sorge, ganz im Gegenteil: Die kleinen Gäste bilden das menschliche Mikrobiom, das uns hilft, gesund zu bleiben. Besonders wichtig für jeden Menschen sind die Mikroorganismen im Darm, die in ihrer Gesamtheit als Darmflora bezeichnet werden. Viele Bakterien gehören dazu, die beispielsweise Stoffwechselvorgänge unterstützen, bei der Verdauung von Nahrung helfen oder das Immunsystem unterstützen.

Wenn wir also von Darmbakterien sprechen, dann meinen wir damit winzige Helfer, die mit unseren Körpern eine gesunde Symbiose eingegangen sind. Die Forschung zu Bakterien im Darm ist noch recht jung, aber dass die Zusammensetzung der Darmflora einen Einfluss auf den gesamten Organismus hat, gilt als erwiesen.

Woher kommen die Bakterien im Darm?

Die Darmflora bildet sich erst nach der Geburt eines Menschen aus – dieser Prozess beginnt zumeist, während das Baby den Geburtskanal passiert. Dabei nimmt es die Bakterien der Mutter auf, worauf sich ein eigenes Mikrobiom zu bilden beginnt.

In den ersten Lebensjahren entsteht als Teil dieses Vorgangs auch die Darmflora, die gerade im Kindesalter durch viele Faktoren beeinflusst wird. Dazu gehören unter anderem:

- Muttermilch
- Ernährung
- Geschwister
- Hygiene
- Erkrankungen
- Medikamente

Das fertig ausgebildete Mikrobiom eines jeden Menschen ist so individuell wie sein Fingerabdruck, ähnelt aber dem der Eltern und Geschwister. Im Laufe des Lebens kann es sich verändern. Dies wiederum kann zu Krankheiten führen oder Folge einer Krankheit sein, aber auch einfach eine Anpassung an veränderte Lebensumstände und Ernährungsweisen.

Was kann man für seine Darmbakterien tun?
Die ideale Zusammensetzung an Darmbakterien und anderen Mikroorganismen gibt es nicht, denn jeder Mensch hat eine individuelle Darmflora. Das bedeutet aber auch, dass sich die Darmflora von zwei gesunden Menschen stets unterscheidet. So erklärt sich zum Beispiel, warum nicht alle gesunden Menschen die gleichen Lebensmittel gleich gut vertragen. Dennoch gibt es Faktoren, die auf das Mikrobiom in jedem Darm einen Einfluss haben. So ist sicher, dass Antibiotika die Zusammensetzung der vorhandenen Bakterien dramatisch verändern und deren Regeneration einige Zeit braucht. Andere Stoffe hingegen, beispielsweise Ballaststoffe und Probiotika, können sich positiv auf die Darmflora auswirken. Abgesehen von diesen sehr generellen Aussagen ist die Pflege der effektiven Mikroorganismen im Darm immer etwas sehr Individuelles.

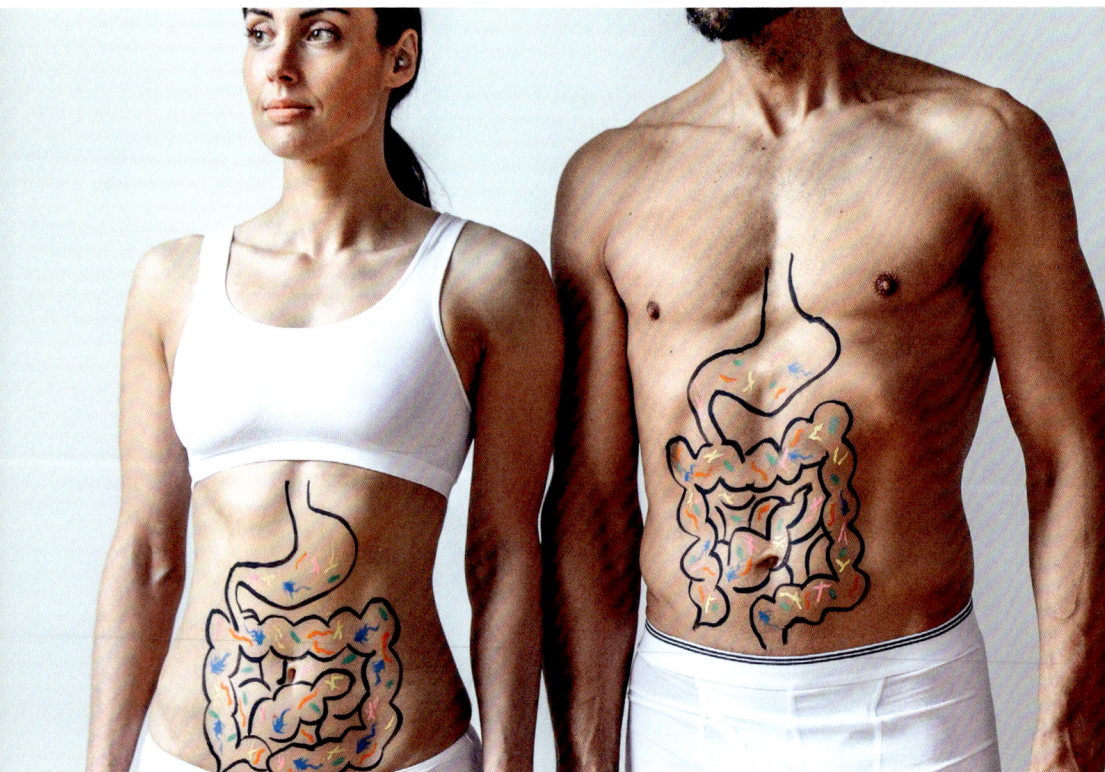

Die Darmflora von zwei gesunden Menschen kann sehr unterschiedlich sein.

GRUNDLEGENDES ÜBER UNSER UNTERSCHÄTZTES ORGAN.

DARM-HIRN-ACHSE:
Was ist das?

Über die Darm-Hirn-Achse stehen Darm und Gehirn im Austausch. Hier erfährst du, wie das sogenannte Bauchhirn deine Emotionen beeinflusst.

Darm-Hirn-Achse: Die Verbindung zwischen Darm und Gehirn
Der Darm kann weit mehr als „nur" Nahrung verdauen: Ein Geflecht aus rund 100 Millionen Nervenzellen durchzieht den gesamten Magen-Darm-Trakt und bildet ein vollständig autonomes Nervensystem. Hier erfährst du, wie dieses sogenannte „Darm-Gehirn" über die Darm-Hirn-Achse mit dem eigentlichen Gehirn kommuniziert, und wie sich diese Interaktion auf deine Gesundheit auswirken kann.

Das „Darm-Gehirn": Teil des vegetativen Nervensystems
Die Körperfunktionen werden im Wesentlichen von drei verschiedenen Nervensystemen gesteuert:

- zentrales Nervensystem („ZNS", Gehirn und Rückenmark)
- autonomes/vegetatives Nervensystem
- enterales Nervensystem („ENS", „Bauchhirn")

Das vegetative Nervensystem steuert alle lebenswichtigen Grundfunktionen – etwa die Atmung, die Verdauung und den Stoffwechsel. Da wir diese Funktionen nicht bewusst steuern können, wird das vegetative Nervensystem auch als autonomes Nervensystem bezeichnet. Es fungiert als Vermittler zwischen dem zentralen Nervensystem (ZNS) sowie den Organen und Körperfunktionen.

Das enterische Nervensystem oder „Bauchhirn"
Das enterische Nervensystem lässt sich als Teil des vegetativen Nervensystems werten. Es bildet sich schon lange vor der Geburt aus. Während der embryonalen Entwicklung wandert ein Teil des Gewebes, das die Nervenentstehung steuert, in das zukünftige Gehirn und das Rückenmark, wo es sich zum zentralen Nervensystem (ZNS) entwickelt. Ein anderer Teil desselben Ausgangsgewebes lagert sich an den Magen-Darm-Trakt an. Ein komplexes Geflecht aus mehreren Millionen Nervenzellen durchzieht somit den gesamten Verdauungstrakt. Es ist von ähnlicher

Struktur und Komplexität wie das Gehirn und wird deshalb auch als „Bauchhirn" bezeichnet. Dieses ventrale – das heißt im Bauch befindliche – Kontrollzentrum steuert sämtliche Verdauungsvorgänge, einschließlich der Durchblutung und der Darmbewegung sowie einige Funktionen des Immunsystems.

Sympathikus und Parasympathikus beeinflussen das Darm-Hirn

Der Parasympathikus wird auch als „Ruhe- oder Erholungsnerv" bezeichnet. Er ist für die Erhaltung des inneren Gleichgewichts des Organismus zuständig. Er aktiviert auch die Darmbewegung und stimuliert die Zellen der Darmwand, die für die Aufnahme von Nährstoffen zuständig sind. Der Sympathikus ist hingegen für eine erhöhte Leistungsbereitschaft in Ausnahmesituationen verantwortlich: Er wird bei körperlicher Belastung oder in Stresssituationen aktiviert und versetzt den Körper in Kampf- oder Fluchtbereitschaft. Im Gegenzug drosselt er die Verdauungsfunktionen.

Stressfaktoren können die Darmtätigkeit somit unmittelbar beeinflussen:

In Belastungssituationen werden Verdauungsprozesse reduziert ausgeführt, was zu Beschwerden wie Verstopfung oder Durchfall führen kann. Langfristig kann damit eine verminderte Nährstoffaufnahme und eine Verschiebung des Bakteriengleichgewichts im Darm einhergehen.

Die Darm-Hirn-Verbindung: So kommunizieren Darmhirn und Kopfhirn

Der Begriff Darm-Hirn-Achse beschreibt die Verbindung, die zwischen dem enterischen und dem zentralen Nervensystem besteht. Die Kommunikation der beiden Systeme wird über Nervenverbindungen im Rückenmark sowie über Hormone und Neurotransmitter ermöglicht.

Der Vagusnerv ist einer von 12 Hirnnerven, die das ZNS direkt mit dem ENS verbinden. Die Kommunikation der beiden Nervensysteme findet mittels verschiedener Botenstoffe, sogenannter Neurotransmitter, statt. Allgemein bekannte Neurotransmitter sind Serotonin, Dopamin und GABA (Gamma-Aminobuttersäure). Diese Botenstoffe werden sowohl im ZNS als auch im ENS produziert und als Information verstanden. Gehirn und Darm können sich über den Austausch von Botenstoffen somit wechselseitig beeinflussen. Die Nervenverbindungen zwischen ZNS und ENS auf der Darm-Gehirn-Achse bestehen zu 90 % aus aufsteigenden Nervenfasern; es gehen also mehr Impulse vom Darm zum Gehirn als umgekehrt.

Auch die Darmflora gilt als eine wichtige Komponente des „Bauchhirns". Die Bakterien der Darmflora produzieren hormonähnliche Substanzen und kurzkettige Fettsäuren, die der Kommunikation zwischen ENS und ZNS über die Darm-Hirn-Achse dienen. Emotionen, Stressresistenz und Schmerzwahrnehmung lassen sich über diese Botenstoffe steuern. Das „Glückshormon" Serotonin wird beispielsweise überwiegend im Darm gebildet. Ein wichtiger Baustein für die Produktion von Serotonin ist die Aminosäure Tryptophan. Diese produzieren die darmfreundlichen Bifidobakterien. Die Bifidobakterien-Population der Darmflora kann also den Serotonin-Spiegel und damit auch das seelische Wohlbefinden maßgeblich beeinflussen. Lactobacillen können wiederum dazu beitragen, den Spiegel von Stresshormonen wie Cortisol im Darm zu senken.

Mikroorganismen, die über die Gehirn-Darm-Achse mit dem ZNS kommunizieren, werden als „Psychobiom" bezeichnet. Die um das Mikrobiom erweiterte Darm-Hirn-Achse nennt man deshalb ebenso treffend wie folgerichtig: Mikrobiom-Darm-Hirn-Achse.

Bauch-Hirn-Achse: Die Darmflora unterstützen
Die Bakterien der Darmflora sind wichtige Verdauungshelfer, die aufgenommene Nahrungsmittel in verwertbare Bestandteile umwandeln. Sie sorgen für ein saures Milieu im Darm, produzieren lebenswichtige Enzyme, Aminosäuren und Vitamine und unterstützen das Immunsystem. Außerdem produzieren die Bakterien wichtige Neurotransmitter, die sich positiv auf das Wohlbefinden und das Stressempfinden auswirken. Jeder Mensch hat eine ganz individuelle Darmflora, die sich im Laufe des Lebens ausdifferenziert und unter dem Einfluss der Ernährung und anderer Faktoren wie beispielsweise Schlaf und Bewegung stetig wandelt.

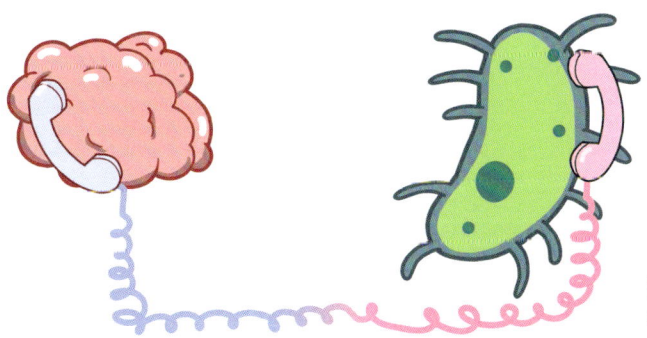

Heißer Draht: Kommunikation zwischen Darmbakterien und dem zentralen Nervensystem.

GRUNDLEGENDES ÜBER UNSER UNTERSCHÄTZTES ORGAN.

DARMFLORA
aufbauen und Wohlbefinden verbessern

Ist der Darm geschwächt, ist es sinnvoll, die Darmflora zu sanieren und zu stärken.

Darmflora aufbauen und Balance wiederherstellen
Einige Erkrankungen erfordern eine Behandlung mit Antibiotika. Gelangen schädliche Bakterien in den menschlichen Organismus, machen diese den Betroffenen häufig krank. Nicht selten verschreibt der behandelnde Arzt dann Antibiotika. Ist der Infekt dann abgeklungen, scheint der Betroffene zunächst gesund. Doch oftmals gerät die natürliche Darmflora durch die starken Medikamente aus dem Gleichgewicht. Doch die Tabletten töten nicht nur schädliche Bakterien ab; auch gute und für die Gesundheit wichtige Darmbakterien leiden unter der Antibiotikaeinnahme.

Deshalb ist es z.B. nach Antibiotikagabe wichtig, die Darmflora wieder zu stärken und dafür zu sorgen, dass sie sich wieder regenerieren kann. Speziell dafür entwickelte probiotische Nahrungsergänzungsmittel können den Regenerationsprozess unterstützen.

Wann es sinnvoll ist, die Darmflora zu sanieren
Ist der Betroffene wieder beschwerdefrei und die Therapie mit Antibiotika beendet, muss sich die gesunde Darmflora wieder neu aufbauen. Denn nur mit einem gesunden Darm ist eine ausreichende körpereigene Immunabwehr möglich. Eine Darmsanierung ist nach der Einnahme von Antibiotika deshalb oft äußerst sinnvoll. Durch sie kann man die Darmflora nachhaltig unterstützen. In Probiotika sind lebende Mikroorganismen enthalten, die sich positiv auf den Gesundheitszustand des Darms auswirken können. Probiotika sind in Form von Milchsäurebakterien häufig in Joghurt, Kefir oder auch Sauerkraut enthalten. Von Alkohol oder Zucker solltest du hingegen Abstand nehmen, wenn du deine Darmflora sanieren möchtest.

Eine gesunde Darmflora aufzubauen ist wichtig, um mögliche Erkrankungen bereits im Vorfeld abzuwehren. Und auch psychische Faktoren wirken sich auf die Darmgesundheit aus. Schlafmangel, zu viel Stress oder Sorgen können Entzündungen des Darms begünstigen. Um die eigene Darmflora nachhaltig zu verbessern und chronisch-entzündlichen Darmerkrankungen sowie grippalen Infekten vorzubeugen, die durch eine geschwächte Immunabwehr entstehen, solltest du also auch deinen Stress reduzieren. Ein sportlicher Ausgleich zum Alltagsstress oder entspannende Maßnahmen wie Yoga, Meditation oder autogenes Training stärken letztlich also auch deine Darmflora.

Darmflora wiederaufbauen: Was hilft?
Zunächst ist es ratsam, eine gründliche Stuhluntersuchung vorzunehmen. Durch die Testauswertung erfährst du, wie es um deine persönliche Darmflora bestellt ist. Die Ergebnisse informieren dich über die Mikroben deiner Darmflora und erlauben Rückschlüsse auf deine Immunstärke, Ernährung, Verdauung sowie mögliche Unverträglichkeiten.

Aus deinen Analyseergebnissen können auch individuell passende Empfehlungen zur Ernährung oder Gewichtsabnahme erstellt werden. Eine angepasste Ernährungsweise ist ein geeignetes Mittel zum Aufbau einer gesunden Darmflora. Abgestimmt auf deine Darmflora und eventuelle Lebensmittelunverträglichkeiten kann eine spezielle Ernährung Magen- und Darmbeschwerden lindern und dein allgemeines Wohlbefinden steigern. Eine unterstützende Wirkung bei einer angegriffenen Darmflora haben auch verschiedene probiotische Nahrungsergänzungsmittel. Sie können dir dabei helfen, deine Darmflora wiederherzustellen.

TIPP: Nach einer Antibiotikabehandlung lässt sich der Aufbau deiner Darmflora durch die Einnahme von Bakterienkulturen in Kapselform und entsprechenden Vitamine unterstützen.

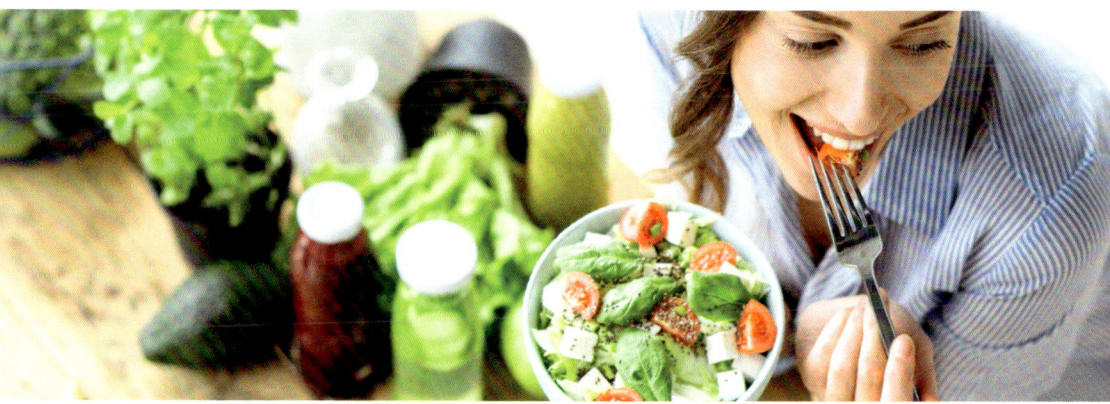

Eine gezielte Ernährungsumstellung unterstützt den Aufbau der Darmflora.

GRUNDLEGENDES ÜBER UNSER UNTERSCHÄTZTES ORGAN.

DARMFLORA-BAKTERIEN – nützlich oder schädlich?

Bakterien sind für die Darmflora enorm wichtig. Rund 100 Billionen besiedeln unseren Verdauungstrakt. Ein Überblick über die wichtigsten Mikroorganismen.

Darmflora-Bakterien: Welche Mikroben bevölkern unseren Darm?
Bakterien verbinden viele Menschen mit Verunreinigung und Infektionsgefahr. In unserem Darm sind die Mikroben allerdings durchaus erwünscht: Mehrere tausend Bakterienspezies sorgen für einen reibungslosen Ablauf der Verdauung und eine intakte Darmbarriere. Sie beeinflussen unser Immunsystem und möglicherweise sogar unser Gewicht.

Das Mikrobiom: Die Gesamtheit aller Bakterien im Darm
Die Bakterien des Darms bezeichnet die Forschung häufig als Mikrobiom – ihm schenken Wissenschaftler in den letzten Jahren besondere Aufmerksamkeit. Man kann es sich wie ein Ökosystem vorstellen. Inzwischen werden sogar Zusammenhänge zwischen den Darmflora-Bakterien und psychischen oder neurologischen Erkrankungen untersucht.

Welche Arten von Bakterien im Darm vorkommen, scheint sich von Mensch zu Mensch nicht zu unterscheiden – wohl aber, wie viele Bakterien einer bestimmten Spezies im jeweiligen Mikrobiom vorhanden sind. Genetische Veranlagung, individuelle Ernährungsgewohnheiten sowie die Einnahme von Medikamenten, allen voran Antibiotika, spielen hierbei eine wichtige Rolle.

Vier zentrale Bakterienstämme mit ihren jeweiligen zahlreichen Untergattungen und -arten konnten Forscher in der menschlichen Darmflora feststellen:
- Bacteroides
- Firmicutes
- Aktinobakterien
- Proteobakterien

Welche Darmflora-Bakterien sind gut, welche schlecht?
Mehrere tausend Bakterienspezies und insgesamt etwa 100 Billionen Bakterien befinden sich im menschlichen Darm – eine dichtere Bakterienbesiedlung gibt es nirgendwo sonst auf der Erde. Auch eine gesunde Darmflora weist durchaus

krankmachende (pathogene) Bakterienkulturen auf – das ist kein Grund zur Sorge. Wichtig ist dabei nur, dass die nützlichen Darmbakterien die Überhand behalten und die schädlichen in Schach halten.

Nützliche Bakterien, die die Darmflora stärken

Es gibt unzählige Bakterienspezies, die einen positiven Einfluss auf die Darmgesundheit haben. Zu den bedeutendsten gehören:

- **Lactobazillen oder Milchsäurebakterien:** Die Bakterienformen, die aus Milch Joghurt und Käse machen, kommen im Darm von Mensch und Tier zahlreich vor. Sie sind dort für die Produktion von Milchsäure und Wasserstoffperoxid zuständig. Das Milieu, das dadurch im Verdauungstrakt entsteht, dient der Bekämpfung von krankheitserregenden Darmbakterien.

- **Bifidobakterien:** Bei Säuglingen, die gestillt werden, besteht die Darmflora fast zu 90 % aus Bifidobakterien; auch bei Erwachsenen ist diese nützliche Spezies in großer Zahl zu finden. Sie unterstützt das Immunsystem, indem sie Milchsäure und einige lebenswichtige Enzyme und Vitamine herstellt.

Schädliche Bakterien der Darmflora

Auch pathogene Darmbakterien gehören zum Mikrobiom – gewinnen sie jedoch die Oberhand, können sie unter anderem Entzündungen, Bauchschmerzen und Durchfall auslösen. Eine Auswahl:

- **Staphylokokken:** Sie gehören zur Bakteriengattung Firmicutes, zu der auch die nützlichen Milchsäurebakterien zählen. Staphylokokken können im Gegensatz zu Lactobazillen großen Schaden anrichten. Sie sind häufig Ursache von Lebensmittelvergiftungen oder Hautirritationen und können sogar eine Blutvergiftung zur Folge haben.

- **Clostridium difficile:** Diese pathogene Bakterienart zählt zum Stamm der Firmicutes und ist ein typischer Vertreter der Krankenhauskeime. Sie kann schwere Durchfälle und Darmentzündungen auslösen.

Bakterien für die Darmflora mit der Nahrung aufnehmen

Die Zusammensetzung der Darmflora muss kein Geheimnis bleiben – die Analyseergebnisse eines Darmfloratestes liefern einen detaillierten Einblick in den Zustand des Darms. Aus den Testergebnissen lässt sich ableiten, ob eine Unterstützung des Darms notwendig ist, zum Beispiel durch präbiotische Kost oder probiotische Nahrungsergänzungsmittel. Abgesehen vom Verzehr von Nahrungs- oder Nahrungsergänzungsmitteln, die Bakterien für die Stärkung der Darmflora enthalten, ist eine ballaststoffreiche Nahrung empfehlenswert. Mindestens 30 Gramm täglich fördern das Wachstum nützlicher Darmflora-Bakterien und sorgen so für die optimale Balance im Verdauungstrakt.

Die drei Darmtypen

Die Forschung zu Darmflora-Bakterien ergab, dass es drei Darmtypen gibt:
- Bei **Typ 1** dominieren **Bacteroides-Bakterien**, zudem ist hier die geringste Bakterienvielfalt zu finden.
- Bei **Typ 2** sind **Prevotella-Bakterien** am häufigsten vertreten.
- Bei **Typ 3** – der häufigste Darmtyp – überwiegen **Ruminococcus-Bakterien**.

Die Analyse des Darmtypus liefert nicht nur Aufschluss über die jeweiligen Essgewohnheiten – so gehören Fleischesser zum Beispiel häufig Typ 1 an, während Typ 2 eher bei Vegetariern und Veganern vertreten ist. Auch auf die Veranlagung für bestimmte Krankheiten oder Übergewicht scheint die jeweils dominierende Bakteriengattung Einfluss zu haben. Einige Bakterienarten sind nämlich zum Beispiel in der Lage, Nahrung gründlicher aufzuspalten als andere und können somit mehr Energie aus ihr gewinnen. Ein Überschuss bestimmter Gattungen kann sich also auf den Stoffwechsel auswirken und dafür sorgen, dass Energie besonders schnell zur Verfügung steht – oder aber dass Nahrungsbestandteile unverwertet ausgeschieden werden.

Die drei Darmtypen haben unterschiedliche Essensgewohnheiten.

FLEISCHREICH:	KOHLEHYDRATREICH:	BALLASTSTOFFREICH:
Bacteroides	Prevotella	Ruminococcus

Die drei unterschiedlichen Enterotypen werden mit der Neigung zu bestimmten Erkrankungen (Fettleibigkeit, Entzündungen) in Verbindung gebracht. D.h., dass die Nahrung den Gesundheitszustand erheblich beeinflusst.

GRUNDLEGENDES ÜBER UNSER UNTERSCHÄTZTES ORGAN.

DARM UND PSYCHE:
Eine enge Beziehung

Über die Darm-Hirn-Achse sind die Vorgänge in deinem Darm mit Psyche und Angst verknüpft. Erfahre hier alles über die Zusammenhänge.

Darm und Psyche: Eine wechselseitige Beziehung
Über die Darm-Hirn-Achse steht dein Darm in Austausch mit dem Gefühlszentrum in deinem Gehirn. Was in deinem Darm geschieht, kann also dein emotionales Befinden neben vielen anderen Faktoren beeinflussen. Umgekehrt nimmt allerdings auch deine Stimmung Einfluss auf die Darmtätigkeit. Wie sich Darm und Psyche bedingen, erfährst du hier.

Wie hängen Psyche und Darm zusammen?
Es ist erstaunlich, wie Darmbakterien und Psyche zusammenwirken: Angst beschleunigt beispielsweise die Magen-Darm-Passage – es kann ein regelrechter „Angstdurchfall" entstehen. Depressive Verstimmungen können hingegen die Magen-Darm-Passage bis zur Verstopfung verlangsamen. Die seelische Verfassung beeinflusst somit die Darmtätigkeit. Umgekehrt legen neueste Untersuchungen nahe, dass auch der Zustand der Darmschleimhaut oder die Zusammensetzung der Darmflora das seelische Befinden beeinflussen können. Wie hängen also Symptome eines „nervösen Darms" mit der Psyche zusammen?

Darm, Psyche und Gehirn: Kommunikation über die Darm-Hirn-Achse
Dein Darm ist von rund 100 Millionen Nervenzellen durchzogen: Sie bilden ein völlig autonomes Nervensystem (ENS), das sämtliche Verdauungsvorgänge sowie einige Funktionen des Immunsystems mitsteuert. Der Vagusnerv verbindet dieses Nervensystem über das Rückenmark mit dem Gehirn. Diese direkte Darm-Hirn-Achse ermöglicht eine wechselseitige Kommunikation zwischen Gehirn und ENS – und damit auch eine Beziehung zwischen Psyche und Darm. Die Informationsträger auf diesem Weg sind Nervenimpulse, Botenstoffe, Peptide, Fettsäuren und biogene Amine.

Zusammenhang von Darm und Psyche: Botenstoffe auf dem Vagusnerv
Das „Glückshormon" Serotonin, das motivationssteigernde Dopamin und die

beruhigend wirkende Gamma-Aminobuttersäure (GABA) sind wichtige Botenstoffe, die sowohl im Darm als auch im Gehirn gebildet und als Informationsträger eingesetzt werden. Sie gestalten die kommunikative Wechselwirkung zwischen Darm und Psyche. Serotonin bildet sich beispielsweise vorwiegend im Darm. Für die Herstellung des Hormons wird die Aminosäure Tryptophan benötigt, die wiederum von Darmbakterien produziert wird. Eine Veränderung des Darmmikrobioms kann sich somit in einem Serotoninmangel ausdrücken – und sich damit auf die Gefühlslage auswirken.

Auch die Psyche kann die Zusammensetzung der Darmflora beeinflussen: Denn Darm und Psyche stehen ebenfalls in Verbindung mit dem Hormonhaushalt. Stress bewirkt die Ausschüttung des Hormons Cortisol. Das Stresshormon führt unter anderem zu einer Reduktion der Darmbewegungen. Die daraus resultierende verlangsamte Magen-Darm-Passage kann Fäulnisprozesse begünstigen und somit das Bakteriengleichgewicht im Darm zugunsten schädlicher Keime verändern. Unerwünschte Bakterien können sich ausbreiten, während die nützlichen Darmbakterien verdrängt werden. Da diese nützlichen Bakterien außerdem maßgeblich an der Produktion von gefühlsregulierenden Botenstoffen beteiligt sind, kann sich ihr Rückgang negativ auf deine emotionale Verfassung auswirken.

Die Zusammensetzung der Darmflora kann also deine Psyche und deinen Gemütszustand beeinflussen – und umgekehrt. Unterstützt du deine Darmflora durch ausgewogene Ernährung, tust du auch etwas für dein seelisches Wohlbefinden. Am besten gelingt dir das mit einer abwechslungsreichen Ernährung, die auf deine individuelle Darmflora abgestimmt ist. Ernährung ist aber freilich nur ein Faktor, der die Psyche beeinflusst. Auch Entspannungstechniken sowie eine allgemeine Stressreduktion können dazu beitragen, deinen Darm zu entlasten.

Magen-Darm-Beschwerden: Psyche und körperliches Wohlbefinden übers Mikrobiom regulieren

Rund 100 Billionen Mikroorganismen leben und arbeiten in deinem Darm. Dort unterstützen sie die Verdauung, indem sie Nahrungsbestandteile in verschiedene Komponenten zerlegen, die dein Körper aufnehmen kann. So fördern sie die Aufnahme und Synthese von Vitaminen, Enzymen, Fettsäuren und Aminosäuren. Außerdem produzieren sie Botenstoffe und hormonähnliche Substanzen, die in direkter Kommunikation mit dem Gehirn stehen. Ein besonders artenreicher Darm arbeitet daher am besten für deine körperliche und seelische Gesundheit. Das Artenreichtum der Darmflora wird maßgeblich von deiner Ernährung und deiner Lebensweise beeinflusst: Während sich eine abwechslungsreiche, ballaststoffreiche Kost und ein ausgewogener Lebenswandel positiv auf die Bakterienvielfalt in deinem Darm auswirken, können die Einnahme von Antibiotika, eine einseitige Ernährung oder chronischer Stress das Mikrobiom ungünstig beeinflussen.

Magen-Darm und Psyche: Wie Reizdarm und Emotionen zusammenhängen

Die Verbindung zwischen Darm und Psyche wird jedoch nicht ausschließlich von Darmbakterien bestimmt. Traurigkeit, Angst und Stress können auch durch Entzündungsreaktionen im Darm verursacht werden: Entzündlichen Prozessen wirkt das ENS mit der Produktion bestimmter Aminosäuren entgegen; dafür wird der Botenstoff Tryptophan benötigt. Allerdings benötigt der Körper auch für die Bildung von Serotonin Tryptophan. Unterschwellige oder unentdeckte Entzündungen im Darm können somit auch zu einem Serotoninmangel führen. Entzündliche Erkrankungen im Magen-Darm-Bereich sowie das Reizdarmsyndrom sind daher häufig mit depressiven Verstimmungen, Konzentrationsschwierigkeiten oder Angstzuständen assoziiert. Nicht nur resultiert eine gestresste Psyche in Magen-Darm-Symptomen wie Durchfall, Blähungen oder Krämpfen – die Magen-Darm-Beschwerden wirken sich auch auf die Psyche aus. Ein Besuch beim Arzt ist bei diesen sowie bei psychischen Beschwerden unbedingt zu empfehlen.

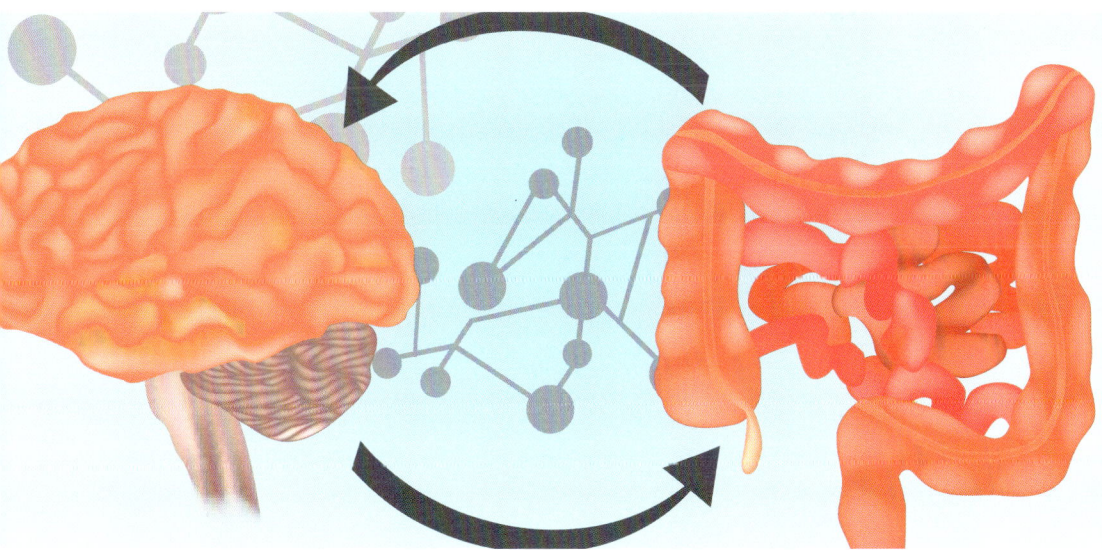

Die Darm-Hirnachse ist sehr stressanfällig.

GRUNDLEGENDES ÜBER UNSER UNTERSCHÄTZTES ORGAN.

DARMBAKTERIEN UND HAUT:
Das verbindet sie

Befindet sich deine Darmflora im Gleichgewicht, wirkt sich das positiv auf deine Haut aus. Wir erklären dir, wie Darmflora und Haut zusammenhängen.

Darmbakterien und Haut: So arbeiten sie zusammen
Du hast Probleme mit der Haut? Darmbakterien können dafür verantwortlich sein – genauer gesagt: eine Darmflora, die sich nicht im Gleichgewicht befindet. Zahlreiche Studien legen nahe, dass Darmflora und Haut miteinander kommunizieren. Man nimmt an, dass sich über die sogenannte Darm-Haut-Achse Darmbakterien, Haut und Immunsystem gegenseitig beeinflussen.

Dass ein Ungleichgewicht deiner Darmbakterien Hautausschläge hervorrufen kann, zeigen chronisch-entzündliche Darmerkrankungen. Bei Veränderungen der Darmflora rufen diese Krankheiten häufig schmerzhafte Hautentzündungen hervor. Im Rückschluss vermuten Experten, dass eine gesunde Haut mit einem Gleichgewicht der Darmbakterien zusammenhängt.

So kommunizieren Darmflora, Haut und Immunsystem
Bakterien leben auf jedem Millimeter deiner Haut. Dort erhalten sie die sogenannte Hautbarriere aufrecht: eine Schutzschicht, die Krankheitserreger und andere Fremdkörper abwehrt. Diese Zusammenhänge sind seit Jahren belegt. Ebenso erwiesen ist, dass Neurodermitis (eine Überempfindlichkeit des Abwehrsystems) mit Störungen der Hautbarriere einhergeht. Neue Studien legen zudem nahe, dass auch eine Darm-Haut-Achse als Kommunikationsweg zwischen Darmflora und Haut existiert.

Laut neuesten Forschungen zum Zusammenhang zwischen dem Zustand der Haut und den Darmbakterien könnten Veränderungen der Darmflora möglicherweise auch der Grund für Veränderungen der Hautstärke sein. Bei Versuchen an Mäusen konnte deren Hautdicke durch die Versorgung mit Laktobakterien nämlich nachweislich verbessert werden.

Laktobakterien gehören zu den guten Darmbakterien. Wie viele von ihnen deinen Darm bewohnen, hängt von diversen Faktoren ab, zum Beispiel von:
- deiner Ernährung
- der Aufnahme von Schadstoffen, beispielsweise aus Genussmitteln
- deinem Schlafpensum
- äußeren Einflüssen
- eingenommenen Medikamenten
- Krankheiten
- Stress

Klinische Studien[4] haben auch belegt, dass Laktobazillen die Sensitivität und den Wasserverlust der Haut von Menschen beeinflussen. Die Studienautoren gehen auf Basis dieser Erkenntnisse von drei möglichen Kommunikationswegen zwischen Darmflora und Haut aus: über den Stoffwechsel, über das Abwehrsystem und über die Darm-Hirn-Achse, der Verbindung zwischen deinem Nervensystem und deinem Magen-Darm-Trakt. Die Annahme: Deine Darmbakterien erzeugen hormonähnliche Stoffe, die nicht nur deine Haut, sondern deinen gesamten Körper beeinflussen.

Wenn Darmbakterien Hautausschlag hervorrufen

Du leidest an Akne? Dann solltest du bei der Suche nach Ursachen deine Aufmerksamkeit auf die Billionen von Bakterien in deiner Darmflora richten. Haut und Darm sind laut Forschern so eng miteinander verbunden, dass Hautprobleme durchaus mit einem Ungleichgewicht des Mikrobioms zusammenhängen könnten.

Folgende Beobachtungen lassen darauf schließen:

- Laut einer Studie der Universität Genua[5] findet sich im Dünndarm von Menschen mit Rosacea zehnmal häufiger eine sogenannte bakterielle Überwucherung als bei gesunden Studienteilnehmern. Bei der bakteriellen Überwucherung nimmt die Menge an bestimmten Arten von Darmbakterien stark zu, weil der Transport von Darminhalt verlangsamt ist.

- Durch die Behandlung mit Probiotika konnte ein Gleichgewicht der Darmbakterien erzielt und letztendlich Hautausschläge der Versuchspersonen deutlich reduziert werden.

[4] Gueniche A. et al. Randomised double-blind placebo-controlled study of the effect of Lactobacillus paracasei NCC 2461 on skin reactivity. Beneficial Microbes 2014:5, 137-145.
[5] Pardoi A. Small intestinal bacterial overgrowth in rosacea: clinical effectiveness of its eradication. Clinical Gastroenterology and Hepatology 2008:6(7), 759-64.

- Eine weitere Studie der Jinan Universität[6] wies zudem nach, dass Zusammenhänge zwischen Akne und Magen-Darm-Problemen wie Blähungen und Verstopfungen bestehen.

- Patienten mit der Darmerkrankung Zöliakie weisen oft ein Ungleichgewicht der Darmbakterien auf und leiden unter Hautausschlag mit Blasenbildung.

Viele Menschen klagen nach dem Genuss von zucker- und fetthaltigen Speisen zudem über unreine Haut. Auch unter Stress treten Hautirritationen oder Pickel oft gehäuft auf. Diese Beobachtungen sprechen für den erheblichen Einfluss von Darmbakterien auf die Haut.

Harmonie für Haut und Darm

Mithilfe der richtigen Ernährung und kleinen Anpassungen deines Lebensstils kannst du deine Darmflora und deine Haut dabei unterstützen, ein natürliches Gleichgewicht zu finden. Um die Laktobazillen in deiner Darmflora zu stärken, solltest du zum Beispiel besser auf Salz verzichten und ballaststoffreiche Kost bevorzugen. Dennoch solltest du vorsichtig sein und dich nicht zu einseitig ernähren. Je ausgewogener dein Speiseplan ist, umso ausgeglichener ist der Bakterienhaushalt deiner Darmflora. Dass die Haut mitunter Irritationen zeigt, schließt du damit zwar nicht komplett aus, aber zumindest hilfst du ihr dabei, ihre Schutzbarriere aufrechtzuerhalten. Bevor du deine Ernährung umstellst, ist es ratsam, das Verhältnis der Bakterien in deiner Darmflora zu bestimmen.

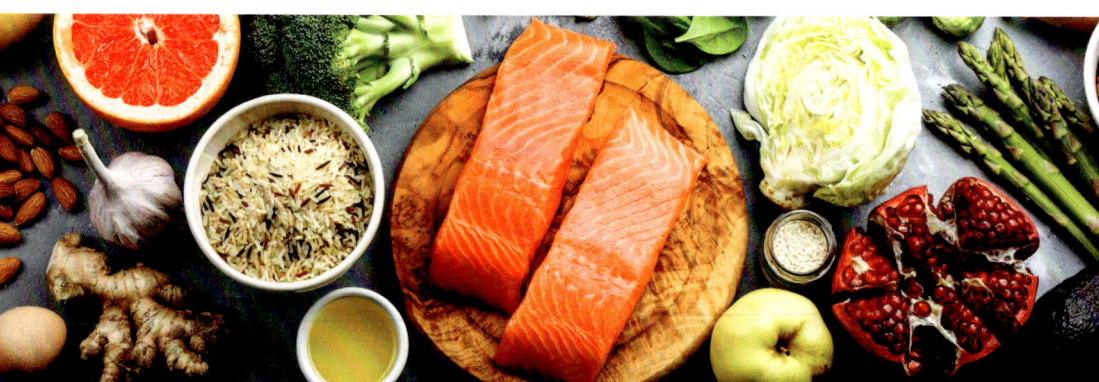

Die Haut ist ein Spiegel deiner Verdauung.

[6] Zahng H. et al. Risk factors for sebaceous gland diseases and their relationship to gastrointestinal dysfunction in Han adolescents. The Journal of Dermatology 2008:35(9), 555-561.

GRUNDLEGENDES ÜBER UNSER UNTERSCHÄTZTES ORGAN.

DARMGERÄUSCHE
und ihre Ursachen

Darmgeräusche sind nichts Ungewöhnliches. Woher sie kommen und ob besonders laute Geräusche ein Grund zur Sorge sind, erfährst du hier.

Darmgeräusche
Blubbern, Knurren, Grummeln: Magen und Darm machen sich gerne akustisch bemerkbar. Wie kommt es eigentlich dazu, und sind besonders laute Darmgeräusche direkt nach dem Essen bedenklich?

Was man festhalten kann, ist:
- Bestimmte Darmgeräusche sind auch bei einem gesunden Darm normal.
- Darmgeräusche können etwas über den Zustand des Darms verraten.

Zumeist zeigen ein paar Geräusche im Bauch lediglich, dass Magen und Darm arbeiten. Gut hinzuhören ist aber trotzdem sinnvoll. In Kombination mit anderen Symptomen lassen Darmgeräusche nämlich auch Rückschlüsse auf die Gesundheit des Verdauungstraktes zu.

Wie entstehen Darmgeräusche?
Verursacher von Darmgeräuschen sind Gase und Flüssigkeiten in Magen und Darm. Diese beiden Organe ziehen sich regelmäßig zusammen, um Nahrung zu verdauen, und dabei bewegen sie die enthaltenen Gase und Flüssigkeiten, die dann die Geräusche verursachen. Dass Gase im Verdauungstrakt enthalten sind, ist übrigens ganz normal. Zum einen schlucken wir den ganzen Tag über Luft, und zum anderen entstehen sie durch die Verdauung. Kohlenhydrate werden beispielsweise in Kohlendioxid, Wasserstoff und Methan aufgespalten.

Das typische Blubbern, das man manchmal hört, ist übrigens genau das, wonach es klingt: Gase treffen im Darm auf Flüssigkeiten und bewegen sich in Form von kleinen Bläschen durch sie hindurch. Auch das Magenknurren, das wir vor allem mit einem leeren Bauch und Hunger assoziieren, entsteht durch Gas. Luft, die im leeren Magen ist, wird bei einer Kontraktion nach unten in den Darm gedrückt, wo sie auf Speisebrei trifft und das typische Geräusch erzeugt.

Manchmal entsteht es aber auch durch das Zusammenspiel von **Magengas und Magensäure**; in jedem Fall ist es nichts Ungewöhnliches.

Für die meisten Menschen ist das Ärgerlichste an Darmgeräuschen **wahrscheinlich, dass man sie nicht unterdrücken kann**. Will Gas den Körper verlassen, kann man das meist steuern, aber wenn es sich im Darm bewegt, ist man hilflos. Das liegt daran, was wir zwar die Kontrolle über den Schließmuskel und den Mageneingang haben, aber nicht über den Darm. Das ist natürlich nur ein schwacher Trost, wenn sich der Bauch lautstark in einer unpassenden Situation meldet.

Darmgeräusche und Krankheiten

Laute und ständige Darmgeräusche können auch auf eine Erkrankung hinweisen. Allerdings muss das immer mit einem Mediziner abgeklärt werden, und zumeist gibt es in einem Krankheitsfall neben einem mitteilsamen Bauch andere Symptome wie Schmerzen oder Durchfall. Wie hängen Darmgeräusche und Krankheiten zusammen? Eine Möglichkeit ist, dass es im Darm zu Veränderungen gekommen ist. Sind dadurch Hindernisse entstanden, müssen sich Speisebrei, Gase und Flüssigkeiten daran vorbeischieben, was laute Geräusche verursachen kann.

Menschen, die mit einem Reizdarm oder einer anderen chronischen Darmerkrankung zu tun haben, kennen womöglich auch die Kombination von Schmerzen und Geräuschen. Das Gas, das für den Ton verantwortlich ist, reizt bei seiner Bewegung auch die entzündete Darmschleimhaut.

Allerdings können diese Symptome auch bei einem Infekt auftreten, der mit Durchfall einhergeht.

TIPP: Ein anderer Grund für laute Darmgeräusche in Kombination mit Schmerzen ist eine Unverträglichkeit von bestimmten Lebensmitteln. Treten die Darmgeräusche vor allem nach dem Essen auf, lohnt es sich, für einige Zeit ein Ernährungstagebuch zu führen.

Außerdem kann das Rumoren im Bauch auf Medikamente zurückzuführen sein, die die Darmflora beeinflussen. Besonders ungewöhnliche Darmgeräusche in Kombination mit anderen Symptomen solltest du im Zweifelsfall von einem Mediziner abklären lassen.

Darmgeräusche und das Mikrobiom

Wenn dich deine Darmgeräusche beunruhigen oder sie vielleicht sogar mit Schmerzen einhergehen, solltest du sie genauer beobachten. Im Ernährungstagebuch kann man sich auch notieren, welche anderen Symptome die Darmgeräusche begleiten. Außerdem ist es aufschlussreich herauszufinden, wie es um die Darmflora – auch als Mikrobiota bekannt – bestellt ist.

Vielleicht führt dann bereits eine leichte Nahrungsumstellung zu weniger Rumoren. Auf jeden Fall aber wirst du nach dem Test mehr Klarheit darüber haben, was in deinem Darm passiert.

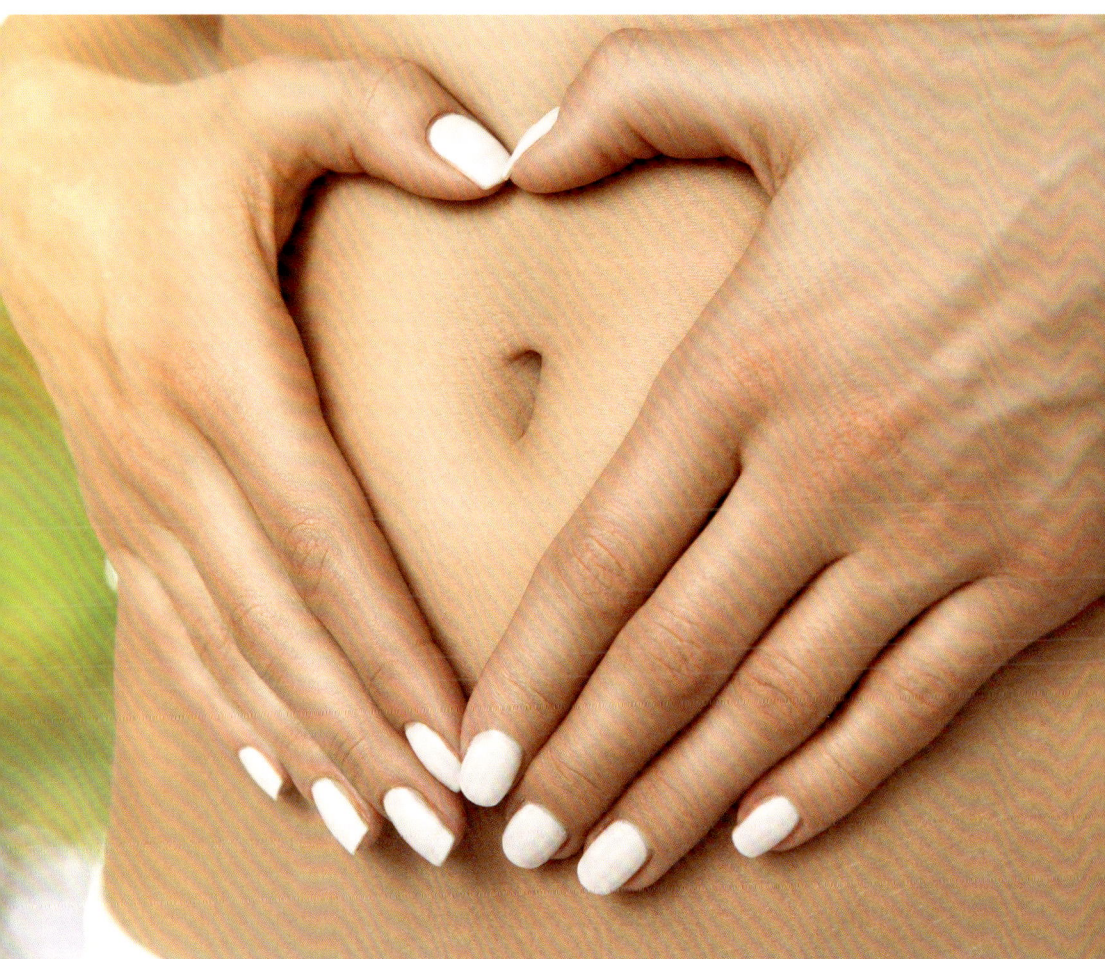

Werden Darmgeräusche zur Belastung, lohnt es sich ein Ernährungstagebuch zu führen.

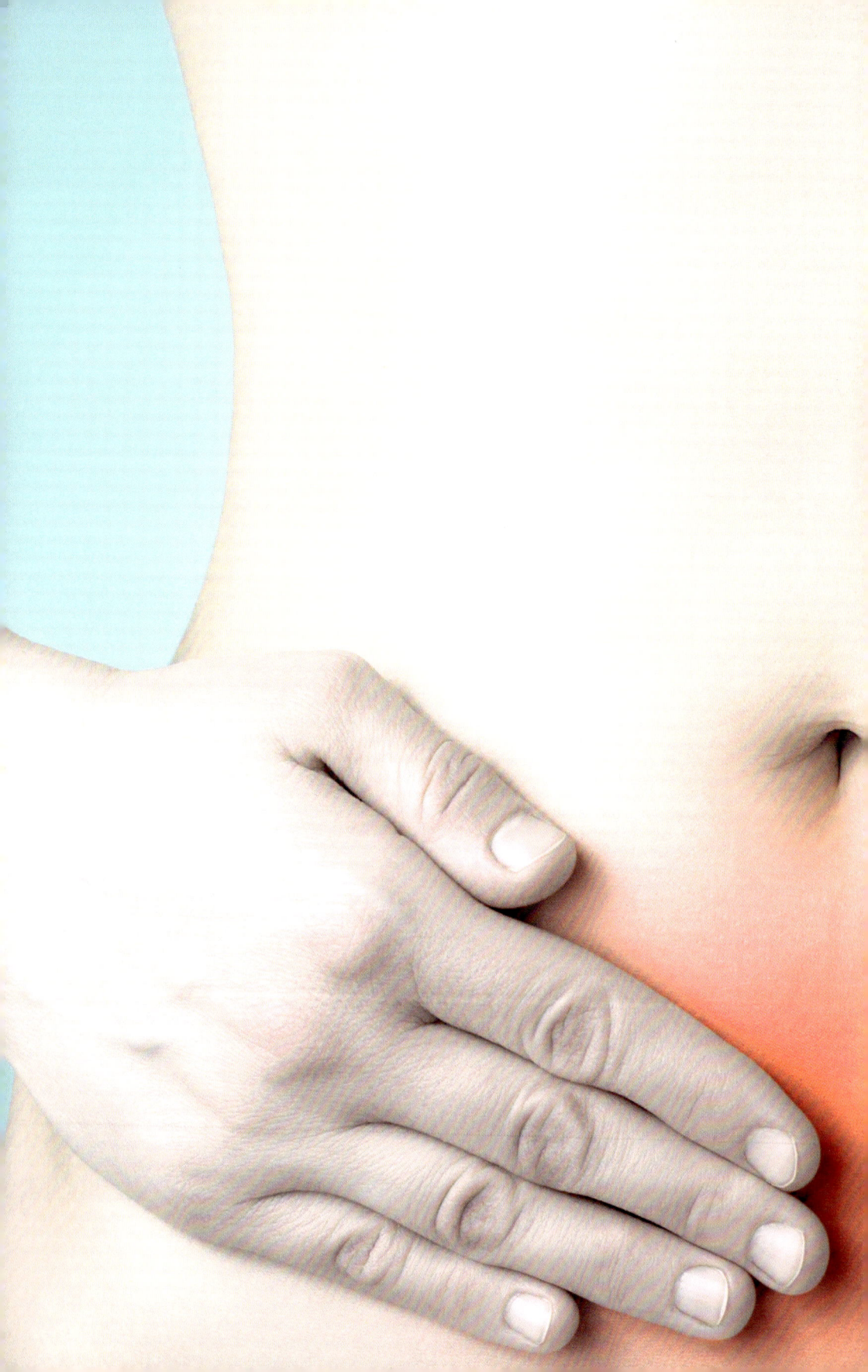

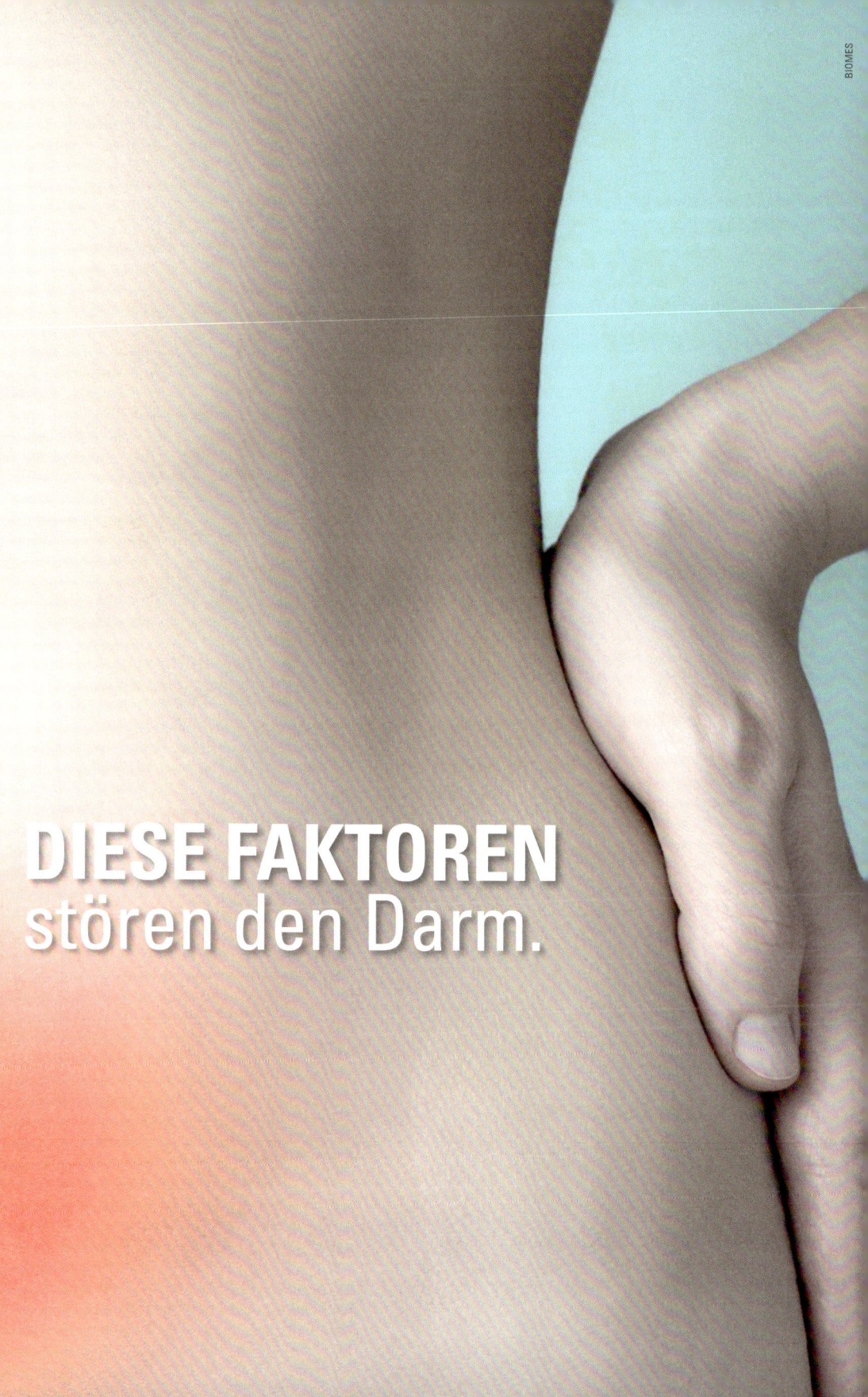

DIESE FAKTOREN STÖREN DEN DARM.

STRESS: Wenn das Mikrobiom aus der Balance gerät

Eine falsch besiedelte Darmflora kann bei Säuglingen ebenso wie bei Erwachsenen weitreichende Folgen haben: Sind die Darmschleimhäute nicht mit einer starken bakteriellen Schutzschicht bedeckt, haben es Giftstoffe und Krankheitserreger leicht.

Darm, Stress und Stressbauch: Der Zusammenhang
Stress wirkt sich auf die Verdauungsvorgänge aus – und umgekehrt. Was die Darm-Hirn-Achse und deine Darmflora mit Stress zu tun haben, erfährst du hier.

Wie dein Darm Stress auslöst und Stress deinen Darm belastet
„Stress schlägt auf den Magen": Die realen Auswirkungen dieser Redensart hast du vermutlich schon einmal selbst erlebt. Der gesamte Verdauungstrakt ist eng mit dem zentralen Nervensystem verknüpft. Verdauungsstörungen sind daher eine häufige Reaktion auf seelische Belastungen. Wie Stress den Darm aus dem Gleichgewicht bringt und wie der Darm Stress verursachen kann, erfährst du hier.

Darm und Hirn: Ein reger Austausch
Dein Darm leistet jeden Tag Erstaunliches für deine Gesundheit: Er reguliert deine Nährstoffaufnahme, ist an deiner Immunabwehr beteiligt und beherbergt Millionen Kleinstlebewesen der Darmflora. Er ist außerdem von rund 100 Millionen Nervenzellen durchzogen: Über dieses autonome Nervensystem werden die Verdauungsvorgänge sowie einige Funktionen des Immunsystems reguliert. Der Vagus-Nerv verbindet dieses „Bauch-Hirn" (enterisches Nervensystem, ENS) über das Rückenmark mit dem Gehirn (zentrales Nervensystem, ZNS): Diese sogenannte Darm-Hirn-Achse ermöglicht über Hormone und Neurotransmitter einen wechselseitigen Austausch zwischen den beiden Nervensystemen. Aber nicht nur zwischen ENS und ZNS besteht eine wechselseitige Beziehung: Auch Darm und Psyche beeinflussen sich auf diesem Wege gegenseitig.

Wenn der Darm stresst oder Stress auf den Darm schlägt
Hat der Darm Stress, äußert sich das häufig in Verdauungsbeschwerden. Verantwortlich dafür ist unter anderem der Sympathikus-Nerv: Er ist Teil des vegetativen

Nervensystems und übernimmt immer dann die Steuerung der Körperprozesse, wenn Stress eine spontane, erhöhte Leistungsbereitschaft erfordert (Kampf oder Flucht). Dann werden Adrenalin und Cortisol ausgeschüttet, der Herzschlag beschleunigt sich, Durchblutung und Atemfrequenz steigen. Um diesen kurzfristigen Anstieg der Leistungsfähigkeit zu ermöglichen, wird dem Magen-Darm-Trakt Energie entzogen. Normale Darmtätigkeiten werden reduziert ausgeführt, die Bewegung des Darms verlangsamt sich oder kommt vollständig zum Erliegen. Chronischer Stress kann daher Verstopfung begünstigen. Akuter Stress kann dagegen die kurzfristige Abgabe von Wasser und Elektrolyten erhöhen: „Angst-Durchfall" kann dann die Folge sein.

Auch die Darmflora leidet unter Stress

Auch die Darmflora wird von chronischem Stress beeinträchtigt. Die vermehrte Freisetzung von Stresshormonen kann die Artenvielfalt der im Darm lebenden Bakterien vermindern und einen Rückgang der nützlichen milchsäurebildenden Bakterien (Laktobazillen und Bifidobakterien) bewirken. Die aufgenommene Nahrung wird infolge des Bakterienrückgangs schwerer verdaulich, was sich zunächst in Bauchschmerzen, später auch in Durchfall oder Erbrechen äußern kann. Außerdem verschiebt sich bei einem Rückgang der milchsäurebildenden Bakterien der pH-Wert des Darmmilieus und bietet unerwünschten Bakterien somit weniger Widerstand. Die stressbedingte, verlangsamte Magen-Darm-Passage kann das Bakteriengleichgewicht im Darm allerdings noch weiter verschieben: Fäulnisbakterien können nützliche Bakterienstämme wie Laktobazillen und Bifidobakterien verdrängen. Letztere sind maßgeblich an der Produktion der Aminosäure Tryptophan beteiligt, die für die Herstellung von Serotonin gebraucht wird. Ein Rückgang von Bifidobakterien kann sich somit auch in einem Serotoninmangel äußern. Die Folge: Die Stressresistenz sinkt noch weiter.

Darmbakterien und Stress: Wie die Darmflora auf deine Stressresistenz wirkt

Deine Stressresistenz wird also durch die Zusammensetzung des Mikrobioms in deinem Darm mitbestimmt. Einige Bakterienstämme wie die Bifidobakterien sind an der Produktion von Neurotransmittern beteiligt, die für die Kommunikation zwischen Darm und Gehirn wichtig sind. Beispiele dafür sind Serotonin, Dopamin und GABA (Gamma-Aminobuttersäure). Einige Bakterienstämme, vor allem Laktobazillen und Bifidobakterien, können außerdem dazu beitragen, den Spiegel von Stresshormonen wie Cortisol zu reduzieren. Sie ermöglichen eine optimierte Nährstoffaufnahme im Darm und schaffen ein saures Darmmilieu, das für die meisten unerwünschten Bakterien lebensfeindlich ist. Es kann also sinnvoll sein, deine nützlichen Darmbakterien gezielt über die Ernährung oder die Gabe von Probiotika zu unterstützen. Mit der modernsten biotechnologischen Analysemethode eines Darmtestes erhältst du einen umfassenden Überblick über die aktuelle Bakterienzusammensetzung in deinem Darm. Aufbauend auf den Analyseergebnissen stellen dir die Expert*innen außerdem einen personalisierten Ernährungsplan zur Verfügung, mit dem du gezielt die Bakterienstämme unterstützen kannst, die dir in stressintensiven Zeiten gute Dienste erweisen.

Was ist ein Stressbauch?
Unerklärliches Bauchfett und schmerzhafte Blähungen: Wenn der Bauch Stress verursacht, ist häufig der Stress selbst die Ursache. Auf chronischen Stress reagiert dein Körper unter anderem mit der Ausschüttung des Hormons Cortisol. Neben den bereits beschriebenen Wirkungen des Stresshormons auf dein Verdauungssystem wirkt sich Cortisol außerdem negativ auf deinen Insulinspiegel aus und es hemmt den Fettabbau. Diese Funktion des Cortisols sollte unseren Vorfahren in Ausnahmesituationen besonders viel Energie zur Verfügung stellen und sie einige Tage auch ohne Nahrung überleben lassen. Die durch Cortisol bereitgestellte Energie wird im Viszeralfett gespeichert: Dieses innere Bauchfett bildet den typischen Stressbauch. Zu viel inneres Bauchfett kann allerdings zulasten deiner Gesundheit gehen. Der Stressbauch geht außerdem häufig mit den typischen stressbedingten Verdauungsbeschwerden wie Blähungen, Krämpfen oder Verstopfung einher.

Was hilft gegen einen Stressbauch? Was tun bei einem Stressbauch?
Entspannung, eine ausgewogene Ernährung sowie moderate Bewegung sind die wichtigsten Maßnahmen. Darüber hinaus können dir folgende Tipps helfen:

- Versuche, deine Mahlzeiten in Ruhe einzunehmen und langsam zu essen.
- Integriere ausreichend Bewegung im Alltag, um die Darmbewegung anzuregen.
- Ersetze Fertiggerichte, einfache Kohlenhydrate durch nährstoffhaltige und faserreiche Nahrungsmittel, die nützlichen Darmbakterien als Energiequelle dienen können.
- Trinke ausreichend stilles Wasser.
- Yoga und andere Entspannungstechniken unterstützen dich, zur Ruhe zu kommen.

DIESE FAKTOREN STÖREN DEN DARM.

UNVERTRÄGLICHKEITEN:
Wenn Nahrungsmittel Probleme bereiten

Wenn der Bauch zwickt oder die Haut juckt, stecken manchmal Lebensmittelunverträglichkeiten dahinter. Wie lassen sich diese erkennen und was hilft dagegen?

Was ist der Unterschied zwischen einer Lebensmittelunverträglichkeit und einer Lebensmittelallergie?

Der Bauch schmerzt nach dem Essen? Du leidest an einem Hautausschlag, der sich nicht erklären lässt? Möglicherweise verträgt dein Körper einzelne Nahrungsbestandteile oder bestimmte Lebensmittel nicht so gut. Man spricht dann von einer Nahrungsunverträglichkeit. Aber was ist das genau? Und was ist der Unterschied zu einer Lebensmittelallergie?

Manche Menschen, die ein Lebensmittel nicht gut vertragen, behaupten, eine Allergie zu haben. Das ist oft jedoch nicht ganz korrekt, denn zwischen einer Nahrungsmittelallergie und einer Unverträglichkeit gibt es bedeutende Unterschiede.

Der wohl wichtigste: Eine Allergie kann lebensbedrohlich sein. Bereits kleine Spuren des Allergens führen dazu, dass der Körper reagiert – etwa mit Hautreizungen wie Nesselfieber, Husten oder Atemnot; aber auch Beschwerden im Magen-Darm-Bereich sind möglich. Im schlimmsten Fall droht ein allergischer Schock, der lebensbedrohlich sein kann, wenn er nicht richtig behandelt wird. Die Reaktion erfolgt meist wenige Minuten nach dem Verzehr.

Eine Nahrungsmittelunverträglichkeit ist hingegen normalerweise nicht lebensbedrohlich. Die Stärke der Symptome hängt zudem davon ab, wie viel du gegessen hast. Kleinere Mengen von Milchprodukten oder Obst werden oft gut vertragen. Die Beschwerden überschneiden sich teilweise mit denen einer Allergie. Zu den Symptomen gehören meistens Verdauungsbeschwerden wie Durchfall, Erbrechen, Blähungen, Übelkeit und Verstopfung, aber manchmal auch Hautreaktionen. Die Reaktion des Körpers kann unter Umständen erst einige Stunden nach dem Verzehr auftreten.

	Nahrungsmittelallergie	Nahrungsmittelunverträglichkeit
Ursache	Reaktion des Immunsystems	Mangel eines Enzyms oder Probleme beim Transport der Nahrung
Ab welcher Menge?	bereits bei kleinsten Mengen	Reaktion meist abhängig von der Menge des zugeführten Stoffes
Reaktionszeit	Reaktion meist innerhalb weniger Minuten	Reaktion oft erst nach einigen Stunden
Diagnose	Allergietest	Nachweis durch spezielle Testverfahren
Behandlung	absoluter Verzicht notwendig	weitgehender Verzicht; kleine Mengen des Nahrungsmittels werden oft vertragen

Welche Lebensmittelunverträglichkeiten gibt es?

Lebensmittelintoleranzen sind bei einer Vielzahl von Lebensmitteln möglich. Zu den häufigsten Unverträglichkeiten gehören die gegen Milchzucker, Fruchtzucker, Histamin und Gluten.

Laktoseunverträglichkeit

Laktose ist ein Milchzucker. Um diesen verarbeiten zu können, benötigt der Körper das Enzym Laktase. Wird dieses gar nicht bzw. in zu geringem Ausmaß hergestellt, landet der Milchzucker unverdaut im Dickdarm. Dort kommt es zu Gärprozessen, bei denen Gase entstehen, die den Bauch aufblähen. Dies kann Beschwerden wie Blähungen, Bauchkrämpfe oder Durchfall hervorrufen. Eine Laktoseunverträglichkeit besteht entweder von Kindesalter an oder entwickelt sich erst später.

Fruktoseunverträglichkeit

Fruchtzucker (Fruktose) ist Bestandteil vieler Obstsorten. Nicht zu verwechseln sind bei der Fruktoseunverträglichkeit die hereditäre (angeborene) Fruktoseintoleranz und die erworbene Fruktosemalabsorption. Letztere wird häufig als Intoleranz bezeichnet, ist jedoch weitaus harmloser als die selten vorkommende hereditäre Fruktoseintoleranz, die auf einem Gendefekt beruht und eine erhebliche Stoffwechselstörung verursacht. Menschen mit dieser Intoleranz können nicht einmal die kleinste Menge Fruktose zu sich nehmen.

Die Fruktosemalabsorption hingegen ist nicht angeboren und erlaubt den Betroffenen im Normalfall die Aufnahme zumindest geringer Fruktose-Mengen. Auch bei dieser Unverträglichkeit können Teile des Fruchtzuckers nicht richtig verdaut werden und landen somit unverdaut im Dickdarm, wo sie zu Beschwerden wie Blähungen, Krämpfen und Durchfall führen können.

Glutenunverträglichkeit

Bei Gluten handelt es sich um das sogenannte Klebereiweiß, das in vielen Getreidesorten vorkommt. Eine Intoleranz hat typische Symptome: Sobald die Darmschleimhaut der Betroffenen mit Gluten in Berührung kommt, entzündet sie sich aufgrund einer Immunreaktion des Körpers. Dadurch kommt es zu Beschwerden wie Übelkeit, Bauchschmerzen, Bauchkrämpfen, Durchfall oder Verstopfung. Aber auch Symptome, die man womöglich nicht direkt mit einer Nahrungsmittelunverträglichkeit in Verbindung bringt, können auftreten – etwa Wachstumsstörungen, Gelenkbeschwerden oder Müdigkeit. Es gibt verschiedene Arten von Glutenunverträglichkeit: Zöliakie, Weizenallergie und Weizensensitivität. Alle drei Formen bewirken, dass der Verzehr von Weizen nicht vertragen wird. Die schlimmste Form ist die Zöliakie, bei der bereits kleinste Mengen Gluten zu einer Reaktion des Körpers führen können.

Histaminintoleranz

Histamin ist ein Botenstoff, der nicht nur im menschlichen Körper, sondern auch in verschiedenen Lebensmitteln vorhanden ist. Zu den histaminhaltigen Lebensmitteln gehören zum Beispiel Käse, Rotwein, Ananas, aber auch Schokolade und Nüsse. Bei einer Histaminunverträglichkeit kann es zu Kopfschmerzen, Nesselsucht und anderen Hautreizungen, Bauchkrämpfen oder Übelkeit kommen.

Wie werden Unverträglichkeiten diagnostiziert?

Während sich Hinweise auf eine Nahrungsmittelallergie oft mit einem Haut- oder Bluttest finden lassen, gibt es bei Unverträglichkeiten kein Standardtestverfahren. Wenn du oder dein Arzt bzw. deine Ärztin den Verdacht haben, dass bei dir eine Unverträglichkeit vorliegen könnte, greift er oder sie auf spezielle Testverfahren zurück.

Zum Nachweis einer Laktoseunverträglichkeit oder Fruktoseintoleranz kommt zum Beispiel ein H2-Atemtest zum Einsatz. Bei einer Glutenunverträglichkeit wird normalerweise ein Bluttest gemacht, und wenn es Hinweise auf gewisse Antikörper gibt, wird eine Biopsie des Dünndarms durchgeführt. Bei selteneren Unverträglichkeiten ist der Nachweis oft schwierig. In diesem Fall können ein Ernährungstagebuch und ein Provokationstest bei der Diagnose helfen. Manchmal werden auch verschiedene dieser Testverfahren kombiniert.

Wenn du vermutest, dass du vielleicht unter einer Laktose- oder Fruktoseunverträglichkeit leidest, kannst du mit der Darmfloraanalyse und einer Stuhlprobe überprüfen, ob du möglicherweise eine Neigung zu den Nahrungsmittelintoleranzen hast. Dein Analyseergebnis gibt dir zwei bis vier Wochen später Aufschluss über viele verschiedene Aspekte deiner Darmgesundheit. Dazu bekommst du Ernährungsempfehlungen und einen individualisierten Ernährungsplan.

Wie werden Nahrungsmittelunverträglichkeiten behandelt?

Nahrungsmittelunverträglichkeiten werden sehr individuell behandelt. Je nachdem, was du nicht verträgst, solltest du die entsprechenden Lebensmittel von deinem Speiseplan entfernen. Manchmal ist es möglich, kleinere Mengen davon zu essen, etwa ein wenig Joghurt oder Obst. Manchmal toleriert dein Körper bestimmte Lebensmittel auch. Bei einer Laktoseunverträglichkeit werden Produkte aus Ziegen- oder Schafsmilch zum Beispiel oft vertragen.

Eine Ausnahme ist die Zöliakie. Hierbei ist tatsächlich ein kompletter Verzicht auf glutenhaltige Produkte notwendig. Um die richtige Ernährungsweise für dich zu finden, kann dir zum Beispiel ein Ernährungsberater helfen.

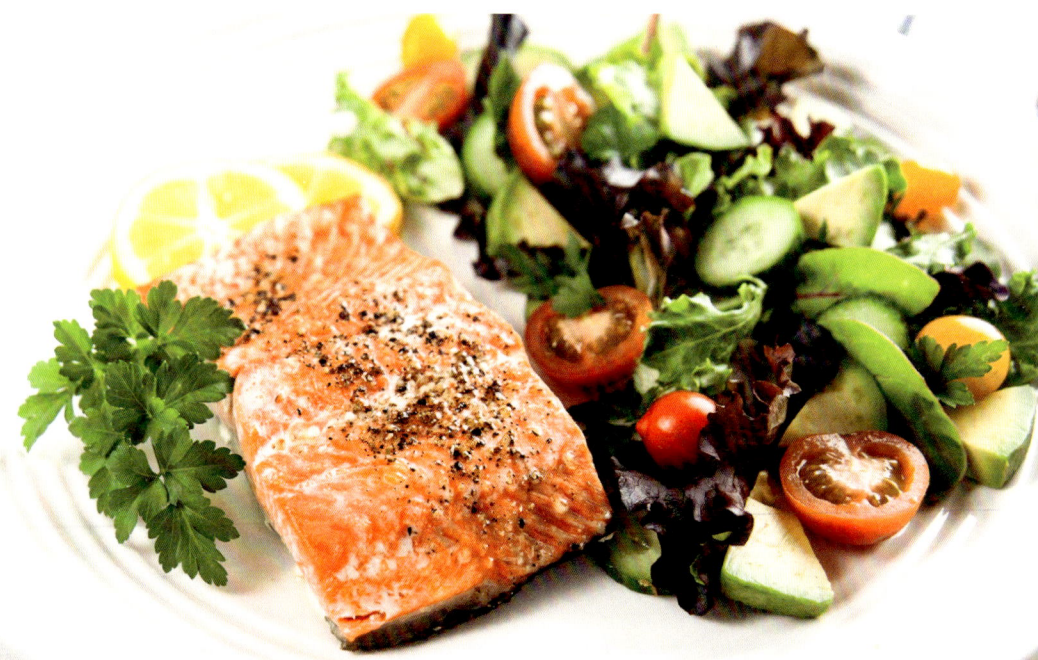

Nahrungsmittelunverträglichkeiten: ein individualisierter Ernährungsplan hilft weiter.

DIESE FAKTOREN STÖREN DEN DARM.

UNVERTRÄGLICHKEITEN: Wenn Fruktose nicht richtig abgebaut werden kann

Bei Fruktoseunverträglichkeit kann der Körper Fruchtzucker nicht verstoffwechseln. Welche Gründe es für die Unverträglichkeit gibt, erfährst du hier.

Fruktoseintoleranz ist eine Nahrungsunverträglichkeit, bei der der Körper Fruktose nicht oder nur schlecht verstoffwechseln kann. Es gibt unterschiedliche Arten der Fruktoseunverträglichkeit, die jeweils unterschiedliche Ursachen haben. Je nachdem, wie es zu der Intoleranz gekommen ist, kann man als Betroffener durch eine Ernährungsumstellung dafür sorgen, dass der Körper Fruktose wieder besser aufnehmen kann und unangenehme Symptome wie Blähungen oder Bauchschmerzen nicht mehr auftreten.

Was ist Fruktose eigentlich und ist es schädlich?
Fruktose, oder auch Fruchtzucker, ist eine Zuckerart, die in Früchten, aber auch in Gemüse und Honig vorkommt. Als Bestandteil solcher unverarbeiteten Lebensmittel ist Fruchtzucker, wenn keine angeborene Intoleranz gegen Fruktose vorliegt, in der Ernährung meist kein Problem. Jedoch wird Fruktose auch in industriell hergestellten Lebensmitteln verwendet, denn Fruchtzucker ist günstig herzustellen, sehr süß und ein bewährter Geschmacksverstärker. Als sogenannte „natürliche Süße" ist er beispielsweise in Schokolade, Softdrinks oder auch Pasta und Pizza zu finden. Es ist also recht leicht, täglich eine so große Menge an Fruktose zu sich zu nehmen, dass der Körper Schwierigkeiten bekommt, sie zu verwerten. Das Problem ist in den meisten Fällen somit nicht der Fruchtzucker selbst, sondern vielmehr der Umstand, dass eine zu große Menge dieser Zuckerart konsumiert wird.

Was hat eine Fruktoseintoleranz mit der Verdauung zu tun?
Die Verarbeitung des Zuckers beginnt zwar bereits im Mund, findet aber hauptsächlich im Dünndarm statt. Dort werden Mehrfachzucker in Monosaccharide – also Einfachzucker aufgespalten. Der Körper kann nur einzelne Zuckermoleküle aufnehmen, deshalb ist dieser Prozess so wichtig. Für Fruktose gibt es nun ein bestimmtes Transportprotein, das die Aufnahme des Zuckers erleichtert. Ist dieses Protein gestört, kommt es zu einer Fruktosemalabsorption. Das heißt, die Aufnahme des Fruchtzuckers im Dünndarm ist vermindert und anstatt umgewandelt und

absorbiert zu werden, dringt die Fruktose weiter bis in den Dickdarm vor. Das Gleiche passiert auch, wenn man zu viel Fruchtzucker zu sich nimmt. Im Dickdarm vergären nun die Bakterien der Darmflora den Fruchtzucker, wobei unter anderem Gase wie Kohlendioxid, Methan und Wasserstoff entstehen. Diese können verantwortlich für Blähungen, einen lockeren Stuhl und andere typische Symptome einer Fruktoseunverträglichkeit sein.

Wie es genau zu der Transporterstörung kommt, ist noch nicht abschließend erforscht, und auch welche Auswirkungen ein Zuviel an Fruktose auf den Körper hat, ist noch nicht in allen Details bekannt. Allerdings weiß man, dass man zwischen zwei Arten von Fruktoseintoleranz unterscheiden muss: der vererbten und der (höchstwahrscheinlich) durch Ernährung entstandenen.

Zwei Arten von Fruktoseintoleranz

Wenn Fruchtzucker eine Unverträglichkeit auslöst, kann das zwei Ursachen haben. In den seltensten Fällen handelt es sich um eine angeborene Fruktoseunverträglichkeit, die als hereditäre Fruktoseintoleranz bezeichnet wird. Bei ihr liegt ein Gendefekt vor, der zwar nicht die Verarbeitung des Zuckers im Darm, aber später in der Leber unmöglich macht. Zu den möglichen, sehr ernsthaften Symptomen können in diesem Fall Unterzuckerung sowie ernsthafte Störungen in Darm, Leber und Nieren gehören. Die Betroffenen vertragen meist Zeit ihres Lebens keine Fruktose.

Die zweite und weit häufigere Form von Fruchtzuckerunverträglichkeit hat ein anderes Krankheitsbild. Hierbei handelt es sich um die Art der Intoleranz, bei der die Fruktose nicht im Dünndarm verstoffwechselt werden kann, folglich im Dickdarm landet und zu den genannten Symptomen führt. Nach einer entsprechenden Diagnose kann oft eine Ernährungsumstellung helfen. Es ist durchaus möglich, dass nach einer Phase, in der die Fruktoseaufnahme bewusst kontrolliert wurde, wieder eine größere Menge Fruchtzucker ohne Beschwerden verzehrt werden kann.

Fruktose, Ernährung und das Mikrobiom

Dass Fruktose in vielen Fertigprodukten vorkommt, ist nicht der einzige Grund dafür, dass zahlreiche Menschen zu viel davon aufnehmen. Fruchtzucker beeinflusst den Insulinspiegel außerdem nur in geringem Ausmaß, was zur Folge hat, dass dem Gehirn kein Sättigungsgefühl übermittelt wird. So kann es sein, dass man unnötig viel isst und somit eben auch mehr Fruktose in den Dickdarm gelangt. Ist das der

Fall, kann das Mehr an Zucker den Aufbau der Darmflora beeinflussen. Welche konkreten Folgen das hat, muss die Forschung aber noch abschließend klären. Was man allerdings schon jetzt weiß, ist, dass eine gesunde Darmflora den Folgen von zu viel Fruchtzucker entgegenwirken kann. So legt eine Studie der Universität Aachen aus dem Jahr 2017 nahe, dass ein gesundes Mikrobiom die Auswirkungen einer Fettlebererkrankung positiv beeinflussen kann[1]. Auf seine Ernährung zu achten, kann bei einer durch Fruktose ausgelösten Intoleranz also auch bedeuten, dass man sich auf eine Weise ernährt, die auch dem Mikrobiom guttut.

Tipp: Ein Tipp der den bewussten Umgang mit Fruktose und die Pflege der Darmflora verbindet und immer wieder in den Empfehlungen zur Ernährung bei Fruktoseintoleranz genannt wird, lautet, Fruktosehaltige Früchte mit Joghurt zu sich zu nehmen. Das Obst scheint dann bekömmlicher zu sein, und die im Joghurt enthaltenen Bakterienformen sind besonders gut für die Darmflora.

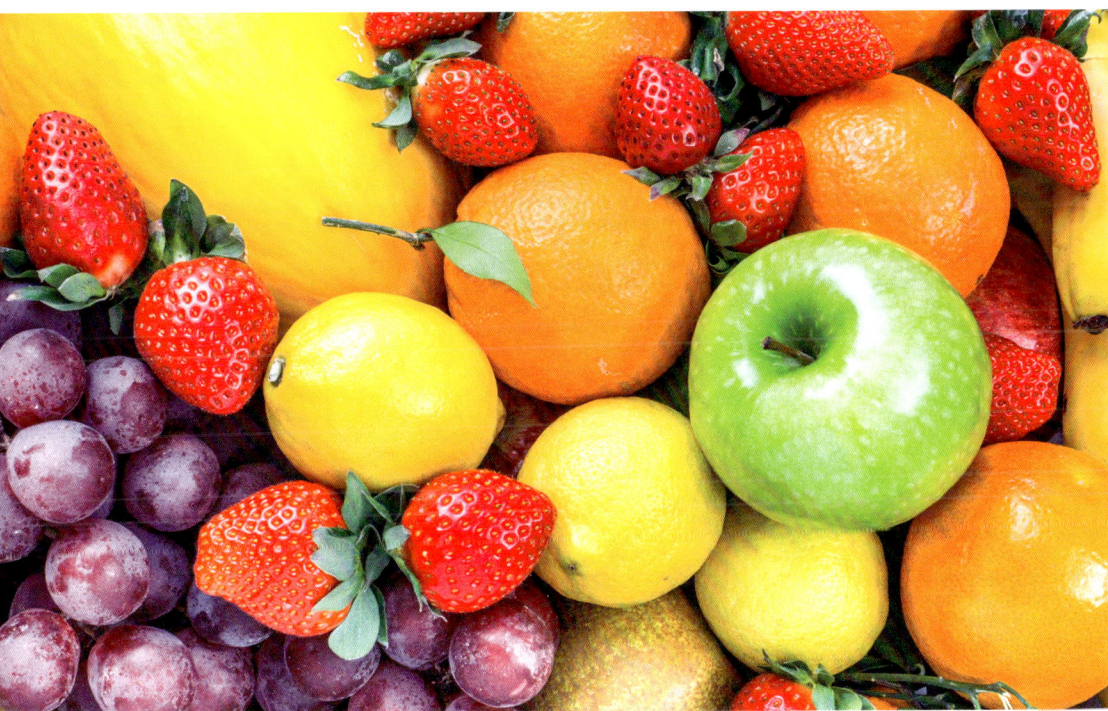

Fruktoseintoleranz: wenn Obst zur Belastung wird.

1 Lambertz J, Weiskirchen S, Landert S, Weiskirchen R. Fructose: A Dietary Sugar in Crosstalk with Microbiota Contributing to the Development and Progression of Non-Alcoholic Liver Disease. Front Immunol. 2017;8:1159. Published 2017 Sep 19. doi:10.3389/fimmu.2017.01159

DIESE FAKTOREN STÖREN DEN DARM.

LAKTOSEINTOLERANZ:
Was steckt dahinter?

An Laktoseunverträglichkeit leiden heute viele Menschen. Erfahre hier, wie du bei Beschwerden vorgehst und wie gezielte Maßnahmen die Beschwerden lindern.

Laktoseintoleranz erkennen und Ernährung anpassen

Probleme mit dem Darm sind keine Seltenheit. Doch sie können vielfältige Ursachen haben. Neben Nahrungsmittelunverträglichkeiten können auch Entzündungen in der Magen-Darm-Gegend oder eine Verstopfung Beschwerden auslösen. Laktoseintoleranz ist eine besonders häufig auftretende Unverträglichkeit. Doch was genau steckt eigentlich dahinter und wie kannst du diese Form der Intoleranz positiv beeinflussen?

Was ist Laktoseunverträglichkeit?

Menschen, die an einer Laktoseintoleranz leiden, können Milchzucker – auch bekannt als Laktose – nicht richtig verdauen. Das im Darm befindliche Enzym Laktase ist dafür da, die Laktose aus der Nahrung während der Verdauung zu spalten. Bei einer Laktoseintoleranz funktioniert dieser Vorgang nicht richtig. Das kann auf genetische Faktoren zurückzuführen sein oder auf eine chronische Entzündung des Darms, eine geschädigte Darmschleimhaut, Abnormitäten im Darm, eine Überempfindlichkeit der inneren Organe oder eine zu geringe Menge an Laktase im Darm. Auch das Alter, das Geschlecht und die Menge an Laktose, die der Betroffene zu sich nimmt, kann auf die Laktoseintoleranz Einfluss nehmen[2]. Doch nicht immer steckt hinter Darmproblemen nach dem Verzehr von Milchzucker auch eine Laktoseintoleranz. Sie ist von einer sogenannten Milchallergie abzugrenzen. Denn wer gegen Milch tatsächlich allergisch ist, reagiert im Regelfall bereits bei sehr geringen Mengen empfindlich darauf und kann einen allergischen Schock erleiden.

Eine Laktoseintoleranz kann hingegen auch recht schwach ausgeprägt sein, sodass der Körper erst bei großen Mengen Milchzucker mit Verdauungsproblemen reagiert. Im Gegensatz zur Milchallergie ist eine Laktoseintoleranz also recht ungefährlich.

[2] He, T., Venema, K., Priebe, M. G., Welling, G. W., Brummer, R.-J. M., & Vonk, R. J. (2008). The role of colonic metabolism in lactose intolerance. European Journal of Clinical Investigation, 38(8), 541–547.

Umso wichtiger ist es, dass du bei Beschwerden genau abklärst, welche Ursache dahintersteckt, und erst dann entsprechend handelst – indem du zum Beispiel deine Ernährung umstellst.

Wie äußert sich Laktoseintoleranz?
Laktoseintolerante Menschen leiden in der Regel an Verdauungsproblemen, wenn sie Milch oder Milchprodukte zu sich genommen haben.
Das kann sich je nach Schwere der Unverträglichkeit zum Beispiel in:
- Magenschmerzen
- Durchfall
- starken Blähungen
- einem aufgeblähten Bauch
- Völlegefühl
- Übelkeit
- Erbrechen
- oder Verstopfungen äußern.

Welche Symptome auftreten und in welcher Intensität, ist von Mensch zu Mensch unterschiedlich. Eine Unverträglichkeit gegen Laktose zeigt sich daher bei jedem Betroffenen etwas anders. In der Regel treten spätestens beim Verzehr von zu viel Laktose, also beispielsweise zu viel Milch, unangenehme Symptome auf. Der Körper von Menschen mit einer Laktoseintoleranz kann dann aufgrund zu weniger Laktase-Enzyme im Darm den Milchzucker nicht mehr richtig verdauen.

Intoleranz gegen Laktose feststellen und gezielt reagieren
Um festzustellen, ob eine Laktoseintoleranz vorliegt, gibt es verschiedene Möglichkeiten. Zum einen kannst du zunächst mit einer Diät testen, ob du Laktose verträgst. Verzichte dabei einige Zeit auf jegliche Milchprodukte. Im Anschluss nimmst du gezielt Produkte mit Milchzucker zu dir. Bei einer Laktoseintoleranz kehren beim Verdauen der Milchprodukte deine Beschwerden in der Regel zurück. Solch eine Diät solltest du jedoch nur unter ärztlicher Kontrolle durchführen. Mithilfe eines sogenannten Laktosetoleranz-Tests misst der Arzt oder die Ärztin deinen Blutzuckerspiegel, bevor und nachdem du eine Milchzuckerlösung getrunken hast.

Das Testergebnis zeigt, ob dein Körper in der Lage ist, Laktose zu spalten. Alternativ kann der Arzt oder die Ärztin durch einen Atemtest feststellen, ob der Wasserstoffgehalt in deinem Atem nach dem Trinken der Milchzuckerlösung erhöht ist – was ebenfalls auf eine Laktoseintoleranz hindeutet.

Vor allem die eigenen Essgewohnheiten haben starken Einfluss auf den Darm. Eine Ernährungsumstellung, die an deine individuellen Darmgegebenheiten angepasst ist, kann dir also zu einem besseren Wohlgefühl im Darm verhelfen – auch bei einer Laktoseintoleranz.

Du kannst deine Ernährung zum Beispiel gezielt danach ausrichten, welche Lebensmittel du am besten und welche du wenig oder gar nicht verträgst. Ein Stuhltest wie hilft dir dabei, im Vorfeld abzuklären, wie es um deine persönliche Darmflora bestellt ist. Dazu gehört auch zu erfahren, welche möglichen Neigungen du zum Beispiel in Bezug auf Lebensmittelunverträglichkeiten wie Laktoseintoleranz hast. Dank der ausführlichen Auswertung in deinem persönlichen Login-Bereich kannst du detailliert nachvollziehen, welche Ursache für deine Darmprobleme vorliegen können. Im Anschluss kannst du deinen Darm zum Beispiel durch passende probiotische Bakterienkulturen unterstützen oder deine Ernährung bewusst anpassen. Zwar lässt sich eine Laktoseintoleranz nicht heilen, aber durch eine gezielte Ernährungsumstellung auf Lebensmittel ohne Milchzucker ist ein beschwerdefreies Leben möglich.

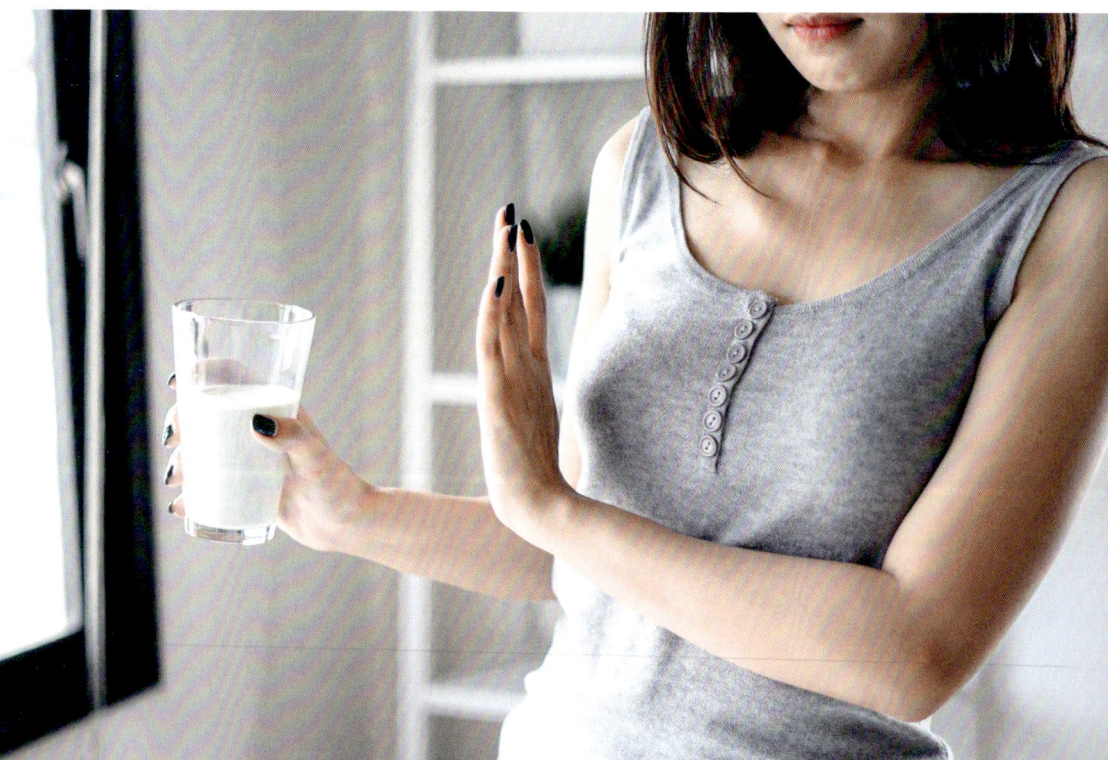

Laktoseintoleranz zeigt sich von Mensch zu Mensch unterschiedlich.

DIESE FAKTOREN STÖREN DEN DARM.

HISTAMINUNVERTRÄGLICHKEIT
Wenn der Körper rebelliert

Eine Histaminunverträglichkeit ist nicht leicht zu diagnostizieren. Die Symptome sind vielfältig, und nicht immer werden sie mit einem erhöhten Histaminwert in Verbindung gebracht – eine sichere Diagnose ist schwierig. Neben Kopfschmerzen, juckenden Pusteln und Übelkeit zählen auch Darmbeschwerden zu den möglichen Symptomen.

Eine echte Histaminunverträglichkeit ist glücklicherweise sehr selten. Nur schätzungsweise rund ein Prozent der Deutschen hat das Problem, mit der Nahrung aufgenommenes Histamin nicht ausreichend abbauen zu können – davon betroffen sind überwiegend Frauen mittleren Alters.

Was ist eigentlich Histamin?
Das Histamin ist ein sogenanntes biogenes Amin, das aus der Aminosäure Histidin gebildet wird. Histamin wirkt als Gewebshormon und Neurotransmitter, also als Botenstoff, und ist in diesen Funktionen an zahlreichen Vorgängen im Körper beteiligt. Es ist Bestandteil des menschlichen und tierischen Organismus sowie von Pflanzen. So weit, so kompliziert. Wichtig zu wissen ist, dass die Funktionen des Histamins sehr vielfältig sind.

Zum Beispiel ist es wichtig für das Immunsystem – wobei es auch Entzündungsreaktionen wie ein Anschwellen des Gewebes oder Juckreiz hervorruft. Histamin ist außerdem an der Regulation der Magensäureproduktion beteiligt und hat einen Einfluss auf den Schlaf-Wach-Rhythmus, die Körpertemperatur, die Appetitkontrolle, das Gedächtnis und die Emotionen.

Was ist eine Histaminunverträglichkeit?
Histamin wird nicht nur vom Körper selbst hergestellt, sondern auch exogen, also von außen mit der Nahrung zugeführt. Es kommt in verschiedenen Lebensmitteln vor, wobei der Histamingehalt in lange gereiften und fermentierten Produkten besonders hoch ist. Außerdem gibt es Lebensmittel, die zwar selbst nur wenig Histamin enthalten, aber die körpereigene Histaminproduktion im Darm anregen, sodass es dort zu einer vermehrten Ausschüttung kommt.

Normalerweise kann der Körper auch größere Mengen an exogenem Histamin gut regulieren. Hat es seine Arbeit getan oder ist zu viel Histamin im Organismus vorhanden, wird es vom körpereigenen Enzym Diaminoxidase (DAO) im Dünndarm abgebaut. Problematisch wird es nur, wenn ein Mangel an DAO vorliegt – dann kommt es zu einer Histaminunverträglichkeit, kurz HIT: Mit der Nahrung aufgenommenes Histamin kann nicht oder nicht ausreichend abgebaut werden, worauf der Körper mit Beschwerden reagiert.

Die Ursachen für eine Histaminunverträglichkeit können genetisch bedingt oder Folge einer chronisch-entzündlichen Darmerkrankung sein. Auch ein hormoneller Zusammenhang ist denkbar, leiden doch vor allem Frauen in den Wechseljahren unter einer Histaminunverträglichkeit.

Symptome einer Histaminunverträglichkeit
Befindet sich zu viel Histamin im Körper, das nicht ausreichend abgebaut wird, kann der Organismus darauf ganz unterschiedlich reagieren – die Symptome reichen vom leichten Schnupfen bis zu starken Bauchkrämpfen. Auch die Reaktionszeit des Körpers kann ganz unterschiedlich sein; so treten die Symptome teils direkt nach dem Verzehr histaminreicher Lebensmittel auf, teils erst Stunden später.

Zu den möglichen Symptomen zählen:
- Magen-Darm-Beschwerden wie Übelkeit, Bauchkrämpfe, Blähungen und Durchfall
- Hautausschlag mit Rötungen, Schwellungen und Juckreiz
- Kopfschmerzen und Migräne
- Herz-Kreislauf-Beschwerden wie Herzklopfen oder Schwindel
- Atembeschwerden wie Husten und Schnupfen, auch Asthmaanfälle sind möglich

Histaminreiche Lebensmittel
Wer an einer Histaminunverträglichkeit leidet, sollte histaminreiche Lebensmittel so weit wie möglich meiden. Das ist nicht immer leicht, denn das Amin ist in vielen Speisen sowie in alkoholischen Getränken in hoher Konzentration enthalten. Allerdings: Der Histamingehalt von Lebensmitteln ist nicht immer gleich hoch. So kann es beispielsweise passieren, dass der Verzehr von rohem Schinken an einem Tag zu einer Reaktion führt und an einem anderen Tag nichts zu spüren ist.

Bei einer Unverträglichkeit gegen Histamin ist bei bestimmten Lebensmitteln Vorsicht geboten. Dazu zählen zum Beispiel alkoholische Getränke, viele Fleisch- und Wurstwaren, Räucherfisch und fermentiertes Gemüse. Auch einige Sorten frisches Obst und Gemüse enthalten Histamin in hohen Mengen. Neben histaminreichen Lebensmitteln gibt es auch solche, die selbst zwar wenig Histamin enthalten, aber die körpereigene Histaminproduktion im Darm anregen. Auch dadurch kann es dazu kommen, dass sich zu viel Histamin im Körper ansammelt. Zu diesen Lebensmitteln zählen beispielsweise Schokolade und Ananas. Auch bestimmte Medikamente wie das Hustenmittel ACC haben diesen Effekt.

Was tun bei einer Histaminintoleranz?
Die gute Nachricht: Mit einer Histaminintoleranz kannst du ganz gut leben. Sie ist in der Regel nicht dauerhaft und verschwindet meist nach einiger Zeit von selbst wieder. Leidest du aber unter den Symptomen, solltest du dich damit an einen Arzt oder eine Ärztin wenden. Gemeinsam könnt ihr einen histaminarmen Ernährungsplan für die nächsten zwei bis drei Wochen erarbeiten. Nach dieser zeitlich begrenzten Diät, die wirklich strikt eingehalten werden sollte, können Schritt für Schritt wieder histaminreichere Lebensmittel eingeführt werden. Führe in dieser Zeit gewissenhaft ein Ernährungstagebuch. So kannst du herausfinden, auf welche Lebensmittel du besonders stark reagierst.

Einer Studie[3] zufolge kann außerdem die orale Einnahme bestimmter Probiotika dafür sorgen, dass eine übermäßige Histaminproduktion im Darm unterdrückt wird. In schweren Fällen kann der Arzt oder die Ärztin auch die Einnahme von Antihistaminika verordnen. Für gelegentliches Sündigen kann ein Enzymersatzpräparat die Aufgabe der DAO kurzfristig übernehmen, indem es überschüssiges Histamin im Darm zersetzt.

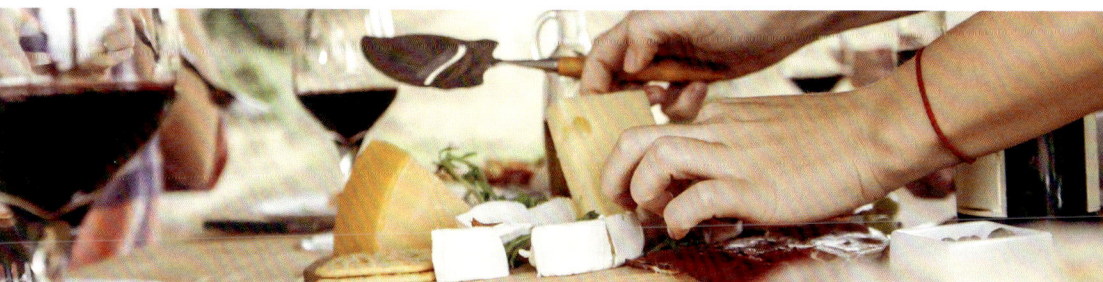

[3] Dev S, Mizuguchi H, Das AK, et al. Suppression of histamine signaling by probiotic Lac-B: a possible mechanism of its anti-allergic effect. J Pharmacol Sci. 2008;107(2):159–166. doi:10.1254/jphs.08028fp

DIESE FAKTOREN STÖREN DEN DARM.

DARMPROBLEME
nach der Einnahme von Antibiotika

Nach einer Antibiotika-Therapie sind Darmprobleme nicht ungewöhnlich. Probiotische Bakterienkulturen können die Darmgesundheit unterstützen.

Darmprobleme nach einer Behandlung mit Antibiotika

Bei einer bakteriellen Infektion verschreiben Ärzte häufig ein Antibiotikum. Das Medikament soll eine rasche Linderung der Beschwerden bewirken, indem es die unerwünschten Bakterien im Körper beseitigt. Allerdings schädigen Antibiotika auch die guten Bakterien im Körper. Fehlen aufgrund einer vorangegangenen Antibiotikabehandlung wichtige Bakterien in der Darmflora (der sogenannten Mikrobiota), kann dies das Gleichgewicht im Darm stören und Darmprobleme verursachen. Die Einnahme von Antibiotika sollte deshalb immer mit Bedacht erfolgen. Eine probiotische Nahrungsergänzung kann die nachfolgende Erholung des Darms unterstützen.

Verursachen Antibiotika Darmprobleme?

Antibiotika galten einst als Wunderwaffe gegen sämtliche bakteriellen Infekte, heute stehen sie zunehmend in der Kritik. Denn oftmals verschreiben Ärzte ein solches Medikament vorschnell, obwohl es bei vielen Infekten unnötig ist. Zwar ist die positive Wirkung von Antibiotika offenkundig; eine auf einer bakteriellen Infektion basierende Erkrankung klingt schneller wieder ab. Doch eine zu häufige und/oder langfristige Einnahme von Antibiotika schadet den Mikroorganismen im Körper dauerhaft und kann letztlich sogar dazu führen, dass bestimmte Antibiotika an Wirkung verlieren – im schlimmsten Fall bildet sich eine Resistenz.

Die häufige Einnahme von Antibiotika kann auch im Magen und Darm zu Problemen führen; zu den typischen Beschwerden gehören zum Beispiel Bauchschmerzen, Blähungen und andere Darmprobleme. Nach einer Antibiotika-Therapie fehlen dem Darm wichtige Bakterien, das Gleichgewicht im Darm ist durcheinandergeraten. Die Folge: Der Darm ist in seinen Funktionen eingeschränkt.

Darmprobleme nach einer Antibiotika-Therapie ernst nehmen

Die Darmflora leistet einen wichtigen Beitrag für die körpereigene Immunabwehr.

Ein gesunder Darm ist in der Lage, einen Großteil der in den Darm gelangten Krankheitserreger abzuwehren. Ist er jedoch infolge einer Antibiotikabehandlung aus dem Gleichgewicht geraten und geschwächt, kann er Keime immer schwerer bekämpfen. In der Folge können schneller und häufiger Infekte auftreten, zudem setzt der Körper leichter Übergewicht an. Auch Darmentzündungen können auftreten, wenn im Darm eine ungewöhnlich hohe Menge an schädlichen Bakterien vorhanden ist. Mögliche Symptome sind unter anderem eine gereizte Darmschleimhaut und Durchfall; im schlimmsten Fall werden sie sogar chronisch. Deshalb ist es ratsam, Antibiotika nur dann einzunehmen, wenn es tatsächlich notwendig ist.

Darmprobleme durch Antibiotika mit probiotischer Nahrungsergänzung lindern
Treten nach einer Behandlung mit Antibiotika Beschwerden im Darm auf, kann eine genaue Stuhluntersuchung Aufschluss über den Zustand der Mikrobiota liefern. Die Probe wird in einem Labor nach neuesten biotechnologischen Erkenntnissen[9] analysiert. Die Ergebnisse geben unter anderem Aufschluss über die Verdauung und das Immunsystem. Auf Grundlage der Analyseergebnisse lassen sich unter anderem Maßnahmen zur Ernährungsweise ableiten und Neigungen zu Unverträglichkeiten gegen bestimmte Lebensmittelgruppen erkennen.

TIPP: Mit der richtigen Ernährung ist es möglich, die Darmflora gezielt zu stärken und wieder aufzubauen. Magenbeschwerden oder Darmprobleme nach der Einnahme von Antibiotika lassen sich auf diese Weise lindern und das allgemeine Wohlbefinden verbessern. Vor allem Nahrungsmittel, die natürliche Probiotika enthalten, fördern die Darmsanierung effektiv. Solche lebenden Mikroorganismen sind zum Beispiel Milchsäure- beziehungsweise Bifidobakterien, die etwa in Joghurt und Kefir enthalten sind. Bis sich die Mikrobiota wieder erholt hat, vergehen allerdings mehrere Monate. Ergänzend kann die Einnahme probiotischer Nahrungsergänzungsmittel sinnvoll sein.

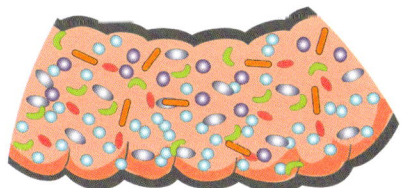
Gesunde Darmflora

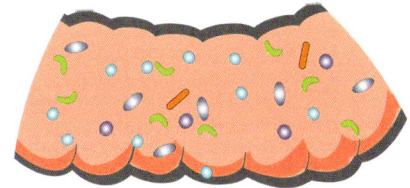
Geschädigte Darmflora

[9]Aden K, Tran F, Ito G, et al. ATG16L1 orchestrates interleukin-22 signaling in the intestinal epithelium via cGAS–STING. Journal of Experimental Medicine 2018:215(11), 2868-2886. http://jem.rupress.org/content/215/11/2868

DIESE FAKTOREN STÖREN DEN DARM.

EFFEKTIVER DARMSCHUTZ
bei der Einnahme von Antibiotika

Wie lässt sich die Darmflora schützen? Bei einer Behandlung mit Antibiotika unterstützen probiotische Nahrungsergänzungen einen gesunden Darm.

Wirkungsvoller Darmschutz bei Antibiotika-Einnahme

Seit der Entdeckung des ersten Antibiotikums, dem Penicillin, durch Alexander Fleming im Jahr 1900 haben Antibiotika unzählige Leben auf der ganzen Welt gerettet. Dass das Medikament einen gesundheitlichen Nutzen bei bakteriellen Infektionskrankheiten hat, ist unbestritten. Dennoch kann die Anwendung von Antibiotika der Darmflora schaden. Um sie zu schützen, solltest du sie daher während und nach der Medikamenteneinnahme unterstützen. Natürliche Probiotika und probiotische Nahrungsergänzungsmittel können den Darmschutz nach einer Antibiotika-Einnahme stärken.

Antibiotika und Darmschutz: Darmflora unterstützen und Infekte verhindern

Der menschliche Darm leistet viel: Er ist sowohl für die tägliche Verdauungsarbeit als auch die körpereigene Immunabwehr wichtig. Damit er gesund bleibt und schädliche Krankheitserreger wirksam abwehren kann, muss man seinen Darm schützen – besonders während einer Antibiotika-Behandlung. Denn nur ein gesunder Darm kann unerwünschte und gefährliche Keime abwehren. Ist er durch Antibiotika geschwächt und mangelt es ihm an gesundheitsfördernden Bakterien, können Keime die Darmschleimhaut befallen und dort schmerzhafte Darmentzündungen auslösen.

Nach einer Antibiotika-Einnahme den Darm schützen: So funktioniert's

Nach einem Infekt muss sich der Körper zunächst einmal regenerieren. Das gilt auch für die Darmflora. Um nach der Einnahme eines Antibiotikums den Darm ausreichend schützen zu können, sollte zunächst jedoch der Zustand der eigenen Darmflora bekannt sein.

Ein Stuhltest beinhaltet eine umfangreiche Analyse aller Darmbakterien und liefert viele hilfreiche Tipps und Hinweise für den Darmschutz – auch für während und nach einer Antibiotika-Einnahme. Die gibt unter anderem Auskunft über die

Ernährung, Verdauung, Vitaminsynthese, das Immunsystem und die Kalorienverwertung sowie Entzündungsfaktoren im Darm. Darüber hinaus liefert der Test Hinweise auf mögliche Nahrungsmittelunverträglichkeiten.

Zudem hilft eine angepasste Ernährungsweise, den Darmschutz nach einer Antibiotika-Einnahme zu verbessern. Bei Darmentzündungen, Durchfall, Blähungen oder Bauchschmerzen helfen natürliche Probiotika aus der Nahrung – zum Beispiel Bifidobakterien in Milchprodukten.

Bis der Darmschutz nach der Einnahme von Antibiotika greift und sich die Darmflora wieder erholt und zu ihrer Balance zurückgefunden hat, vergehen in der Regel einige Monate. Lebensmittel, gegen die eine Unverträglichkeit oder Allergie besteht, gilt es zu meiden, um Magen und Darm nicht zusätzlich zu reizen.

Gesunde Darmflora

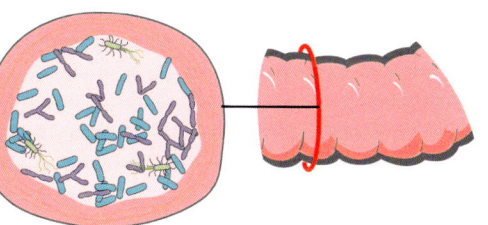

Gute oder harmlose Bakterien

| Laktobacillus | Bifidobacterium | Escherichia coli |

Geschädigte Darmflora

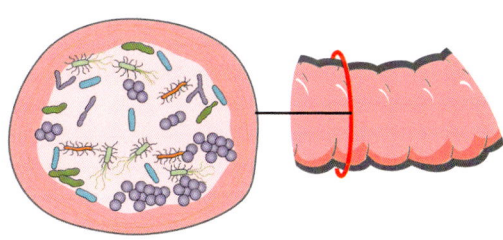

Schädliche Bakterien

Staphylococus aureus | Clostridium perfringens | Salmonella

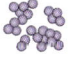 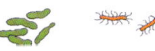

Zu geringe Menge guter Bakterien | **Harmlos wird zu schädlich**

Laktobacillus | Bifidobacterium | Escherichia coli

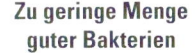 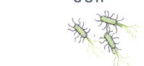

Antibiotika schädigen die im Darm lebende gute Bakterienflora. Schädliche Keime können sich ansiedeln.

DIESE FAKTOREN STÖREN DEN DARM.

DARMFLORA AUFBAUEN
nach Antibiotika: Vielfalt erhalten

Antibiotika können der Darmflora stark zusetzen. Doch du kannst einiges tun, um den Aufbau der Darmflora nach Antibiotika-Einnahme zu unterstützen.

Darmflora aufbauen nach Antibiotika

Ein häufiger Grund für ein Durcheinander in der Darmflora sind Antibiotika. Zwar sind sie eigentlich nützlich und können schwere Krankheiten heilen. Jedoch sind sie nicht frei von Nebenwirkungen. Eine davon ist das Eliminieren wichtiger Darmbakterien, die du eigentlich dringend brauchst.

Dementsprechend kann es notwendig sein, dass du deine Darmflora wieder aufbauen musst, nachdem du Antibiotika eingenommen hast.

Woraus besteht die Darmflora?

Deine Darmflora ist ein sensibles und komplexes Geflecht aus Bakterien und vielen weiteren Mikroorganismen. In einer intakten Darmflora herrscht ein Gleichgewicht zwischen nützlichen Bakterien, die diverse Stoffwechselaufgaben übernehmen, und weniger nützlichen Bakterien. Letztere können Krankheiten verursachen – jedoch nur, wenn sie in der Überzahl sind. Dies kann passieren, wenn im Darm etwas durcheinandergerät.

Wie beeinflussen Antibiotika die Darmflora?

Die Aufgabe von Antibiotika ist es, Bakterien abzutöten. Grundsätzlich ist jedes Antibiotikum darauf spezialisiert, ein oder mehrere bestimmte Bakterien anzugreifen. Allerdings arbeitet ein Antibiotikum nie so genau, dass es nur einen einzelnen Bakterienstamm angreift und alle anderen in Ruhe lässt. Dementsprechend reduziert sich bei einer Antibiotika-Therapie immer auch die Anzahl der nützlichen Bakterien.

Noch heftiger fällt der Effekt bei sogenannten Breitband-Antibiotika aus: Ein Arzt verschreibt Breitband- oder Breitspektrum-Antibiotika, wenn der genaue Erreger unbekannt ist oder bereits Resistenzen entwickelt hat. Da diese Medikamente sehr breit gefächert wirken, sterben dabei meist besonders viele „gute" Bakterien ab.

Fehlende Darmbakterien – na und?

Es mag schwer vorstellbar sein, aber wenn deinem Darm einige wichtige Bakterien fehlen, dann läuft nichts mehr rund.

Zahlreiche Beschwerden können die Folge eines Ungleichgewichts in der Darmflora nach einer Antibiotika-Therapie sein. Beispiele sind:

- Durchfall
- Verstopfung
- ein geschwächtes Immunsystem
- Blähungen
- Vitaminmangel
- Lebensmittelunverträglichkeiten
- psychische Störungen
- Entzündungen im Darm

Du siehst, eine durcheinandergeratene Darmflora kann für Beschwerden im ganzen Körper sorgen.

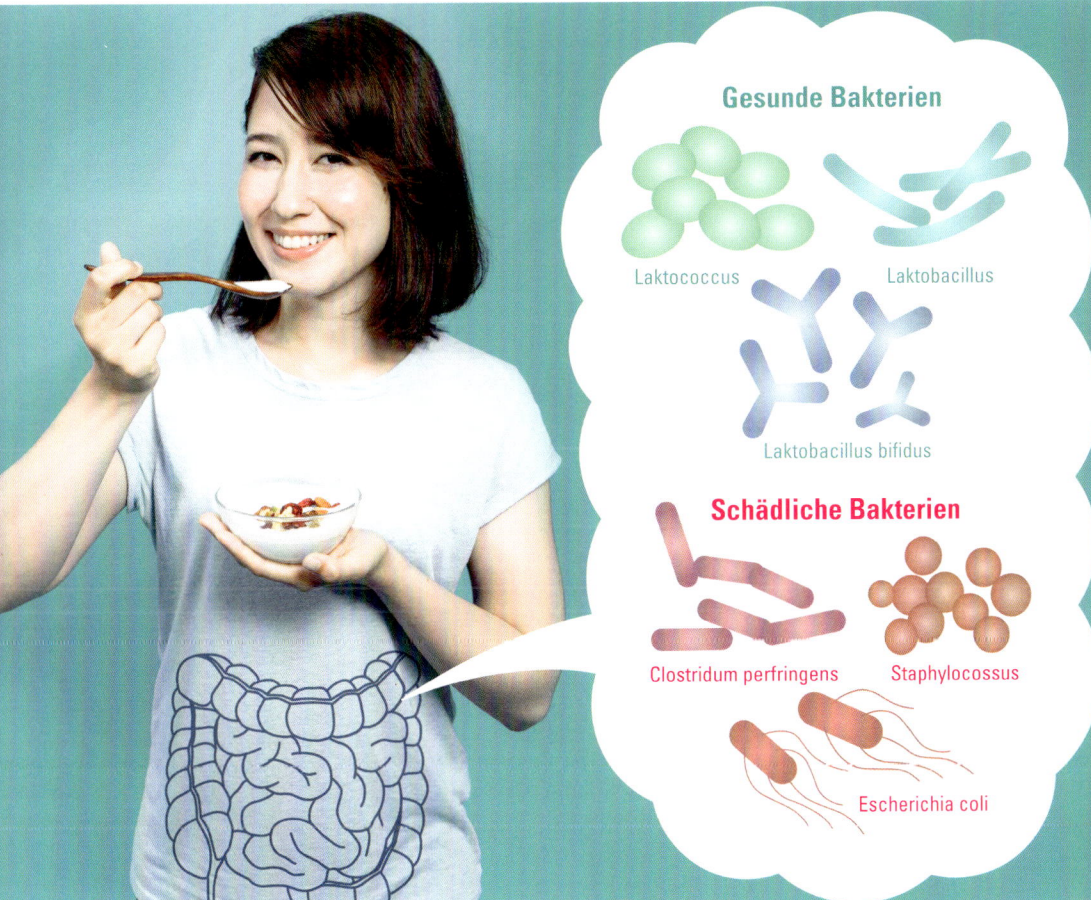

Darmflora wieder aufbauen mit Probiotika und gezielter Ernährung.

DIESE FAKTOREN STÖREN DEN DARM.

DARMSANIERUNG
nach Antibiotika: Bakterien ansiedeln

Nach der Einnahme von Antibiotika hilft eine Darmsanierung, das Gleichgewicht der Darmbakterien wiederherzustellen: Erfahre, was dein Darm nun braucht!

Antibiotika und ihr Einfluss auf den Darm
Antibiotika sind eine große Errungenschaft, schließlich wirken sie gegen zahlreiche Krankheiten und Infekte. Doch der Grund, warum sie so gut helfen, ist eben auch der Grund, warum sie sich teilweise stark auf das Gleichgewicht im Darm auswirken: Antibiotika eliminieren Bakterien.

Antibiotika wirken manchmal zu gut
Grundsätzlich ist jedes Antibiotikum für ein spezielles Anwendungsgebiet entwickelt und soll nur ganz bestimmte Bakterien abtöten. Doch so präzise arbeiten Antibiotika nicht – sie greifen immer auch weitere Bakterien an, wobei sie nicht zwischen den „guten" und „schlechten" Vertretern unterscheiden. Besonders bei der Einnahme eines Breitspektrum-Antibiotikums leidet die intestinale Mikrobiota stark.

Langzeitfolgen von Antibiotika für den Darm
Die Langzeitfolgen von Antibiotika auf die Darmbakterien sind noch nicht vollständig erforscht. Es gilt jedoch als sehr wahrscheinlich, dass durch Antibiotika eine Monate oder sogar Jahre andauernde Beeinträchtigung möglich ist – je nachdem, wie stark das empfindliche Gleichgewicht im Darm gestört wurde.

Darmsanierung nach Antibiotika: Hilfe für die Bakterien
Nach der Einnahme von Antibiotika kann eine Darmsanierung notwendig sein, um deinen Darm wieder auf Vordermann zu bringen. Denn Antibiotika wirken gegen Bakterien im Körper, dementsprechend kann in deinem Darm die Anzahl der Bakterien nach einer Antibiotika-Therapie deutlich vermindert sein. Meist entsteht dabei ein Ungleichgewicht – eine sogenannte Dysbakterie. Sie kann zahlreiche Beschwerden verursachen, die weit über Blähungen und Verdauungsprobleme hinausgehen. Trockene Haut, Gewichtszunahme oder Allergien sind ebenfalls mögliche Folgen. Denn der Darm hat großen Anteil am Wohlbefinden deines

gesamten Körpers. Ist das Gleichgewicht im Darm aufgrund von Antibiotika gestört, können ein Aufbau der Bakterienstämme und eine Darmsanierung helfen. Dein Körper besitzt zwar eine gute Regenerationsfähigkeit, doch nicht immer kann er aus eigener Kraft das gesamte Spektrum an Bakterien wiederherstellen. Nach einer kurzzeitigen Einnahme von Antibiotika regeneriert sich deine Darmflora meist von selbst wieder. Falls sie jedoch bereits vorher nicht ganz ausgeglichen war oder das Antibiotikum mehrere nützliche Bakterienstämme drastisch reduziert hat, hat es die Darmflora mitunter etwas schwer.

TIPP: Vor allem mit der richtigen Ernährung kannst du deiner Darmflora bereits während der Antibiotika-Therapie und auch danach helfen. Nimm möglichst wenig Zucker, Alkohol und leicht verdauliche Kohlenhydrate zu dir. Iss dafür viele Ballaststoffe, Gemüse sowie Obst und Joghurt oder Kefir. So erhalten vor allem deine guten Bakterien viel Nahrung.

Den Darm nach einer Antibiotika-Therapie wieder aufbauen

Eine Darmsanierung nach einer Antibiotika-Therapie hilft dabei, dass sich möglichst schnell wieder alle Darmbakterien ansiedeln, die für ein gesundes Gleichgewicht im Darm notwendig sind. Außer mit einer entsprechenden Ernährung – denn auch die Darmbakterien brauchen Nahrung – kannst du mit probiotischen Nahrungsergänzungsmitteln die Darmsanierung unterstützen. Natürliche Probiotika sind beispielsweise Joghurt und Kefir, die beide Milchsäurebakterien enthalten. Doch die Mikrobiota des Darms besteht aus so vielen verschiedenen Bakteriengattungen, dass es eine echte Herausforderung ist, sie alle über die Nahrung gewinnen zu wollen. Mit probiotischen Nahrungsergänzungsmitteln hast du die Gewissheit, dass du alle wichtigen Bakterien aufnimmst.

Vorteile probiotischer Nahrungsergänzung zur Darmsanierung nach Antibiotika:

- **Bakterien in Hülle und Fülle:** Selbst Bakterien, die durch das Antibiotikum komplett ausgemerzt wurden, finden schnell wieder den Weg in den Darm.

- **Die Phase des Ungleichgewichts im Darm ist möglichst kurz** – so wird verhindert, dass „schlechte" Bakterien überhandnehmen und weitere „gute" Bakterien verdrängen.

- **Dein Immunsystem wird gestärkt**, wenn der Darm wieder im Gleichgewicht ist. Andernfalls bist du anfälliger für Infekte.

Nach Antibiotika-Einnahme: Darmsanierung über die Ernährung?
Wenn du auf eine gesunde und ausgewogene Ernährung setzen möchtest, um deinen Darm wieder in Schwung zu bringen, solltest du diesbezüglich einige Empfehlungen beherzigen. Dein Darm dankt es dir sowohl während als auch nach der Antibiotika-Einnahme, wenn du dich darmfreundlich ernährst. Dazu gehört beispielsweise der Verzicht auf Alkohol. Außerdem solltest du Zucker und andere leicht verdauliche Kohlenhydrate möglichst von deinem Speiseplan streichen. Iss stattdessen viele Lebensmittel, die reich an Ballaststoffen, Vitaminen und Mineralstoffen sind. Floh-, Lein- und Chiasamen unterstützen eine regelmäßige Darmentleerung, da sie im Darm aufquellen.

Erst mal testen: Wie steht es konkret um deine Darmbakterien?
Wenn du nach einer Antibiotika-Therapie wissen möchtest, wie es deinem Darm und seinen Bewohnern geht und ob eventuell eine Darmsanierung ratsam ist, kannst du dir mit einem Test Gewissheit verschaffen. Mittels einer umfassenden Darmanalyse sieht man, welche Bakterien in deinem Darm vorhanden sind – und zwar mit einer Genauigkeit, die unter europäischen Anbietern einzigartig ist.

- Du erhältst einen Überblick darüber, ob das Verhältnis zwischen den verschiedenen Bakterienstämmen ausgeglichen ist.

- Auf Basis der Testergebnisse geben wir dir Handlungsempfehlungen, damit du gezielt reagieren kannst.

- Unterstütze deinen Darm beispielsweise durch eine umfassende Darmsanierung mit einem entsprechenden Nahrungsergänzungsmittel das speziell für die Zeit nach einer Antibiotika-Einnahme entwickelt worden ist.

Mit probiotischen Nahrungsergänzungsmitteln die Darmflora aufbauen
Mit probiotischen Nahrungsergänzungsmitteln kannst du deinen Darm während und nach der Antibiotika-Einnahme zusätzlich unterstützen. Zudem verhinderst du so, dass überhaupt erst größerer Schaden angerichtet wird. Denn probiotische Bakterienkulturen enthalten gleich mehrere Bakterienstämme, die du dir mitunter nur schwer allesamt über die Nahrung zuführen kannst. Bei der Wahl eines probiotischen Nahrungsergänzungsmittels solltest du auf Qualität achten. Schließlich sollen auch alle dringend benötigten kleinen Helfer tatsächlich im Darm ankommen.

Wenn du dir nicht sicher bist, ob dein Darm von einer Antibiotika-Einnahme beeinflusst wurde oder es dich generell interessiert, wie es deiner Darmflora geht, teste es einfach. Anhand der Ergebnisse bekommst du konkrete Empfehlungen, wie du deine Darmflora wiederaufbauen kannst – ob nach Antibiotika oder nicht.

Die Darmflora: Ein empfindliches Ökosystem
Der Begriff Darmflora klingt ein wenig, als hätten wir Pflanzen im Darm. Der medizinische Begriff lautet intestinale Mikrobiota. Dazu gehören hauptsächlich, aber nicht ausschließlich Bakterien: Unter anderem zählen auch Pilze und Viren zum „Ökosystem Darm". Unsere Darmbewohner verdauen nicht nur Nahrung, sondern stärken auch unser Immunsystem. Damit der Darm seine vielfältigen Aufgaben erfüllen kann, muss das Verhältnis zwischen nützlichen Bakterien und Fäulnisbakterien – die ganz natürlich im Darm vorkommen – ausgeglichen sein. Ist es durcheinandergeraten, kann es notwendig sein, die Darmflora wieder aufzubauen.

Was kann das Gleichgewicht im Darm stören?
Es gibt zahlreiche Faktoren, die das Gleichgewicht der Mikrobiota im Darm durcheinanderwirbeln können.

Unter anderem zählen dazu:
- Antibiotika
- viele andere Medikamente
- Bewegungsmangel
- permanenter Stress (physisch und psychisch)
- unausgewogene Ernährung
- schwere Infektionen

Natürliche Darmsanierung: Kann der Körper sich selbst regenerieren?
Der Körper besitzt beeindruckende Regenerationsfähigkeiten – das gilt auch für den Darm. Doch eine natürliche Darmregeneration – gerade nach Antibiotika-Einnahme – gelingt nicht immer vollständig. Außerdem kann dieser Prozess eine ganze Weile dauern, währenddessen das Ungleichgewicht zwischen den Bakteriengattungen zu weiteren Problemen führt. Selbst die Anzahl solcher Bakterien, die nicht direkt vom Antibiotikum betroffen sind, kann sich nach und nach verringern. Beispielsweise passiert das, wenn andere Bakterien, auf die sie zwingend angewiesen sind, vom Antibiotikum abgetötet wurden.

Manche Bakterien sind zudem sehr dominant. Fehlen ihre Gegenspieler, die sie sonst in Schach halten, vermehren sie sich unkontrolliert, was dann Beschwerden hervorruft oder wichtige Prozesse im Darm blockiert. Bestimmte Prozesse im Darm können sich also verselbstständigen, wodurch er derart aus dem Gleichgewicht geraten kann, dass die Regenerationskräfte des Körpers allein nicht ausreichen.

Daher tust du dir und deinem Darm in der Regel einen Gefallen, wenn du ihm etwas unter die Arme greifst und die Darmsanierung nach der Einnahme von Antibiotika mit hochwertigen Nahrungsergänzungsmitteln unterstützt.

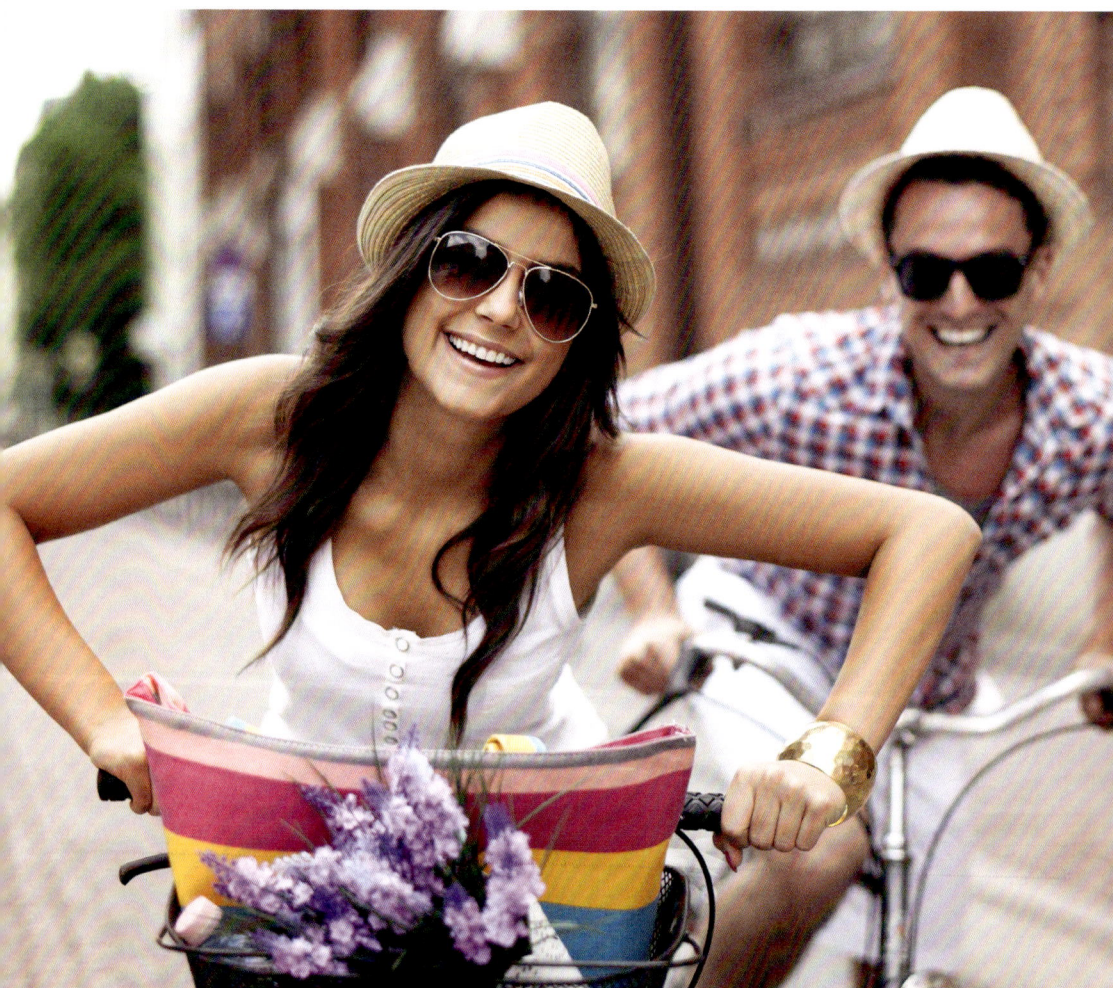

Wieder im Balance: Probiotika helfen die geschädigte Darmflora wieder aufzubauen.

DIESE FAKTOREN STÖREN DEN DARM.

DARMSANIERUNG:
Auch in Eigenregie möglich

Du fühlst dich unwohl? Dann hilft vielleicht eine Darmsanierung. Anleitung gefällig? Wir erklären dir, wie du die Darmsanierung zu Hause durchführst.

Darmsanierung: So funktioniert's in Eigenregie

Im Darm tummeln sich tausende Bakterienarten. Gemeinsam bilden sie das Mikrobiom, deine individuelle Darmflora. Manchmal allerdings ist eine „Sanierung" des Mikrobioms fällig. Denn genauso wie sich Mieter nach einer Haussanierung wohler fühlen, verhält es sich auch mit den Darmbakterien nach einer erfolgreichen Darmsanierung. Wie nötig dein Magen-Darm-Trakt die Sanierungsarbeit hat, erkennst du an verschiedenen Anzeichen.

Wann du deine Darmflora sanieren solltest

Gesundheit und Mikrobiom stehen in Wechselwirkung miteinander. Ohne die Hilfe der Darmbakterien laufen weder das Immunsystem noch der Stoffwechsel rund. Wenn du feststellst, dass du unter einer erhöhten Krankheitsanfälligkeit leidest, kann dies an einer gestörten Darmflora liegen. Speziell in diesem Fall ist eine Darmsanierung sinnvoll. Während eine Sanierung des Mikrobioms lange Zeit vor allem im Bereich der alternativen Medizin angeraten wurde, empfiehlt mittlerweile auch die Schulmedizin bei bestimmten Beschwerdebildern eine schonende Darmsanierung.

Die Forschung hat mittlerweile bestätigt, dass Mikrobiom, Psyche und Immunabwehr sowie Körpergewicht und Haut in einer Wechselbeziehung stehen. Ein Ungleichgewicht in der Darmflora wurde in Studien sowohl mit psychischen als auch mit körperlichen Erkrankungen in Verbindung gebracht. Dass heutzutage auch Schulmediziner in manchen Fällen eine Darmsanierung durchführen, liegt an Erkenntnissen wie diesen. In einem gesunden Darm haben nützliche Darmbakterien die Oberhand. Verschiedene Faktoren können die gesunde Zusammensetzung der Darmflora jedoch gefährden. Dazu zählen beispielsweise Stress, Reisen, schlechte Ernährungsgewohnheiten, Medikamenteneinnahme und Krankheiten. Ein gestörtes Gleichgewicht im Darm erkennst du an Symptomen wie Verdauungsbeschwerden, erhöhter Krankheitsanfälligkeit, Gewichtsproblemen und Hautirritationen.

Erwiesen sind die positiven Auswirkungen einer Darmsanierung mittlerweile insbesondere für folgende Situationen:
- nach Medikamenteneinnahme[18]
- bei Beschwerden wie infektiösem Durchfall[19]
- bei Krankheiten wie Reizdarm[20]

Darmsanierung nach Anleitung

Wird in Fällen wie den oben genannten eine Darmsanierung durchgeführt, läuft diese für gewöhnlich in zwei Phasen ab: Zunächst erfolgt eine Darmreinigung. Anschließend folgt die eigentliche Darmsanierung und der Aufbau der natürlichen Darmflora mittels Probiotika. Der erste Schritt soll den Magen-Darm-Trakt von Giftstoffen wie Medikamenten und den Stoffwechselprodukten potenzieller Krankheitserreger befreien. Probiotika enthalten lebendige Bakterienstämme, die sich bei richtiger Ernährung im Darm ansiedeln. Wenn du eine Darmsanierung selber machen möchtest, kannst du zur Reinigung des Darms zwischen folgenden Möglichkeiten wählen.

Eine natürliche Darmsanierung beinhaltet entweder
- eine Darmspülung in Form von Einläufen oder
- eine Darmreinigung mit natürlichen Abführmitteln wie Flohsamen

Doch ist hier Vorsicht geboten: Einläufe sind nämlich keine gute Methode, wenn du die Darmsanierung zu Hause in Eigenregie durchführen möchtest, denn Fehler können zu Verletzungen des Magen-Darm-Trakts führen. Ärzte*innen raten von Darmspülungen ohne medizinische Indikation grundsätzlich ab. Deshalb empfehlen wir dir stattdessen reinigende Quellstoffe wie Flohsamen für eine Darmsanierung zu Hause. Die meisten Anleitungen raten zudem dazu, während des Abführens so viel wie möglich zu trinken, um die verlorene Flüssigkeit wieder zurückzugewinnen. Außerdem solltest du nach dem erfolgreichen Abführen auf eine ausgewogene und nährstoffreiche Ernährung achten. Isst du Zucker oder Fast Food, gefährdet das den Erfolg deiner Darmsanierung. Wie lange dein Darm anschließend frei von Giften bleibt, hängt vom individuellen Lebensstil ab.

---

[18] Esposito C, Roberti A, Turrà F, et al. Frequency of Antibiotic-Associated Diarrhea and Related Complications in Pediatric Patients Who Underwent Hypospadias Repair: a Comparative Study Using Probiotics vs Placebo. Probiotics and Antimicrobial Proteins. 2018:10, 323-328. https://link.springer.com/article/10.1007%2Fs12602-017-9324-4

[19] Park MS, Kwon B, Ku S, et al. The Efficacy of Bifidobacterium longum BORI and Lactobacillus acidophilus AD031 Probiotic Treatment in Infants with Rotavirus Infection. Nutrients 2017:9(8), 887. https://www.mdpi.com/2072-6643/9/8/887

[20] Fan WT, Ding C, Xu NN, et al. Close association between intestinal microbiota and irritable bowel syndrome. European Journal of Clinical Microbiology & Infectious Diseases, 2017:36(12), 2303-2317. https://www.ncbi.nlm.nih.gov/pubmed/28785822

Eine genaue Analyse hilft dir bei der Darmsanierung
Bis heute sind sich Mediziner*innen uneinig darüber, wie man bei einer Darmsanierung idealerweise vorgehen sollte, damit sie möglichst effektiv ist. Welche der vorgestellten Möglichkeiten für dich die angenehmste und wirksamste ist, hängt nicht zuletzt von deiner Person und der individuellen Zusammensetzung deiner Darmbakterien ab.

1. Tipp zur Sanierung deiner Darmflora: Genaue Analyse
Anhand der Ergebnisse des Darmtests kannst du ein eventuelles Ungleichgewicht in deinem Mikrobiom identifizieren und feststellen, ob Bedarf an einer Darmsanierung besteht. Wie geht das genau? Sende das Test-Kit mit einer kleinen Stuhlprobe einfach an unser Labor. Unsere Wissenschaftler*innen analysieren anhand dieser Probe deine Darmflora und stellen dir die Auswertung über ein einfach bedienbares Dashboard zur Verfügung. Anschließend geben dir unsere Forscher*innen bei Bedarf gerne eine personalisierte Ernährungsberatung, die du während der Darmsanierung als Anleitung für die damit einhergehende Ernährungsumstellung benutzen kannst. Wie der Wiederaufbau deiner Darmflora im Rahmen der Darmsanierung abläuft, erklären wir dir gerne und stehen dir mit praktischen Tipps zur Seite.

2. Tipp zur Darmsanierung: Wie du eine gesunde Darmflora aufbaust
Indem wir gemeinsam deine Darmflora sanieren, steuern wir gezielt die bakterielle Besiedelung deines Verdauungstrakts. Die rund 100 Billionen Bakterien im Darm bestehen insbesondere aus den Gattungen Bacteroides, Firmicutes, Aktino- und Proteobakterien. Als wichtigste nützliche Arten betrachten Forscher*innen heute zudem die Milchsäure- und Bifidobakterien. Wenn du mit unserer Unterstützung eine Darmsanierung selber machst, lenken wir den Wiederaufbau deiner Darmflora durch diese nützlichen Bakterien.

Die Ansiedelung der einzelnen Gattungen beeinflusst du durch Faktoren wie:
- Bewegung
- Entspannung
- probiotische Produkte
- die Ernährung mit den richtigen Lebensmitteln

Zu Letzteren zählen beispielsweise fermentierte Lebensmittel wie Sauerkraut und Kefir. Auch probiotische Nahrungsergänzungsmittel lassen sich für die Darmsanierung natürlich nutzen.

DIESE FAKTOREN STÖREN DEN DARM.

MAGEN-DARM-GRIPPE:
Darmflora wieder aufbauen

Die Darmflora kann nach einem Magen-Darm-Infekt strapaziert sein. Erfahre hier, wie du sie mit schonender Kost und nützlichen Mikroorganismen stärkst.

Darmflora nach Magen-Darm-Grippe aufbauen: So geht's

Magen-Darm-Erkrankungen zählen zu den häufigsten Infektionskrankheiten. Sind die Schleimhäute des Magens und des Darms entzündet, können Übelkeit, Durchfall und Erbrechen die Folge sein. Durch die starke infektiöse Belastung ist das Risiko hoch, dass die Darmflora aus dem Gleichgewicht gerät. Doch mit einfachen Mitteln kannst du sie wiederaufbauen und dein Immunsystem nachhaltig stärken.

Magen-Darm-Grippe: Strapazen für den Körper

Eine entzündliche Erkrankung des Magen-Darm-Traktes kann durch verschiedene Erreger hervorgerufen werden. In Deutschland sind über 90 % solcher Krankheitsfälle auf Noroviren, Rotaviren, Campylobacter oder Salmonellen zurückzuführen[1]. Die Erreger reizen die Schleimhäute in Magen und Darm, was sich zunächst durch Übelkeit bemerkbar macht. Erbrechen, Durchfall und Bauchschmerzen folgen wenig später. Als Betroffener solltest du die Nahrungsaufnahme dennoch nach Möglichkeit nicht einstellen. Elektrolyte und vor allem ausreichend Flüssigkeit sind für deinen Körper jetzt besonders wichtig.

Empfindlicher Magen-Darm-Trakt: Das solltest du essen

Während der akuten Phase der Erkrankung ist es wichtig, den Flüssigkeits- und Mineralsalzverlust auszugleichen. Dafür eignen sich Karottensaft, Kamillen-, Fenchel- und Pfefferminztee sowie fettarme Hühnerbrühe. Auch Elektrolytlösungen aus der Apotheke können helfen. Bananen versorgen deinen Körper mit Kalium, während das in Äpfeln enthaltene Pektin Giftstoffe im Darm bindet. Für eine bessere Verträglichkeit können die Äpfel mit Schale gestampft oder gerieben werden. Haferschleim ist reich an B-Vitaminen und beruhigt einen gereizten Magen. Zudem sind eine leichte Gemüsesuppe mit Karotten oder pürierte Kartoffeln ideal bei einem strapazierten Magen-Darm-Trakt.

---

[1] https://www.allgemeinarzt-online.de/a/mit-welchen-erregern-muss-der-hausarzt-rechnen-1562755

Auch nach Abklingen der Symptome ist Schonkost wichtig für deinen Darm. Die Schleimhäute von Magen und Darm sind noch sehr empfindlich und sollten nicht mit schwer verdaulichen Speisen oder großen Mahlzeiten belastet werden. Meide scharfe, gebratene, fettige, sehr heiße oder kalte Speisen. Auch blähendes Gemüse, fruchtzuckerreiches Obst, Stress und körperliche Belastung sind in dieser Phase nicht empfehlenswert. Mit schonender, nährstoffreicher Kost gelingt der Aufbau der Darmflora nach dem Magen-Darm-Infekt am besten.

Darmflora nach einer Magen-Darm-Grippe aufbauen mit gesunder Ernährung
Die Darmflora umfasst die Gesamtheit aller in deinem Darm lebenden Bakterien. Mehrere Billionen Mikroorganismen produzieren dort lebenswichtige Enzyme, helfen bei der Nährstoffaufnahme und stärken das Immunsystem. Rund 80 % aller Immunantworten deines Körpers werden vom Darm reguliert. Bei einer Magen-Darm-Grippe wird die Darmflora allerdings massiv beansprucht und teilweise beschädigt. Daher braucht sie viel Zeit, um sich wieder zu stabilisieren. Durch eine schonende, ausgewogene Kost und probiotische Lebensmittel unterstützt du sie auf natürlichem Wege. Um deine Darmflora nach einem Magen-Darm-Infekt aufbauen zu können, ist eine vielseitige, vitaminreiche und ballaststoffhaltige Kost hilfreich. Sie fördert das Wachstum nützlicher Bakterien in deinem Darm. Vollkornprodukte, Obst und Gemüse, Nüsse, Hülsenfrüchte sowie milchsauer vergorene Lebensmittel sind wichtige Energielieferanten – für deine Darmbakterien und deinen ganzen Organismus. Leicht bekömmlich sind ballaststoffreiche Lebensmittel allerdings nicht. Nach einer Magen-Darm-Grippe solltest du sie daher erst allmählich wieder auf den Speiseplan setzen. Das Gleiche gilt für präbiotische und probiotische Nahrungsmittel.

Mit Präbiotika und Probiotika die Darmflora nach einem Magen-Darm-Infekt wiederaufbauen
Bifidus- und Milchsäurebakterien leben als Kleinstlebewesen in deinem Darm. Sie sind besonders wirksame Probiotika: Sie stärken die Darmschleimhaut, wehren Krankheitserreger ab und unterstützen die Nährstoffaufnahme. Außerdem erzeugen sie ein saures Milieu im Darm, das die Ausbreitung schädlicher Darmbakterien hemmt. Mit probiotischen Lebensmitteln kannst du die Population der gesundheitsfördernden Bakterienstämme in deinem Darm unterstützen. Naturjoghurt, Kefir, saure Gurken, Apfelessig und Sauerkraut enthalten lebende Milchsäurebakterien, die deinem Darm guttun.

Präbiotika wiederum unterstützen das Wachstum und die Aktivität der nützlichen Darmbakterien. Artischocken, Chicorée, Flohsamen, Leinsamen und Schwarzwurzel enthalten die Mehrfachzucker Inulin und Oligofruktose. Diese unverdaulichen Nahrungsbestandteile werden im Dünndarm nicht aufgeschlossen; sie erreichen unversehrt den Dickdarm, wo sie die Darmflora nähren. Das Zusammenspiel von präbiotischen und probiotischen Lebensmitteln kann dir somit dabei helfen, deine Darmflora nach einer Magen-Darm-Grippe aufzubauen.

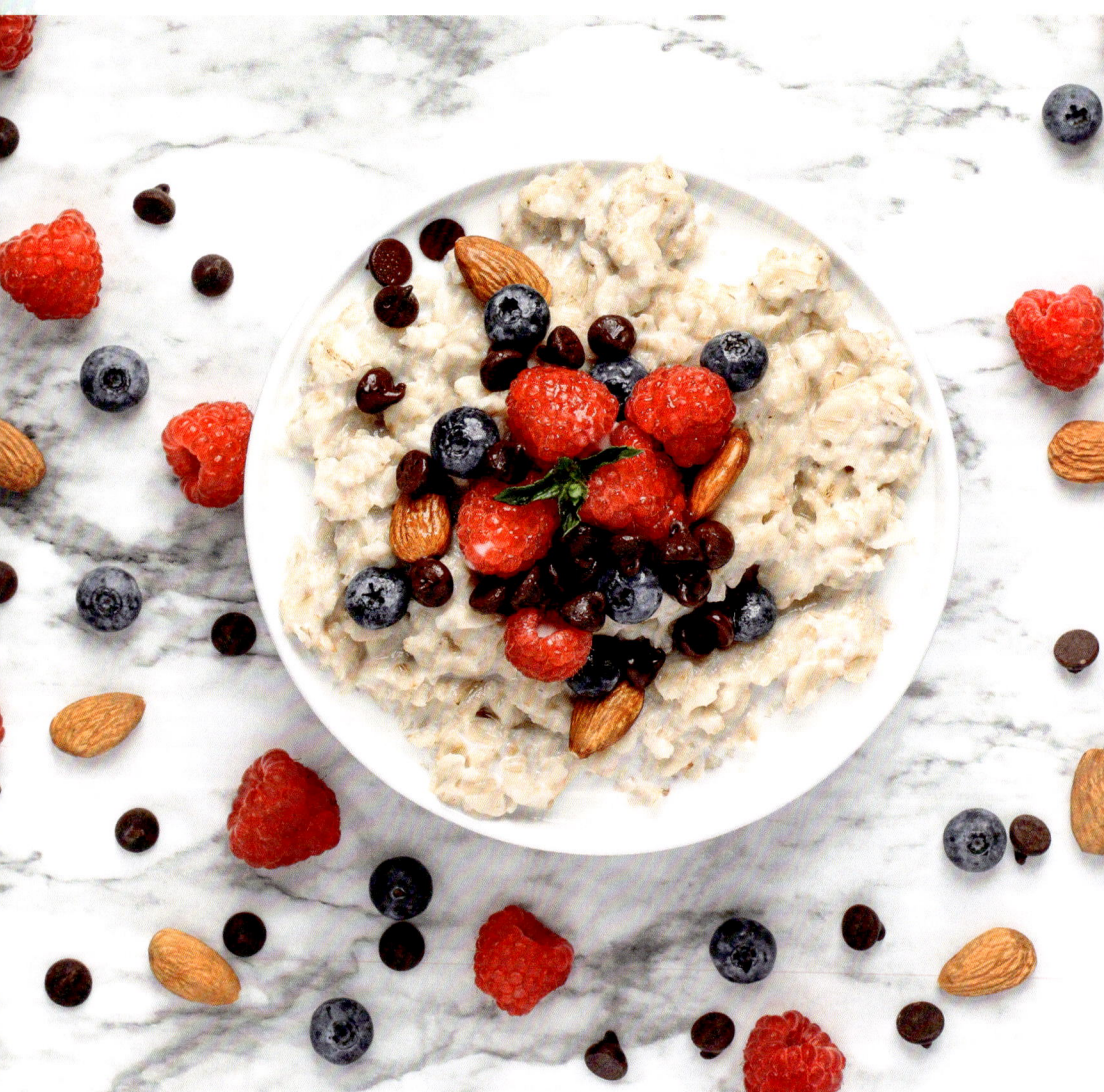

Nach einer Magen-Darm-Grippe ist eine gezielte Aufbauphase wichtig.

DIESE FAKTOREN STÖREN DEN DARM.

DARMSPIEGELUNG:
Darmflora wieder aufbauen

Das Mikrobiom der Darmflora kann sich nach einer Darmspiegelung ändern. Erfahre hier, wie du deine Darmflora nach der Darmspiegelung wiederaufbauen kannst.

Darmflora nach der Darmspiegelung: So baust du sie wieder auf

Mithilfe einer Darmspiegelung können Veränderungen im Darm frühzeitig erkannt werden. Bei der Untersuchung führt der Arzt oder die Ärztin eine kleine Kamera in den Darm, sodass die Darmschleimhaut visuell untersucht werden kann. Das gelingt allerdings nur, wenn der Darm gründlich entleert worden ist. Kurzfristig kann diese radikale Darmentleerung zu einer Veränderung des Mikrobioms der Darmschleimhaut führen. Es ist aber möglich, die Darmflora nach der Darmspiegelung wiederaufzubauen.

Belastung für die Darmflora: Die Darmspiegelung

Vor einer Darmspiegelung ist es nötig, den Darm mithilfe eines Abführmittels zu entleeren. Mit dem Abführen beginnst du einige Tage vor der Behandlung: Du musst eine salzhaltige Lösung trinken, die der Darmwand Wasser entzieht. Dadurch verflüssigt sich der Stuhl, das Stuhlvolumen erhöht sich und der Entleerungsvorgang wird aktiviert. Du kannst diesen Prozess unterstützen und einer Dehydration vorbeugen, indem du viel Wasser trinkst. Auf feste Nahrung musst du bis zur Untersuchung verzichten. Diese Prozedur belastet die Darmflora und kann kurzfristig zu einer Veränderung des Mikrobioms führen. Der schonende Aufbau der Darmflora nach der Darmspiegelung ist daher eine sinnvolle Maßnahme.

Die Darmflora nach der Darmspiegelung

Eine gesunde Darmflora basiert auf einem komplexen Zusammenspiel von Bakterien und Mikroorganismen. Verschiedene Faktoren können dieses sensible Gleichgewicht stören. Dazu gehören beispielsweise anhaltender Stress, eine einseitige Ernährung oder die Einnahme von Antibiotika. Allerdings kann auch die intensive Einnahme von Abführmitteln die Zusammensetzung der Darmflora kurzfristig verändern. Studien[2] zufolge reduziert die Einnahme von Abführmitteln die Bakterien-

[2] Jalanka J, Salonen A, Salojarvi J, Ritari J et al. Effects of bowel cleansing on the intestinal microbiota. Gut 2015:64(10), 1562-8. https://www.ncbi.nlm.nih.gov/pubmed/25527456

gattungen Lactobacillus plantarum, Gemella, Clostridium cellulosi und Ruminococcus callidus.

Andere Gattungen wie Proteobakterien sowie Dorea formicigenerans treten unmittelbar nach der Darmreinigung dagegen vermehrt auf. Folglich kann die Darmflora nach der Darmspiegelung eine ähnliche Bakterienzusammensetzung aufweisen wie bei Menschen, die unter dem Reizdarmsyndrom oder einer chronisch-entzündlichen Darmerkrankung leiden.

Dieses Ungleichgewicht lässt sich abmildern, indem du das Abführmittel in zwei Dosen einnimmst[3]. Darüber hinaus kannst du nach der Darmspiegelung deine Darmflora mit einer gesunden Ernährung sowie probiotischen Nahrungsmitteln schonend wiederaufbauen.

Aufbau der Darmflora nach Darmspiegelung mit ausgewogener Ernährung
Unmittelbar nach der Darmspiegelung schonen fettarme und leicht verdauliche Lebensmittel den noch leeren Verdauungstrakt. Tee, stilles Wasser sowie Gemüsesäfte eignen sich gut dazu, den Flüssigkeitsverlust auszugleichen. Sobald sich dein Stuhlgang normalisiert hat, kannst du dich wieder vielseitiger ernähren, um deine Darmflora nach der Darmspiegelung wieder aufzubauen.

Eine ausgewogene, vitaminreiche und ballaststoffhaltige Kost eignet sich dafür besonders gut. Vollkornprodukte, Obst und Gemüse, Nüsse, Hülsenfrüchte sowie Milchprodukte liefern wertvolle Nähr- und Mineralstoffe, die nützlichen Darmbakterien als Nahrungsgrundlage dienen. Fertigprodukte, Alkohol, einfache Kohlenhydrate und Zucker unterstützen dagegen das Wachstum unerwünschter Bakterienstämme. Daher ist es ratsam, solche Lebensmittel zu vermeiden beziehungsweise durch nährstoffreiche, unverarbeitete Alternativen zu ersetzen.

Darmflora nach der Darmspiegelung wiederaufbauen: Präbiotika und Probiotika
Flohsamen, Knoblauch, Artischocken, Chicorée oder Schwarzwurzeln sind Beispiele für präbiotische Lebensmittel: Sie enthalten unverdauliche Nahrungsbestandteile, die eine wichtige Nahrungsquelle für nützliche Bakterien sind. Im Verdauungstrakt werden Präbiotika vergoren, wodurch nützliche Stoffwechselprodukte entstehen: Kurzkettige Fettsäuren dienen Darmzellen als Energiequelle und sorgen, ebenso wie Milchsäure, für einen niedrigen pH-Wert im Dickdarm.

Dieses saure Milieu erschwert das Ansiedeln schädlicher Darmbakterien, während es die Anzahl der nützlichen Darmbakterien erhöhen kann.

Zu den nützlichen Darmbakterien zählen unter anderem Milchsäurebakterien und Bifidobakterien. Diese Bakterienstämme stärken das Immunsystem und unterstützen die Nährstoffaufnahme. Probiotische Lebensmittel wie Naturjoghurt oder Kefir enthalten lebende Milchsäurebakterien, die sich im Darm vermehren und somit unerwünschte Organismen verdrängen können.

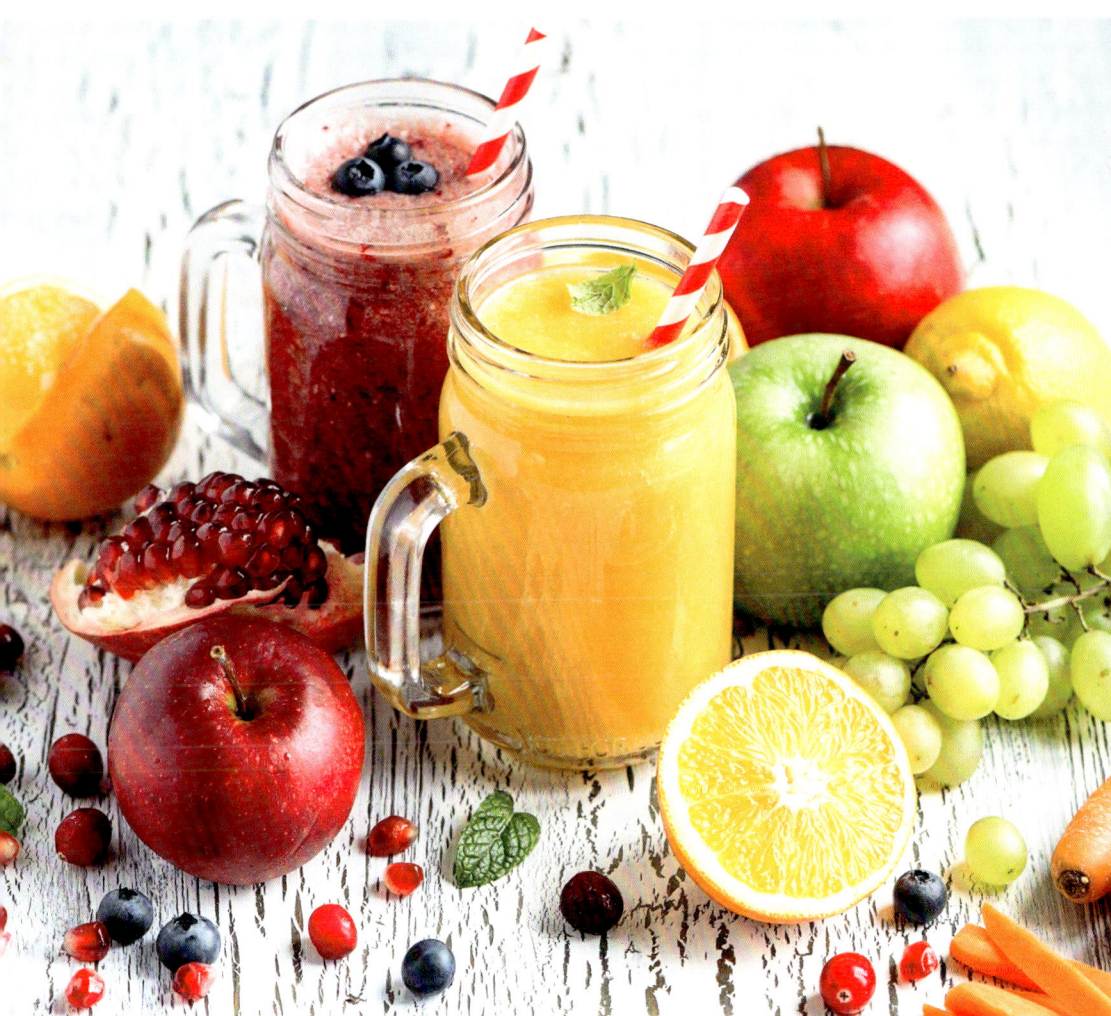

Eine ausgewogene Ernährung mit präbiotischen und probiotischen Lebensmitteln kann zum Aufbau einer gesunden Darmflora nach der Darmspiegelung beitragen.

DIESE FAKTOREN STÖREN DEN DARM.

MIKROBIOM UND DEPRESSION:
Darmbakterien helfen

Wusstest du, dass Darmbakterien in deinem Mikrobiom Depression vorbeugen können?

Liebe geht sprichwörtlich durch den Magen. Besser gesagt, durch den Darm, denn Darmbakterien beeinflussen die Stimmung. Oder hast du dich beim Essen noch nie wie auf Wolke sieben gefühlt?

Dass der Darm und die Psyche zusammenhängen haben in der Vergangenheit zahlreiche Studien belegt. Mittlerweile ist sogar davon die Rede, dass das Mikrobiom Depressionen begünstigen beziehungsweise ihnen sogar vorbeugen kann. Während ein Mangel an bestimmten Darmbakterien Depressionen fördert, kann eine gezielte Ansiedelung bestimmter Darmbakterien mitunter gegen Depressionen helfen. Wie eng das Mikrobiom und unserer Gemütszustand vernetzt sind, ist zu einem vielversprechenden Schwerpunkt der aktuellen Forschung geworden.

Wie begünstigt der Mangel an bestimmten Darmbakterien Depressionen?

Dass Hunger manchmal wütend macht, liegt laut Forschung vor allem am sinkenden Blutzuckerspiegel. Aber auch die Darmflora kann unsere Stimmung beeinflussen. Forscher sprechen schon seit längerem von einer sogenannten Darm-Hirn-Achse. Im Klartext heißt das, dass dein Magen-Darm-Trakt mit deinem Gehirn kommuniziert.

Die hundert Billionen Bakterien im Darm verdauen nicht nur Nahrung. Sie sind laut Forscher*innen der Cork University[25] außerdem am Aufbau von Substanzen beteiligt, die auf dein Nervensystem wirken. Glaubt man der zugehörigen Studie, fungieren Darmbakterien als Bausteine für Botenstoffe wie Serotonin, GABA und Dopamin. Ersterer Stoff ist ein Glückshormon, dessen Bestandteile zu über 95 % aus dem Darm stammen – genauer gesagt von der Darmbakterienart Bifidobacterium infantis, die wie andere tryptophanbildende Bakterien zu den „guten" Bakterienarten zählt. Wie viele dieser positiv wirkenden Bakterien den Darm besiedeln, ist ganz individuell. Je mehr es sind, desto mehr Serotonin erzeugt der Körper.

[25] Cryan JF, Dinan TG. Mind-altering microorganisms: the impact of the gut microbiota on brain and behaviour. Nature Reviews Neuroscience 2012:13, 701–712, https://www.nature.com/articles/nrn3346

Du bemerkst das an hoher Motivation, Wohlbefinden und Stimmungshochs. Hast du dagegen nur wenige tryptophanbildende Darmbakterien, könnte deine Darmflora Depression begünstigen.

Welche Darmbakterien könnten gegen Depressionen helfen?
Auch Studien der Katholischen Universität Löwen in Belgien untersuchten kürzlich den Zusammenhang zwischen Mikrobiom, unserem Gehirn und Verhalten. Analysiert wurden die Unterschiede im Stuhl von über 2.000 gesunden und depressiven Menschen. Das Ergebnis legt nahe, dass bestimmte Darmbakterien gegen Depression helfen könnten. Zumindest herrschte im Darm depressiver Menschen ein Mangel an den Bakteriengattungen Coprococcus, Dialister, Faecalibacterium, Coprococcus.

Die belgischen Studien kamen außerdem zum Ergebnis, dass die Gene bestimmter Darmbakterien an der Bildung des Botenstoffs GABA beteiligt sind. Andere bauen hingegen den Signalstoff Dopamin ab. Auf Basis von Störungen der Darmflora lassen sich Depression und andere psychische Leiden künftig vielleicht frühzeitig erkennen und so gezielt behandeln. Ob nun tatsächlich der Mangel an Darmbakterien die Depressionen mit auslöst oder in Folge einer Depression vermehrt Darmbakterien sterben, sollen Folgestudien klären.

Wie ausgeglichen ist dein Darm?
Obwohl noch immer Studienbedarf besteht, gilt zumindest eine Wechselwirkung zwischen Mikrobiom und Gehirn als erwiesen. Du kannst herausfinden, wie ausgeglichen deine Darmbakterien sind. Depressionen lassen sich bisher zwar nicht direkt über die Zusammensetzung deines persönlichen Mikrobioms diagnostizieren, aber die Analyse lohnt trotzdem.

TIPP: Erwiesenermaßen tut eine ausgewogene Darmflora Körper und Geist gut. Deshalb solltest du etwaige Mangelerscheinungen lieber frühzeitig erkennen. Anschließend kannst du durch eine gezielte Zufuhr entsprechender Lebensmittel die Population der positiven Darmbakterien stärken – die Psyche wird es dir danken. Nach neuestem Stand der Biotechnologie ermöglicht dir der Darmtest.

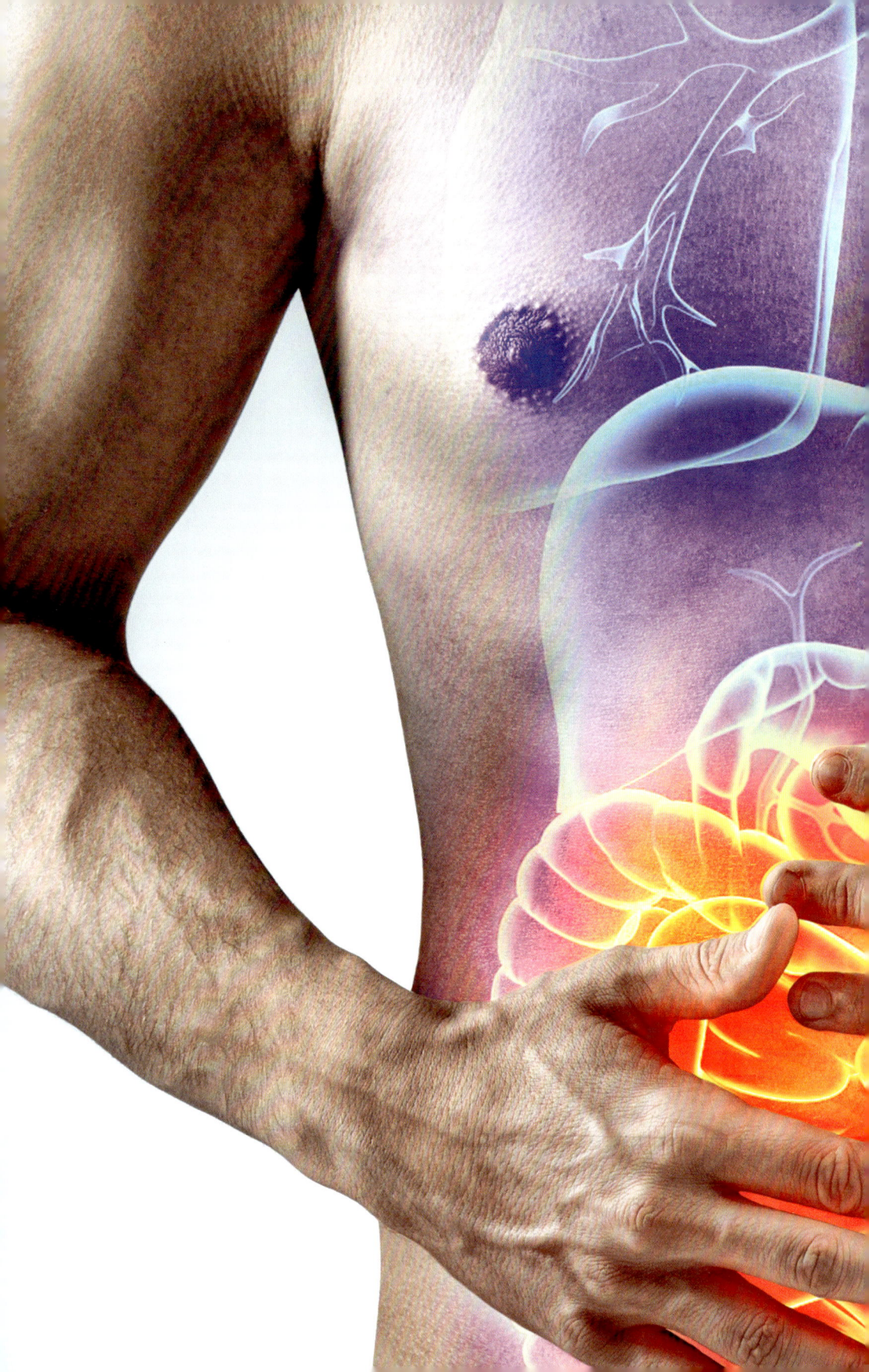

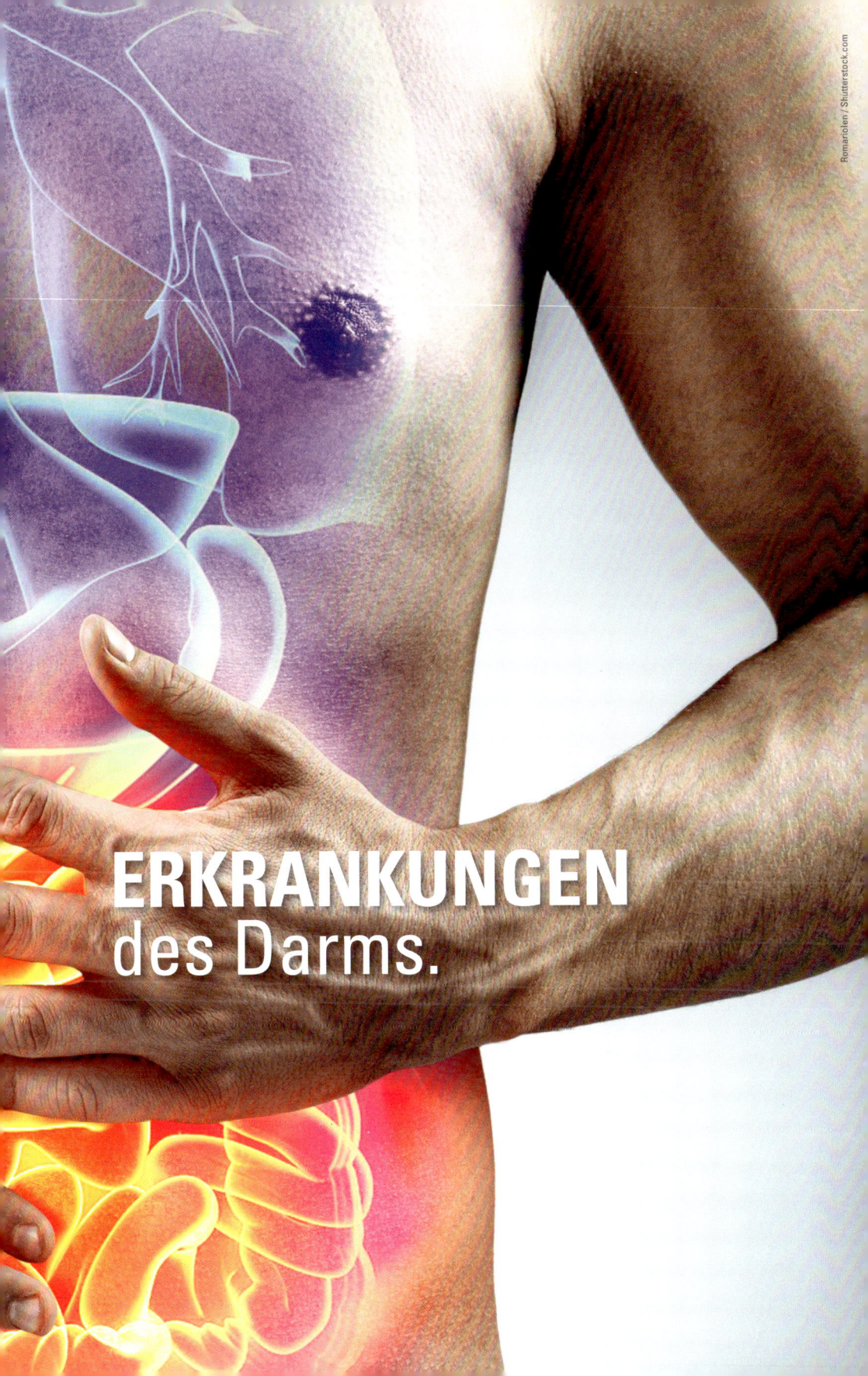

ERKRANKUNGEN DES DARMS.

WENN DARMBAKTERIEN
Symptome hervorrufen

Mehr als nur Verdauungsprobleme: Wenn die Darmflora gestört ist, kann das zu verschiedensten Symptomen führen.

Gestörte Darmflora: Wenn Darmbakterien Symptome hervorrufen

Wo sitzt eigentlich das körpereigene Abwehrsystem? Mittlerweile gilt es als wissenschaftlich gesichert, dass das Immunsystem zu großen Teilen im Darm verortet ist. Dort tummeln sich neben Tausenden Bakterienarten nämlich bis zu 80 % der aktiven Abwehrzellen. Heute geht man daher davon aus, dass ein gestörtes Gleichgewicht der Darmbakterien Symptome verschiedenster Art hervorrufen kann. Dazu zählen Hauterkrankungen und Stoffwechselstörungen ebenso wie Krebs und neurodegenerative Erkrankungen[1]: Ist die Darmflora gestört, ist fast alles denkbar. Die Herrscher über deine Gesundheit und sogar über deine Stimmung sind zahlreichen Studien zufolge die Darmbakterien. Die Symptome für eine Störung der Darmflora äußern sich demzufolge nicht nur über bloße Magen-Darm-Beschwerden.

So gerät die Darmflora ins Ungleichgewicht

Du fragst dich, woher die zwei bis drei Kilo Bakterien in deinem Darm überhaupt stammen? Die bakterielle Besiedlung deines Magen-Darm-Trakts beginnt schon im Mutterleib. Auch die Art der Geburt hat einen erheblichen Einfluss auf die Zusammensetzung des individuellen Mikrobioms – so gibt es wesentliche Unterschiede zwischen einer Geburt per Kaiserschnitt und der natürlichen Geburt über den Geburtskanal. Bei einem natürlichen Geburtsvorgang nimmt das Baby nämlich viele Bakterien auf, die das Mikrobiom positiv beeinflussen. Selbst der Wohnort in der Kindheit beeinflusst die Menge und Anzahl der verschiedenen Darmbakterien. Symptome einer Allergie und Krankheiten wie Asthma betreffen Studien zufolge beispielsweise häufiger Stadt- als Landkinder. Die Forschung geht davon aus, dass der Kontakt mit Dreck und Keimen in Kindheitstagen die Vielfalt der Darmbakterien fördert. Je vielfältiger und je ausgewogener das Mikrobiom, desto stabiler ist gemäß aktueller Erkenntnisse die allgemeine Gesundheit.

[1] Cani PD. Human gut microbiome: hopes, threats and promises. Gut 2018:67, 1716-1725. https://www.ncbi.nlm.nih.gov/pubmed/29934437

Hunderte von Bakterienstämme bewohnen einen gesunden Darm. Die Bacteroidetes und Firmicutes bilden bis zu 90 % der gesunden Darmflora. Gestört ist die Besiedelung mit nützlichen Bakteriengattungen, wenn die Vielfalt abnimmt und in der Darmflora ein Ungleichgewicht entsteht.

Zu den wichtigsten Gründen für eine mangelnde Bakterienvielfalt zählen:
- unausgewogene Ernährung
- Stress
- Medikamente
- Magen-Darm-Erkrankungen
- Reisen
- Giftstoffe

Darmflora zerstört: Vielfältige Symptome möglich
Du ernährst dich zu einseitig, hast Medikamente eingenommen oder hattest viel Stress? In diesen Fällen kann eine gestörte Darmflora ein Anzeichen für den Befall mit Krankheitserregern sein. Je weniger Vielfalt im Darm herrscht, desto leichter können potenziell schädliche Bakteriengattungen in deinem Darmmikrobiom überhandnehmen. Hierzu zählen beispielsweise Escherichia Coli, die im normalen Mikrobiom nur etwa ein Prozent ausmachen. Der Zusammenhang ist einfach: Ist das gesunde Gleichgewicht der Darmflora zerstört, können die nützlichen Bakteriengattungen eine ihrer wichtigsten Funktionen nicht mehr erfüllen: Im gesunden Darm wirken sie wie Türsteher. Sie werfen schädliche Eindringlinge heraus oder machen ihnen zumindest das Leben schwer.

Ist diese Barrierefunktion der Darmflora gestört, bist du anfälliger für Krankheiten. Hinzu kommt, dass nützliche Darmbakterien in einem ausgewogenen Verhältnis zueinander die Immunzellen fördern und den Organismus mit Nährstoffen versorgen. Kein Wunder also, dass ein Ungleichgewicht unter den Darmbakterien Symptome im gesamten Körper hervorrufen kann.

Die ersten Anzeichen einer gestörten Darmflora sind häufig folgende Beschwerden:
- Blähungen
- Erbrechen
- Kopfschmerzen
- Verstopfung
- Bauchschmerzen
- Darmentzündungen
- Müdigkeit
- Stoffwechselbeschwerden
- Übelkeit
- Mangelerscheinungen
- Krankheitsanfälligkeit

Wie gesund ist deine Darmflora?

Auch wenn du nicht unter diesen Beschwerden leidest und keiner der genannten Auslöser auf dich zutrifft, kann deine Darmflora gestört sein. Die Ursachen für ein fehlendes Gleichgewicht sind genauso mannigfaltig wie ihre Auswirkungen. Im Jahr 2015 legte eine Studie beispielsweise einen Zusammenhang zwischen Darmbakterien und Übergewicht nahe und laut der Cork University stellen die Bakterien im Darm zudem hormonähnliche Stoffe her, die die Stimmung beeinflussen.
Die Forschung ist sich jedenfalls darin einig, dass die geistige bzw. körperliche Gesundheit in Wechselwirkung mit der Darmflora steht.

TIPP: Ein gestörtes Gleichgewicht solltest du deshalb so früh wie möglich erkennen und mit geeigneten Maßnahmen behandeln – deiner Gesundheit zuliebe.

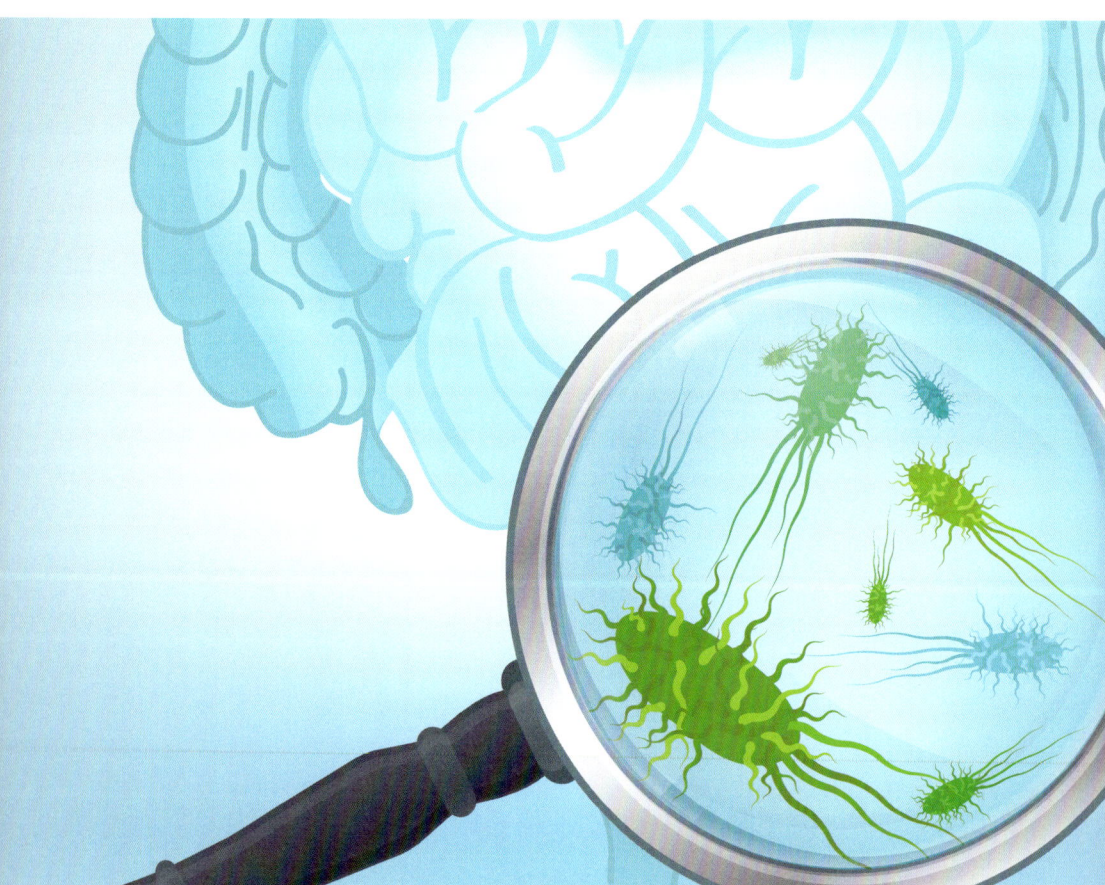

Ein Darmtest trägt dazu bei, den Ursachen von Beschwerden auf die Spur zu kommen.

ERKRANKUNGEN DES DARMS.

DIESE SYMPTOME
weisen auf Darmerkrankungen hin

Hast du Beschwerden und vermutest, dass deine Symptome vom Darm kommen? Hier gibt es einen Überblick über häufige Symptome bei Darmproblemen.

Die häufigsten Symptome bei Darmerkrankungen

Wenn du Darmbeschwerden hast, stellt sich die Frage: Sind die Symptome auf den Darm zurückzuführen oder haben sie eine andere Ursache? Was die Antwort erschwert: Es gibt durchaus Darmkrankheiten, deren Symptome nicht immer ganz eindeutig sind. Während manche Beschwerden auf eine ernstzunehmende Darmerkrankung hindeuten, können andere durch Nahrungsmittel oder Stress entstehen. Hier erfährst du, wann du hellhörig werden solltest und wie du herausfindest, wie es um deinen Darm steht.

Blähungen: Ein klassisches Symptom bei Darmproblemen

Blähungen sind nicht nur unangenehm, sondern manchmal sogar richtig schmerzhaft. Deine Darmbakterien produzieren zusammen mit der Nahrung Gas – soweit ganz normal. Läuft die Gasproduktion jedoch aus dem Ruder, ist der Darm unangenehm aufgebläht. Für Blähungen gibt es verschiedene Ursachen.

Oftmals sind blähende Speisen oder fettiges Essen verantwortlich. Bohnen, Zwiebeln, Sauerkraut oder Kohl beispielsweise sind bekannt dafür, Blähungen zu verursachen. Vor allem dann, wenn dein Darm Proteine aufspaltet, kann es zu Blähungen kommen. Der Grund: Dabei entsteht Schwefelwasserstoff, der auch für den unangenehmen Geruch mancher Flatulenz verantwortlich ist. Deswegen ist es gut möglich, dass du von Eiern, Milchprodukten, Hülsenfrüchten oder Fleisch Blähungen bekommst.

Treten Blähungen immer auf, kann das auch auf eine unausgeglichene Darmflora hindeuten. Sind mehr schlechte als gute Darmbakterien vorhanden, kann es zu einer Reihe von Darmbeschwerden kommen.

Treten Blähungen ständig oder im Zusammenhang mit Übelkeit, Durchfall oder Magenschmerzen auf, kann es sich um das Reizdarmsyndrom handeln. Diese

Funktionsstörung des Darms ist für Betroffene äußerst belastend. Oftmals verschlimmern sich die Symptome dieses Darmproblems bei Stress. Angst, Kummer und Nervosität begünstigen das Syndrom ebenfalls.

Appetitlosigkeit und ziehende Schmerzen im Unterbauch

Leidest du unter Appetitlosigkeit und hast du Schmerzen zwischen Rippenbogen und Bauchnabel, kann das auf eine Blinddarmentzündung hindeuten. Später wandern die Schmerzen dann in den Unterbauch, dazu können sich Erbrechen und Übelkeit sowie erhöhte Temperatur gesellen. Tückisch ist allerdings, dass diese klassische Symptomabfolge nur bei rund 50 % der Patienten auftritt. Such also sicherheitshalber einen Arzt auf, um sicherzugehen.

Durchfall und Erbrechen

Treten kurz nacheinander oder zusammen Durchfall und Erbrechen auf, handelt es sich wahrscheinlich um eine Magen-Darm-Grippe. Die Gastroenteritis, so der Fachbegriff, solltest du nicht mit einer normalen Grippe verwechseln, der Influenza. Hast du dir eine Magen-Darm-Grippe eingefangen, wird dein Verdauungstrakt von Krankheitserregern heimgesucht. Meist zeigen sich die Symptome schon innerhalb weniger Stunden nach der Ansteckung. Brechdurchfall ist das Leitsymptom, auch Bauchschmerzen oder Bauchkrämpfe treten häufig auf. Normalerweise vergeht eine Magen-Darm-Grippe innerhalb einiger Tage von allein. Wichtig ist, dass du den Flüssigkeitsverlust ausgleichst. Trink also auch dann, wenn dir nicht danach ist.

Schleimiger, wässriger oder blutiger Durchfall

Dieses Symptom deutet auf eine Darmerkrankung hin. Tritt wässriger oder schleimiger Durchfall zusammen mit krampfenden Schmerzen im Unterbauch, starken Blähungen oder einem Gewichtsverlust auf, kann das auf Morbus Crohn hindeuten. Dabei handelt es sich um eine chronisch-entzündliche Darmerkrankung die in Schüben auftritt. Es kann also gut sein, dass du für längere Zeit keinerlei Beschwerden feststellst. Morbus Crohn kann den gesamten Verdauungstrakt betreffen. Die Darmkrankheit zeichnet sich durch Entzündungen im Darm aus, die besonders die Darmschleimhaut betreffen.

Blutige und schleimige Durchfälle, die von Fieber oder krampfenden Bauchschmerzen begleitet werden, können auf Colitis ulcerosa hindeuten. Auch dabei handelt es sich um eine chronisch-entzündliche Darmerkrankung. Colitis ulcerosa betrifft, anders als Morbus Crohn, jedoch nur den Dickdarm. Meist beginnt die Erkrankung im Mastdarm und breitet sich dann auf den Dickdarm aus. Colitis ulcerosa verläuft ebenfalls in Schüben, die durchaus Monate auseinander liegen können.

Wichtig ist, dass dein Arzt eine genaue Diagnose stellt. Keine der beiden Darmkrankheiten ist heilbar – es gibt jedoch Mittel und Wege, die Symptome einzudämmen. Wichtig ist, dass Komplikationen wie ein Darmverschluss oder ein Darmdurchbruch verhindert werden. Kommt es doch dazu, handelt es sich um einen lebensbedrohlichen Notfall, der im Krankenhaus behandelt werden muss.

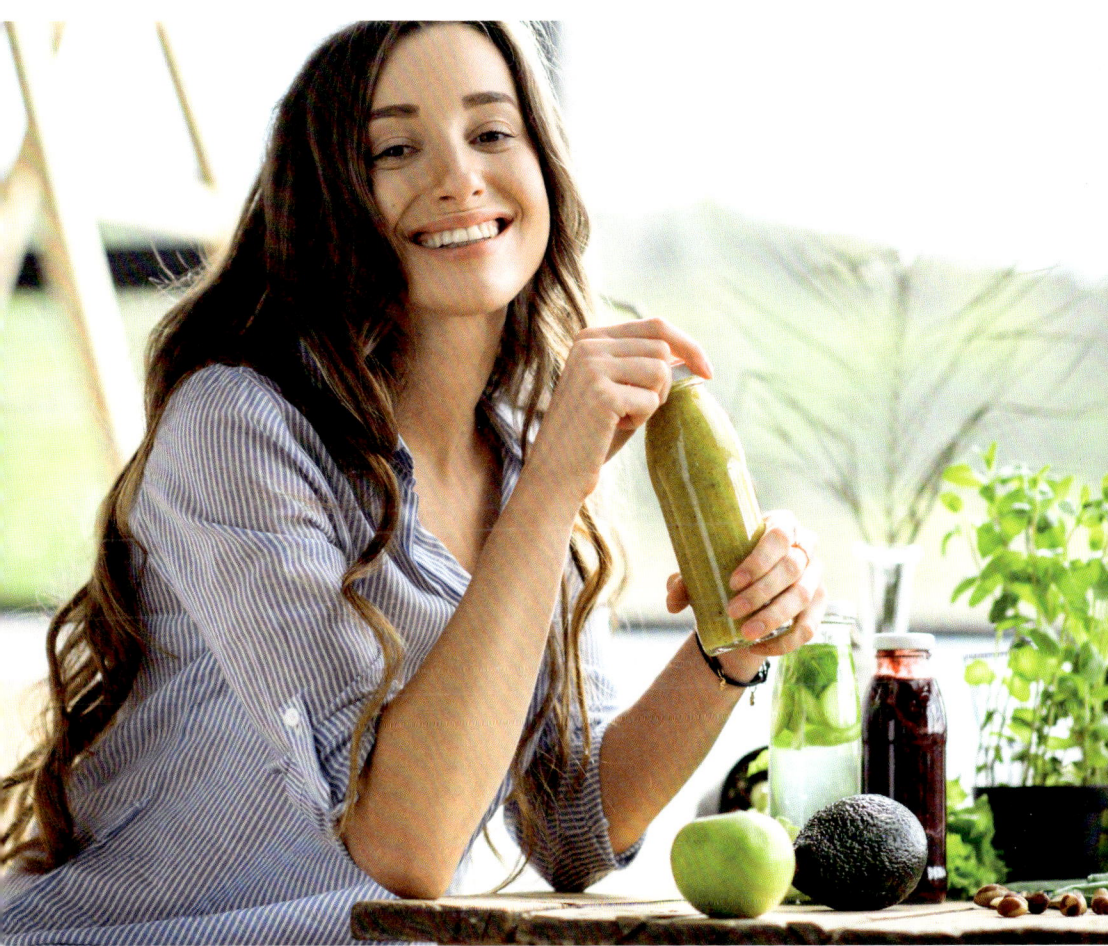

Bei Darmerkrankungen ist eine genaue differenzierte Diagnostik wichtig. Auf Basis der Ergebnisse können individuelle Ernährungstipps helfen, deine Beschwerden zu lindern.

ERKRANKUNGEN DES DARMS.

WENN DARMBAKTERIEN
Blähungen hervorrufen

Damit die Verdauung reibungslos läuft, brauchst du gute Darmbakterien. Blähungen? Wir erklären dir, wie du mit gesunder Darmflora den Blähbauch bekämpfst.

So wirken Darmbakterien bei Blähungen

Dein Bauch fühlt sich nach dem Essen oder am Morgen manchmal unangenehm aufgebläht oder sehr hart an? Damit bist du nicht allein. Umfragen zufolge[4] fühlt sich ein Großteil der Deutschen regelmäßig aufgebläht. Die Ursache für die unangenehmen Gase sind Darmbakterien: Starke Blähungen sind oft ein Warnzeichen für eine bakterielle Fehlbesiedlung.

Blähungen sind ein natürliches Phänomen. Solange sie nicht öfter als 24-mal pro Tag auftreten, sprechen Ärzte von einer normalen Verdauung. Schließlich kann der Darm zwischenzeitlich bis zu 1,5 Liter Gas enthalten. Entweichen Darmgase jedoch häufiger oder in großer Menge, liegt das womöglich an einer aus der Balance geratenen Darmflora. Blähungen können theoretisch zwar ebenso gut aufgrund von Unverträglichkeiten oder verschluckter Luft entstehen; Studien zufolge wirkt sich aber auch ein Ungleichgewicht zwischen den verschiedenen Arten von Darmbakterien blähend aus.

Welche Bakterienarten der Darmflora rufen Blähungen hervor?

Tausende bakterielle Mikroorganismen leben im Darm. Aber nicht alle Arten dieser Darmbakterien verursachen Blähungen.

Gase bilden vor allem:
- die Art Bacteroides vulgatus, die Wasserstoff, Methan und Schwefel produziert.
- die Art Methanobrevibacter smithii, die zusammen mit der Gattung Bacteroides den Großteil der Darmgase produziert.
- Enterobacteriaceae, die ab einer gewissen Anzahl Krankheiten auslösen können.
- Escherichia coli, die in einer gesunden Darmflora nur etwa ein Prozent ausmachen.

[4] https://de.statista.com/statistik/daten/studie/668217/umfrage/umfrage-zur-art-von-magen-und-darmbeschwerden-in-deutschland-nach-geschlecht/

Eine weit verbreitete Ursache von Blähungen ist eine Überproduktion an Darmgasen. Diese kann unterschiedliche Gründe haben. Bestimmte Lebensmittel kommen als Verursacher infrage, mitunter befindet sich jedoch eine Überzahl an gasbildenden Darmbakterien in der Darmflora. Ein Blähbauch ist für dich Alltag?

In diesem Fall suchst du am besten zuerst einen Arzt auf. Wenn er Erkrankungen der Verdauungsorgane ausschließt, du dich ausreichend bewegst und ausgewogen isst, verursachen wahrscheinlich die oben genannten Darmbakterien die Blähungen.

Mit den richtigen Darmbakterien gegen Blähungen
2014 belegte eine Studie[5], dass Probiotika bei Säuglingen gegen Koliken helfen. Eine Folgestudie wies nach, dass im Darm blähungsgeplagter Säuglinge gasbildende Proteobacteria dominieren. Bifidobacteriae und Lactobacilli fanden die Studienautoren hingegen nur in geringer Anzahl in der Darmflora vor. Blähungen und Koliken entstehen bei Babys häufig, weil das natürliche Mikrobiom noch nicht voll ausgebildet ist. Die Entwicklung der Darmflora lässt sich laut der Studie durch die Gabe von Probiotika unterstützen.

Aber was heißt das für dich? Nun: Studien wie diese legen nahe, dass ein Gleichgewicht unter den Darmbakterien gegen Blähungen hilft. Obwohl alle Probiotika die Darmbewegung unterstützen, entscheidet bei der Bekämpfung von zu viel Gas im Darm die Art der eingenommenen Darmbakterien. Gegen Blähbauch empfehlen Experten speziell Bifidobacterium infantis und Lactobacillus casei Shirota.

TIPP: Damit du dich nicht mehr aufgebläht fühlst, kannst du deine Darmbakterien aber nicht nur mit Probiotika unterstützen. Genauso wichtig sind Aspekte wie:
- langsames und bewusstes Essen
- Entspannung
- mindestens 30 Minuten Bewegung pro Tag
- gut vertragliche Lebensmittel

Du weißt nicht, welche Nahrungsmittel du am besten verträgst? Welche Ernährung sich für dich am besten eignet, bestimmt die Zusammensetzung deiner Darmflora. Den Blähbauch und andere Magen-Darm-Beschwerden bekämpfst du effektiv mithilfe eines personalisierten Ernährungsplans, der auf einer Analyse deiner Darmbakterien basiert.

[5] Flavia, I. et al (2014): Prophylactic Use of a Probiotic in the Prevention of Colic, Regurgitation, and Functional Constipation. A Randomized Clinical Trial. Jamia Pedriatics 2014;168(3):228-233. doi:10.1001/jamapediatrics.2013.4367

ERKRANKUNGEN DES DARMS.

WENN DARMBAKTERIEN
Verstopfung verursachen

Schon gewusst? Wie der Toilettengang verläuft, hängt von Billionen kleiner Helfer ab. Gemeint sind die Darmbakterien. Verstopfung, Durchfall und andere Darmprobleme können zwar vielerlei Ursachen haben, aber in vielen Fällen liegt ihnen eine Störung der Darmflora zugrunde. So kann Verstopfung ein Warnsignal für ein Ungleichgewicht des Mikrobioms im Darm sein.

Im Jahr 2018 gaben fast 2,7 Millionen Deutsche in einer Umfrage an, in den vergangenen Monaten rezeptfreie Mittel gegen Durchfall eingenommen zu haben[6]. Trotz der weiten Verbreitung des Problems spricht jedoch kaum jemand gern öffentlich über dieses Thema. Die Forschung hingegen beschäftigt sich bereits seit geraumer Zeit intensiv mit der Frage, wie sich Darmbakterien bei Verstopfung verhalten und wie man seine Darmflora beeinflussen kann, um Verstopfungen zu lösen.

So verursachen Darmbakterien Verstopfung

Die Darmflora ist ein eigenes Ökosystem, das aus vielen unterschiedlichen Bakterienarten besteht. Alle davon haben bei der Verwertung der Nahrung bestimmte Aufgaben. Solange keine der Arten zu sehr dominiert, läuft die Verdauung ideal. Jede Darmbakterienart produziert unterschiedliche Stoffwechselprodukte. Laktobazillen produzieren beispielsweise Tryptamin – einen Stoff, der den Darm zum Transport des Nahrungsbreis anregt. Die Aminosäure regt Proteine in deiner Darmwand dazu an, Flüssigkeit in den Magendarmtrakt durchzulassen. Solche Mechanismen deiner Darmflora wirken einer Verstopfung entgegen. Wird im Darm allerdings zu wenig Tryptamin gebildet, gerät der Transport des Darminhalts ins Stocken. Das deckt sich auch mit den Versuchsergebnissen der Mayo Clinic Rochester[7], die darauf hinweisen, dass Tryptamin-erzeugende Darmbakterien gegen Verstopfung helfen. Die an der Studie beteiligten Mediziner sehen darin eine Chance, Verstopfungen künftig natürlich zu behandeln. Wie sie betonen, konnten nach der Gabe von Laktobazillen keinerlei Nebenwirkungen beobachtet werden.

[6]https://de.statista.com/statistik/daten/studie/272792/umfrage/verwendung-rezeptfreier-mittel-gegen-verstopfung-in-deutschland/
[7]Yogesh, B. et al (2018): Gut Microbiota-Produced Tryptamine Activates an Epithelial G-Protein-Coupled Receptor to Increase Colonic Secretion, Cell Host & Microbe, DOI: 10.1016/j.chom.2018.05.004

Aber Vorsicht: Ein Zuviel an Flüssigkeit im Darm führt zu Durchfall. Obwohl eine ausbalancierte Menge an Tryptamin-bildenden Darmbakterien Verstopfungen also verhindert, ist ein Übermaß entsprechender Bakterienarten auch nicht gesund. Wie immer kommt es auf eine gesunde Balance an.

Diese Lebensmittel tun deinen Darmbakterien bei Verstopfung gut
Dass du bei Problemen mit Verstopfung viel trinken und auf deine Ernährung achten solltest, hast du sicher schon mal gelesen. Damit die Darmbakterien einer Verstopfung entgegenwirken können, versorgst du sie idealerweise mit den richtigen Lebensmitteln. Laktobazillen mögen beispielsweise kein Salz und sind auch von Junk Food nicht sehr angetan. Sie vermehren sich vor allem bei einem ausreichendem Angebot an Ballaststoffen.

TIPP: Ballaststoffe sind in größerer Menge zum Beispiel in folgenden Nahrungsmitteln enthalten:
- Nüsse
- Trockenobst (Äpfel, Beeren, Birnen)
- Hülsenfrüchte (Linsen, Bohnen)
- Samen
- Gemüse (Kohl, Kartoffeln, Karotten)

Trotzdem aufgepasst: Vermeide stets eine einseitige Ernährung. Andernfalls entsteht ein Ungleichgewicht in der Darmflora. Verstopfung ist in diesem Fall eine, aber nicht die einzig denkbare Folge. Darmprobleme können sich auch auf andere Art äußern – beispielsweise in Form von Hautproblemen oder sogar Stimmungsschwankungen.

Wie gesund ist deine Darmflora?
Leidest du regelmäßig an Verstopfung? Dann sind möglicherweise deine Darmbakterien daran schuld. Vergewissere dich aber vorab unbedingt, ob nicht eventuell andere Ursachen – wie beispielsweise Flüssigkeits- oder Bewegungsmangel oder bestimmte Krankheiten – infrage kommen.

Möchtest du darüber hinaus auch wissen, wie es um deine Darmflora bestellt ist, dann kannst du das mithilfe eines Darmtestes überprüfen. Darmbakterien sind bei Verstopfung oft ein wesentlicher Faktor, denn Darmflora und Stoffwechsel hängen eng zusammen.

ERKRANKUNGEN DES DARMS.

DARMENTZÜNDUNGEN
erkennen und angehen

Entzündungen im Darm können vielfältige Ursachen haben.

Darmentzündungen: Erkennen, deuten und heilen

Wer häufig Probleme mit Magen und Darm hat, der weiß: Es ist oft schwierig, die genaue Ursache für Bauchschmerzen, Krämpfe oder Durchfall zu finden. Oft sind zahlreiche Untersuchungen erforderlich, damit man eine genaue Diagnose stellen kann. Hinter solchen Darmbeschwerden muss nicht zwingend eine schwere Erkrankung stecken. Auch viele Lebensmittelunverträglichkeiten können sie auslösen. Eine Stuhluntersuchung liefert erste Anhaltspunkte, ob bzw. welche Bakterien die Darmbeschwerden oder -entzündungen hervorrufen.

Was ist eine Darmentzündung?

Eine Darmentzündung entsteht durch eine Infektion des Darmtrakts. Kennzeichnend für solch eine Entzündung des Darms ist vor allem eine empfindliche und gereizte Darmschleimhaut. Es kann nur ein kleiner Teilbereich betroffen sein, aber ebenso können mehrere Darmabschnitte gleichzeitig entzündet sein. Treten zu den Beschwerden im Darm zusätzlich Magenprobleme auf, handelt es sich um eine Enteritis.

Akute oder chronische Entzündungen – zum Beispiel im Dickdarm – sind mitunter mit Schmerzen verbunden, die Betroffenen bereits die normale Alltagsführung sehr erschweren.

Mögliche Ursachen für Darmentzündungen sind:
- Bakterien, Viren, Parasiten, Pilze
- Störungen der Darmdurchblutung und Nierenleiden
- falsche Ernährung (bei Unverträglichkeiten, Allergien)
- Lebensmittelvergiftung (zum Beispiel durch Salmonellen-Keime)
- Missbrauch von Alkohol, Drogen und bestimmten Medikamenten
- psychische Auslöser (zum Beispiel dauerhafter Stress)
- Einnahme von Medikamenten (unter anderem Antibiotika oder Kortison)

Vor allem dauerhafter Stress kann dazu führen, dass der Magen-Darm-Trakt weniger Arbeit leistet. Bei plötzlich auftretenden Gefahren oder zeitlich begrenzten Herausforderungen ist das durchaus sinnvoll, denn auf diese Weise stellt der Körper in Stresssituationen mehr Leistung für Kreislauf und Gehirn bereit. Ist der Stress vorüber, etwa nach einer Prüfung, stellt sich die normale Leistung des Darms wieder ein: Das Hungergefühl kehrt zurück, die Übelkeit verschwindet. Ist man hingegen dauergestresst, kann dies langfristig der Immunabwehr des Magen-Darm-Trakts schaden und ihn angreifbar für schädliche Bakterien und Viren machen. Eine mögliche Folge sind schmerzhafte Entzündungen des Darms.

Entzündliche Darmerkrankungen: Welche Unterschiede gibt es?
Ob bakteriell oder viral bedingt oder aufgrund anderer Ursachen: Darmentzündungen äußern sich bei jedem Betroffenen anders und verlaufen oftmals sehr unterschiedlich. Eine sorgfältige Diagnose ist wichtig, damit akute Darmentzündungen nicht irgendwann chronisch werden. Häufiger Auslöser akuter Entzündungen im Darm ist der Verzehr schlechter oder mit Krankheitserregern infizierter Lebensmittel. Zu den chronischen Darmerkrankungen gehören beispielsweise Morbus Crohn oder Colitis ulcerosa.

Wie ausgeprägt die Darmerkrankung ist, beeinflusst auch, welche Behandlungsansätze sinnvoll sind: Bei einer leichten Darmentzündung können Bettruhe, Tee, leichte Kost, eine Wärmflasche und das Trinken von viel Flüssigkeit bereits ausreichen, um eine Genesung herbeizuführen. Handelt es sich um eine schwere Darmentzündung, kommen meist Medikamente zum Einsatz – zum Beispiel Antibiotika bei bakteriellen Entzündungen, Kortison, Krampflöser oder Schmerzmittel. Darüber hinaus kann je nach Diagnose eine Ernährungsumstellung einen positiven Effekt auf die Darmgesundheit haben.

Mögliche Schritte zur Behandlung von Darmentzündungen
Da sich viele Darmkrankheiten in ihren Symptomen ähneln, sind im Zweifel mehrere Untersuchungen notwendig, um zu einem eindeutigen Ergebnis zu kommen. Wichtig ist insbesondere ein ausführliches Gespräch zwischen dem Betroffenen und dem behandelnden Arzt. Wenn der Betroffene seine Beschwerden genau beschreibt, ist der Arzt oft in der Lage, erste Rückschlüsse auf mögliche Entzündungsursachen zu ziehen. Im Anschluss folgt das äußere Abtasten des Magen-Darm-Bereichs durch den Arzt. Spürt er dort Verhärtungen, kann dies auf entzündliche Stellen hindeuten.

Für detailliertere Ergebnisse folgt danach eine Untersuchung mit einem Ultraschallgerät.

Es folgt eine Bestimmung der Blutwerte um eventuelle Unstimmigkeiten festzustellen. Eine Stuhlanalyse gibt dir Auskunft über deine Darmbakterien und entsprechende Entzündungsfaktoren, die der Auslöser für Darmentzündungen sein könnten, Verstopfungsindikatoren, mögliche Hinweise auf Lebensmittelunverträglichkeiten, dein Darmbakteriengleichgewicht, deine Verdauung, Kalorienverwertung, Vitaminsynthese oder die Stärke deiner Immunabwehr. Besteht der Verdacht auf bestimmte Entzündungen am Darm, kannst du deinen Bericht ausdrucken deinem Arzt zu einem ausführlichen Gespräch mitbringen.

Eine Magen- oder Darmspiegelung hilft, zuvor diagnostizierte Auffälligkeiten konkret zu lokalisieren und bei Bedarf Proben der entsprechenden Bereiche für eine Laboruntersuchung zu entnehmen.

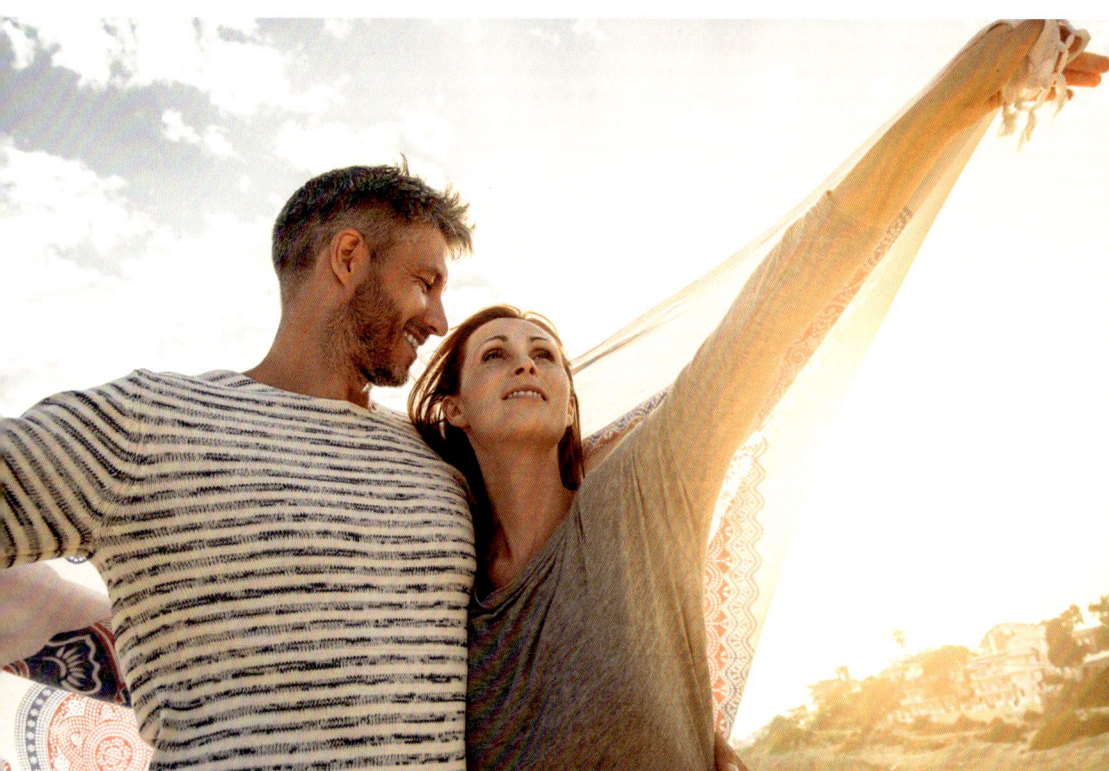

Schmerzhafte Darmentzündungen, auch Dauerstress, kann eine Ursache für Darmentzündungen sein!

ERKRANKUNGEN DES DARMS.

DARMENTZÜNDUNGEN:
Symptome erkennen und behandeln

Eine Darmentzündung geht mit verschiedenen Symptomen einher. Wichtig ist, die Anzeichen zu erkennen und richtig einzuordnen.

Eine Darmentzündung und ihre Symptome

Eine Darmentzündung geht mit unspezifischen Symptomen einher. Das macht es so schwer, die Krankheit gleich zu erkennen. Aus diesem Grund ist eine gründliche Untersuchung beim Arzt unerlässlich; er kann die Symptome einer Darmentzündung zuordnen und empfiehlt daraufhin Therapiemaßnahmen. Welche Anzeichen und Beschwerden treten besonders häufig auf?

Darmentzündung: Welche Symptome sind typisch?

Eine Darmentzündung äußert sich bei jedem Betroffenen anders: Während der eine die gesamte Palette an Symptomen aufweist, hat der andere Glück und ist lediglich von wenigen Beschwerden geplagt. Welche Symptome tatsächlich auftreten, hängt von den individuellen Gegebenheiten ab.

Die typischen Anzeichen für eine Darmentzündung sind:

- **Magenkrämpfe und -schmerzen:** Je nach Ursache der Entzündung können entweder der gesamte Bauchraum oder bestimmte Bereiche schmerzhaft reagieren.

- **Durchfall:** Ist der Darm entzündet, sind die Darmwände häufig gereizt. Deswegen sind diese nicht mehr in der Lage, Flüssigkeit aus der Nahrung aufzunehmen. Als Folge dickt der Stuhl des Betroffenen nicht ein und es kommt zu Durchfall.

- **Appetitlosigkeit/Übelkeit/Erbrechen:** Schmerzen in der Magen-Darm-Gegend führen bei Betroffenen häufig dazu, dass das Hungergefühl schwindet und sie sehr wenig essen. Besonders in Verbindung mit Durchfall sollte der Betroffene darauf achten, ausreichend viel zu trinken, damit der Körper nicht dehydriert.

- **Allgemeines Krankheitsgefühl/Müdigkeit/Erschöpfung:** Dauerhafte Schmerzen oder Übelkeit zehren an der Kraft des Betroffenen. Dass diese bei einer entzündlichen Darmerkrankung häufig Symptome wie Müdigkeit und Erschöpfung aufzeigen, ist nicht ungewöhnlich. Zusätzlich können Kopf- und Gliederschmerzen als Symptome vorkommen.

- **Fieber:** Tritt permanentes Fieber auf, ist ein sofortiger Arztbesuch unumgänglich. Ignoriert ein Betroffener dieses Symptom, riskiert er in akuten Fällen möglicherweise sein Leben.

Der Betroffene sollte genau beobachten, in welchen Situationen Beschwerden auftreten. Bemerkt er Anzeichen auch oder nur bei psychischer Belastung, beispielsweise in privaten oder beruflichen Stresssituationen? Oder stellen sich Beschwerden vor allem dann ein, nachdem er bestimmte Lebensmittel verzehrt hat? Dies kann ein Hinweis auf Lebensmittelunverträglichkeiten und -allergien sein.

Darmentzündung erkennen und richtig behandeln

Oftmals deuten Betroffene ihre Symptome falsch, ignorieren sie oder versuchen diese selbst zu behandeln. Doch das ist nicht immer der richtige Weg. Denn mit falschen Medikamenten oder ohne Behandlung werden die Beschwerden nur stärker, die Entzündung greift auf andere Magen- oder Darmbereiche über und wird chronisch.

Viele Formen von Darmentzündungen sind gut therapierbar, wenn zuvor eine korrekte Diagnose gestellt wurde. Je nach Ausprägung und Art der Entzündung kommen unterschiedliche Behandlungsmöglichkeiten infrage. Bei akuten Entzündungen ist oftmals eine Therapie mit Antibiotika die richtige Wahl. Bei chronischen Darmentzündungen treten die Symptome hingegen schubweise auf. Deswegen werden bei Morbus Crohn Medikamente verschrieben, die die Schübe abschwächen. Eine Heilung beider Darmerkrankungen ist nicht möglich.

Ziel ist es, die Entzündungen zu hemmen, die Schmerzen so gering wie möglich zu halten sowie Krämpfe und Durchfall zu verhindern. Neben Arztgesprächen, einem Abtasten des Magen-Darm-Bereichs, Ultraschall- und Blutuntersuchungen oder einer Magen- und Darmspiegelung kann auch eine Stuhluntersuchung dazu beitragen, Symptome einer Darmentzündung zuzuordnen.

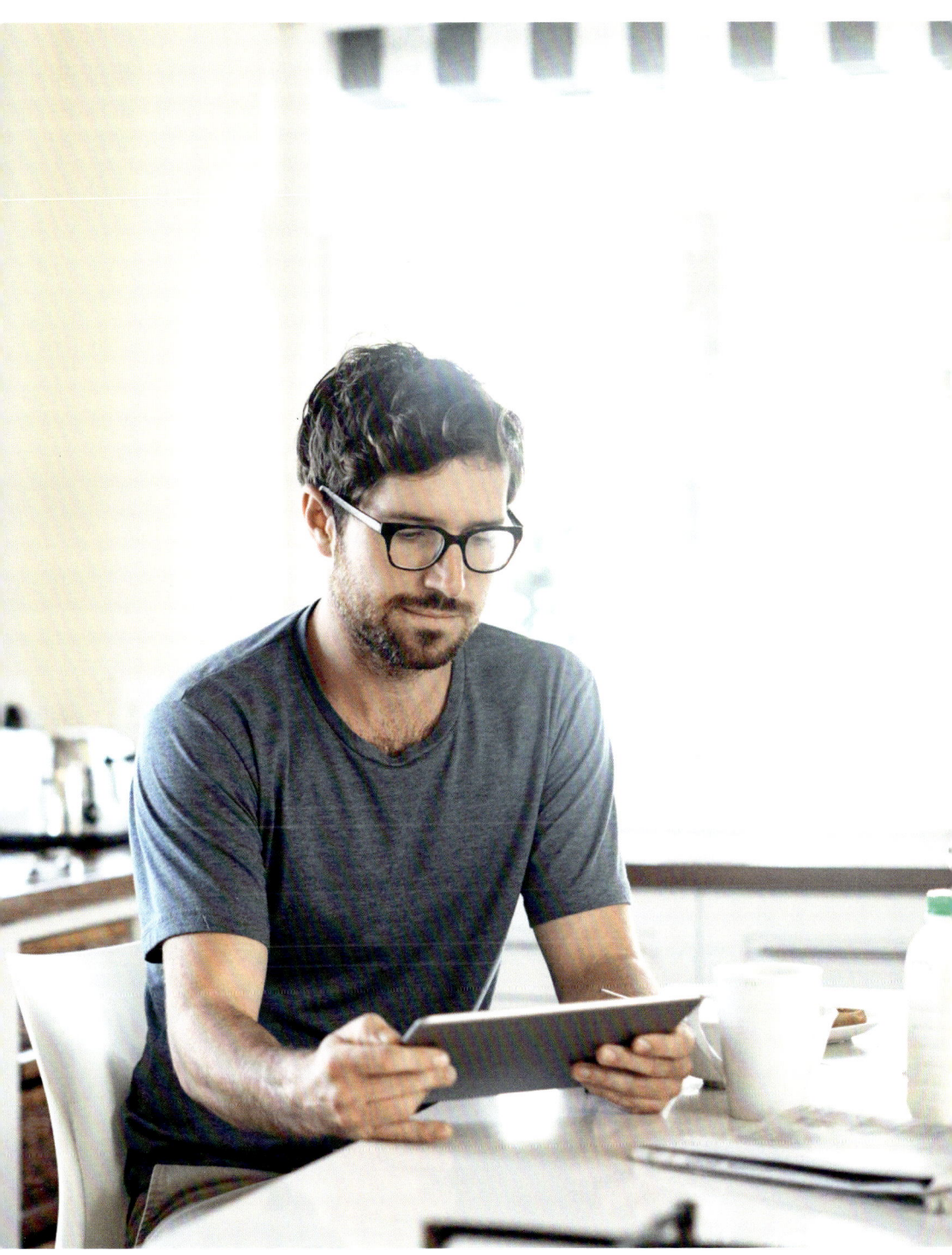

ERKRANKUNGEN DES DARMS.

DARMENTZÜNDUNGEN
nachhaltig behandeln

Was tun bei einer Darmentzündung? Für die richtige Behandlung einer Darmentzündung ist es wichtig, die Ursache für die Magen- und Darmbeschwerden zu kennen.

Darmentzündungen behandeln: Was ist zu beachten?
Häufige Magenkrämpfe, Schmerzen, Durchfall oder gar Fieber sind nur einige der zahlreichen Symptome von Magen- oder Darmerkrankungen. Bei den vielfältigen Formen von Darmentzündungen ist es nicht immer einfach herauszufinden, welche Ursache hinter den Beschwerden steckt. Doch nur mit einer korrekten Diagnose lassen sich Darmentzündungen nachhaltig behandeln. Eine verlässliche Möglichkeit, dem Grund für die Beschwerden auf die Spur zu kommen, ist eine gründliche Stuhluntersuchung.

TIPP: Vor der Behandlung einer Darmentzündung: Sorgfältige Diagnose durchführen.

Eine Entzündung im Darm beruht zumeist auf Reizungen der Darmschleimhaut – entweder an einer oder an mehreren Stellen. In einigen Fällen kommen zu den Darmproblemen auch Magenbeschwerden hinzu. Betroffene fühlen sich dann häufig angeschlagen, haben keinen Appetit und leiden an Übelkeit, Durchfall und Fieber.

Je nach Schwere der Symptome beeinträchtigt eine Darmentzündung den Alltag des Betroffenen maßgeblich und kann ihn bei akuten Krankheitsschüben sogar arbeitsunfähig machen.

Damit du erfährst, was genau zu tun ist, wenn dich eine Darmentzündung plagt, ist eine Untersuchung bei einem Arzt notwendig.

Dazu gehören die folgenden Schritte:
- ein **ausführliches Gespräch** zwischen Arzt und Patient, um eventuelle Zusammenhänge zwischen bestimmten Alltagssituationen und Darmbeschwerden aufzudecken

- eine äußerliche **Untersuchung der Magen- und Darmregion** (durch Abtasten), um sie auf Verhärtungen als eventuelle Ursache der Schmerzen zu prüfen
- eine **Ultraschalluntersuchung,** um ungewöhnliche Stellen am Darm zu entdecken
- eine **Blutuntersuchung**, um auffällige Blutwerte zu erkennen
- eine **Stuhluntersuchung**, um ungewöhnliche Stuhlinhalte zu bestimmen
- eine **Spiegelung des Magens oder Darms** zur genaueren Bestimmung zuvor festgestellter Unstimmigkeiten

TIPP: In vielen Fällen liegen Darmentzündungen jedoch keine körperlichen, sondern psychische Ursachen zugrunde. Kontinuierlicher Stress im Alltag kann krankmachen – sei er privater oder beruflicher Natur. Oftmals wirkt er sich unter anderem auf die Funktionen des Verdauungstrakts und damit auf die Immunabwehr aus. Folglich haben Bakterien und andere schädliche Eindringlinge leichtes Spiel, Entzündungen im Darm zu verursachen. Darmentzündungen frühzeitig zu behandeln, damit das Organ sich schnell regenerieren kann, ist deshalb das A und O.

Darmentzündungen: Was hilft dagegen?

Es gibt akute und chronische Darmentzündungen. Welche Therapie infrage kommt, hängt davon ab, zu welcher dieser Kategorien die Entzündung zählt. Auslöser sind allerdings bei beiden zumeist Bakterien oder Viren. Akute Darmentzündungen lassen sich häufig rasch behandeln, wenn beispielsweise der Verzehr verdorbener Nahrungsmittel die Ursache dafür ist. Ist die Entzündung nur leicht ausgeprägt, können viel Ruhe, Flüssigkeit und gut bekömmliche Nahrung die Erholung des Betroffenen vorantreiben.

Chronische Darmerkrankungen sind deutlich schwieriger zu therapieren. Zu ihnen gehören Morbus Crohn und Colitis ulcerosa. Bei beiden Erkrankungen treten ähnliche Symptome auf wie bei einem Reizdarm. Um eine Verwechslung auszuschließen, sollte man dringend abklären lassen, woher die Symptome rühren. Bei schweren Darmentzündungen kann eine Behandlung mit bestimmten Medikamenten sinnvoll sein, um den Beschwerden entgegenzuwirken. Zum Einsatz kommen können zum Beispiel Antibiotika oder Kortison als Entzündungshemmer, Paracetamol zur Schmerzlinderung, krampflösendes Butylscopalamin oder Loperamid zur Bekämpfung von Durchfall.

Stecken Stress und Sorgen hinter den Darmproblemen, sollten Betroffene den Ursachen der psychischen Belastung entgegenwirken. Medikamente gegen Darmentzündungen lindern Symptome, doch was bei einer psychisch bedingten Darmentzündung langfristig hilft, ist Stressreduktion. Nur so werden die Beschwerden an der Wurzel bekämpft. Maßnahmen wie autogenes Training, progressive Muskelentspannung oder sportliche Betätigung können bei der Stressbewältigung helfen. Zusätzlich kann eine Ernährungsumstellung sich positiv auf das Krankheitsbild auswirken.

Was gegen eine Darmentzündung am besten hilft, unterscheidet sich von Betroffenem zu Betroffenem. Dabei spielen die persönlichen Umstände und der individuelle Krankheitsverlauf eine entscheidende Rolle. Ohne ärztlichen Rat eine Darmentzündung mit Hausmitteln zu behandeln, kann sehr riskant sein. Im schlimmsten Fall entwickelt sich mit der falschen Behandlung aus einer unbedenklichen eine chronische Entzündung.

Hilfe bei einer Darmentzündung: Ein Darm-Selbsttest
Wenn du hinter Darmbeschwerden eine Darmerkrankung oder Lebensmittelunverträglichkeiten vermutest, solltest du als ersten Schritt einen Darmtest durchführen. Mit dem Selbsttest lässt sich schnell die individuelle Zusammensetzung der Darmflora bestimmen: Eine einfache, zu Hause entnommene Stuhlprobe genügt, damit die Laborexperten ermitteln können, wie es um deine Darmflora bestellt ist.

In einem persönlichen, passwortgeschützten Dashboard-Bereich kannst du die Ergebnisse einsehen. Sie geben Aufschluss über eine eventuelle Veranlagung zu Unverträglichkeiten, deine Verdauung, Kalorienverwertung und Vitaminsynthese sowie über die Immunabwehr und die allgemeine Zusammensetzung deiner Darmflora.

Damit mögliche Darmentzündungen fachmännisch behandelt werden können, ist ein Besuch beim Arzt ratsam. Er stellt anhand von Untersuchungen fest, ob es sich bei den Beschwerden um eine Erkrankung, eine Lebensmittelunverträglichkeit oder eine harmlose Magenverstimmung handelt.

ERKRANKUNGEN DES DARMS.

DARMENTZÜNDUNGEN:
Tipps zur Ernährung

Die Ernährung kann bei Darmentzündungen eine entscheidende Rolle spielen. Je nach Unverträglichkeiten hilft ein Ernährungsplan bei einer Darmentzündung.

Darmentzündung: Welche Ernährung ist empfehlenswert?

Die richtige Ernährung spielt bei einer Darmentzündung eine entscheidende Rolle, denn sie kann Symptome mildern oder die Genesung begünstigen. Generell solltest du nur Nahrungsmittel zu dir nehmen, die Magen und Darm entlasten. Im besten Fall kann die richtige Ernährung Symptome wie Durchfall, Magenkrämpfe oder Übelkeit abschwächen oder gar verhindern. Auch wenn noch nicht sicher ist, ob und welche chronische Darmerkrankung du hast, ist eine magenschonende Kost sinnvoll.

Was essen bei einer Darmentzündung?

Wie der ideale Ernährungsplan bei einer Darmentzündung aussieht, hängt maßgeblich von der Art, Dauer und Intensität der Beschwerden ab. Bei leichten Symptomen ist es zunächst hilfreich, mehrere kleine statt große, reichhaltige Mahlzeiten zu sich zu nehmen. Mit den kleinen Portionen kommt ein gereizter Magen oder Darm besser zurecht. Zudem hilft es, bereits beim Zerkleinern der Nahrung gute Vorarbeit für die Weiterverarbeitung in Magen und Darm zu leisten: Gründliches Kauen erleichtert dem Magen-Darm-Trakt die Arbeit.

TIPP: Bei einer Darmentzündung ist eine magenschonende Ernährung ratsam. Wenn du Schonkost zu dir nimmst, achte darauf, dass immer ausreichend Nährstoffe enthalten sind – auch wenn du nur kleine Mengen isst. Schonkost ist außerdem ballaststoffreich, fett- und säurearm und leicht verdaulich. Ein angegriffener Magen-Darm-Trakt braucht Schonkost, damit er sich wieder erholen kann und nicht weiter gereizt wird.

Bei Darmentzündungen gibt es keinen optimalen Ernährungsplan. Für einen empfindlichen Magen oder Darm sind scharfe, saure, zu heiße oder zu kalte Lebensmittel generell ungeeignet, da sie die Schleimhaut reizen. Bei leichten bis mittelschweren Beschwerden ist eine normale, aber leichte Vollkost angeraten. Eine schwere, fortgeschrittene Darmentzündung kann eine flüssige Ernährung erforderlich machen. Nach einem operativen Eingriff ist außerdem häufig eine künstliche Ernährung per Sonde notwendig.

Das A und O der Ernährung bei einer Darmentzündung ist das Probieren: Teste, was dir guttut und worauf du besser verzichten solltest. Wichtig ist, dass du ein Ernährungstagebuch führst, damit du genau nachvollziehen kannst, was du gut und was schlecht verträgst. Häufig führt begleitende sportliche Betätigung zu einem besseren Wohlbefinden. Hast du eine Lebensmittelunverträglichkeit, beispielsweise gegen Fruktose oder Gluten, solltest du mit den entsprechenden Lebensmitteln besser nicht experimentieren, um deinen Magen und Darm zu schonen.

Ernährung bei einer Darmentzündung: Welche Lebensmittel sind gut verträglich?
Bei einer Darmentzündung ist eine Ernährung mit ungesüßtem Tee (zum Beispiel schwarzer Tee oder Kamille), Haferschleim, fettarmer Brühe, Reis, Reiswaffeln, Weißbrot, Zwieback oder Kartoffelbrei angeraten. Obst und Gemüse wie Zucchini, Fenchel, Banane, Apfel oder Birne sind säurearm und gelten deswegen als gut verträglich bei Magen-Darm-Problemen. Das gilt auch für Gewürze und Kräuter wie Kümmel, Anis, Koriander oder Zitronenmelisse. Je nach individueller Verträglichkeit können fettarme Molkereiprodukte gut bekömmlich sein.

Meiden solltest du die folgenden Lebensmittel:
- Hülsenfrüchte
- Obstsaft
- Sauerkraut
- Nüsse
- fettes Fleisch
- scharfe Gewürze
- Alkohol
- rohes Gemüse
- Zitrusfrüchte
- Zwiebeln
- Avokados
- fetter Fisch
- Kaffee
- kohlensäurehaltige Getränke

Was Essen bei einer Darmentzündung auslöst, hängt zudem von der Zubereitungsmethode der Lebensmittel ab. Gekochtes oder im Dampfgarer gedämpftes Gemüse ist besonders schonend und gut verträglich. Auf Öliges, Gebratenes, Frittiertes oder Geräuchertes solltest du hingegen verzichten.

Individuellen Ernährungsplan bei einer Darmentzündung aufstellen
Eine Stuhluntersuchung gibt Aufschluss über Auffälligkeiten in Magen und Darm. Der Test zeigt beispielsweise auf, ob du ausreichend Bifidobakterien besitzt. Diese sind wichtig, da sie bestimmte Entzündungsreaktionen im Darm hemmen. Zudem sollte in einem gesunden Darm ausreichend Vitamin B12 vorhanden sein. Da ein Mensch das Vitamin nicht selbst produzieren kann, benötigt er Bakterien, die das für ihn erledigen. Aus diesem Grund kann es hilfreich sein, regelmäßig Milchprodukte zu konsumieren, die genau diese Art von Bakterien beinhalten.

Die ausführliche Auswertung deiner Stuhluntersuchung zeigt dir auf, wie es um deine Darmbakterien steht.

Darin sind unter anderem detaillierte Aussagen über Folgendes aufgeführt:
- deine Immunstärke
- deine Ernährung und Verdauung
- deine Kalorienaufnahme
- mögliche Darmbeschwerden
- deine möglichen Neigungen zu Unverträglichkeiten und Allergien

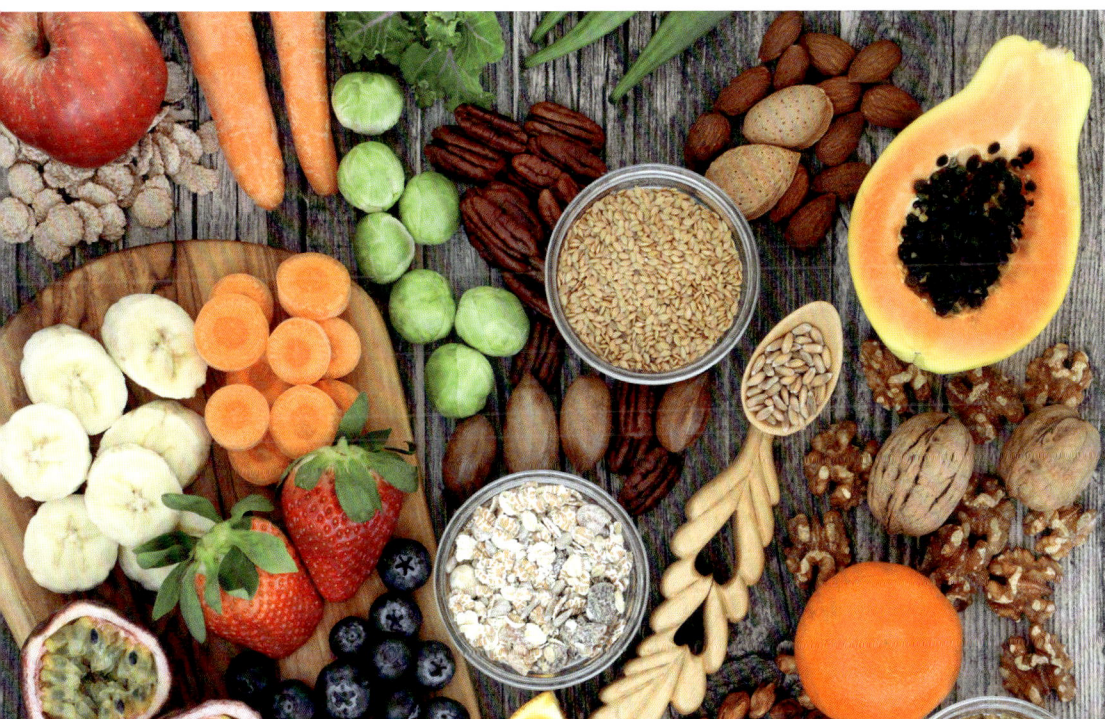

Ein individueller Ernährungsplan ist bei Darmentzündungen hilfreich.

ERKRANKUNGEN DES DARMS.

REIZDARM:
Was steckt dahinter?

Ein nervöser oder gereizter Darm geht mit zahlreichen Beschwerden einher. Die endgültige Diagnose dauert lange. Hinweise auf die Ursache liefert ein Darmtest.

Reizdarm: Was hilft gegen einen „nervösen Darm"?

Unter Völlegefühl leidet jeder einmal – sei es nach einem üppigen Familienessen oder wenn der Appetit einfach zu groß war. Gehen damit jedoch Durchfall, Darmkrämpfe oder Übelkeit einher und treten die Symptome regelmäßig auf, steckt häufig eine andere Ursache dahinter. Ein Reizdarm kann ein Auslöser für die verschiedenen Beschwerden sein. Um eine sichere Diagnose stellen zu können, sind unterschiedliche Untersuchungen notwendig. Auch ein Stuhltest kann erste Aufschlüsse geben, wie es um den Darm und die darin lebenden Bakterien bestellt ist.

Was ist ein Reizdarm?

Für einen Reizdarm gibt es viele Bezeichnungen, zum Beispiel Reizkolon, nervöser Darm, gereizter Darm oder nervöser Reizdarm. Sie alle bezeichnen Beschwerden im Magen-Darm-Bereich, die sich unterschiedlich stark äußern können. Typischerweise sind Betroffene von chronischen Darmbeschwerden wie Magen- und Darmkrämpfen, Blähungen, Verstopfungen, Durchfall, Sodbrennen, Übelkeit oder Erbrechen geplagt. Oftmals geht ein Reizdarm mit einem sogenannten „leaky gut" einher, einer gestörten und geschwächten Darmbarriere. Nicht immer treten alle Symptome auf, denn das Reizdarmsyndrom (RDS) ist sehr individuell. Genau das erschwert die Diagnose stark.

Im Allgemeinen gilt ein Reizdarm als ungefährlich. Je nach Ausprägung der Symptome schränken diese den Betroffenen in seinem Alltag jedoch stark ein. Um die Ursachen herauszufinden, ist ein Arztbesuch unumgänglich. Die Erkrankung kann in jedem Lebensalter vorkommen und betrifft sowohl Frauen als auch Männer. Hierzulande leiden so viele Menschen an einem gereizten Darm, dass das Reizdarmsyndrom schon fast zu den Volkskrankheiten gehört.

Damit eine Darmerkrankung als Reizdarmsyndrom diagnostiziert werden kann, muss sie gemäß der „S3-Leitlinie Reizdarmsyndrom: Definition, Pathophysiologie,

Diagnostik und Therapie" der Deutschen Gesellschaft für Verdauungs- und Stoffwechselkrankheiten (DGVS) und der Deutschen Gesellschaft für Neurogastroenterologie und Motilität (DGNM) drei Kriterien erfüllen:

1. Es bestehen chronische Beschwerden (länger als drei Monate), die eindeutig auf den Darm zurückzuführen sind und in der Regel Veränderungen des Stuhls mit sich bringen.
2. Die Beschwerden sind so stark, dass ein normaler Alltag undenkbar ist.
3. Es liegen keine anderen Darmerkrankungen vor.

Reizdarm: Diagnose und Therapiemöglichkeiten
Um herauszufinden, ob Beschwerden auf das Reizdarmsyndrom zurückzuführen sind, nutzen Ärzte in der Regel das Ausschlussverfahren. Zunächst gilt es, chronisch-entzündliche Darmerkrankungen wie Morbus Crohn oder Colitis ulcerosa oder organische Ursachen wie Geschwüre auszuschließen, da diese mit ähnlichen Symptomen wie ein Reizdarm einhergehen. In der Regel führt der Arzt dafür Ultraschall- und Blutuntersuchungen sowie eine Darmspiegelung durch.

TIPP: Bis der Arzt einen nervösen Darm oder Reizdarm sicher diagnostizieren kann, vergeht zumeist eine lange Zeit. Denn bei Verdacht auf Reizdarm empfiehlt es sich zunächst, ein Ernährungstagebuch zu führen. Damit lassen sich eventuelle Auslöser der Beschwerden besser identifizieren und entsprechend meiden. In solch ein Tagebuch gehören unter anderem folgende Angaben:
- wann du was gegessen hast
- wann du sportlich aktiv warst
- wann du Stress, Angst oder Trauer ausgesetzt warst
- wann Beschwerden aufgetreten sind und wie stark diese waren

Zwar ist die Ursache für ein Reizdarmsyndrom noch nicht belegt, aber fest steht, dass die Darmgesundheit durch viele Faktoren beeinflusst wird, unter anderem durch psychische Faktoren. Gerät die Mikrobiota, also die Bakterien im Darm, aus dem Gleichgewicht, können zum einen Gene und Umweltfaktoren eine Entzündung begünstigen. Möglicherweise entsteht diese auch durch das Zusammenwirken der Darmbakterien mit dem Immunsystem.

Welchen Einfluss hat die Ernährung auf das Reizdarmsyndrom?

Welche Lebensmittel du als Betroffener meiden solltest, hängt von deinen körperlichen Gegebenheiten und Verträglichkeiten ab. Generell ist eine gesunde, bewusste und ausgewogene Ernährungsweise zu empfehlen. Zudem ist es ratsam, keine blähende oder reizende Nahrung zu sich zu nehmen. Dazu gehören beispielsweise scharfe Speisen, Getränke mit Kohlensäure, Bohnen, Kohl, Linsen oder Kaffee. Auch Rohkost kann die Symptome eines Reizdarms verstärken.

Zudem lösen sogenannte FODMAPs häufig Symptome bei Reizdarm-Betroffenen aus. Das sind Stoffe, die der Darm aufgrund ihrer Vielzahl an Molekülen nicht ausreichend spalten und abbauen kann und die zu Blähungen und Magenschmerzen führen. Zu den FODMAPs (Fermentable Oligo-, Di-, Mono-saccharides And Polyols) gehören einige Kohlenhydrate sowie mehrwertige Alkohole. Als Betroffener solltest du diese zunächst meiden und dich nach einigen Monaten langsam wieder herantasten. Durch Ausprobieren findest du schnell heraus, ob du einige Lebensmittel dieser Gruppe doch verträgst. In diesem Zusammenhang kann auch die Einnahme von probiotischen Nahrungsergänzungsmitteln einen positiven Effekt auf den Darm haben.

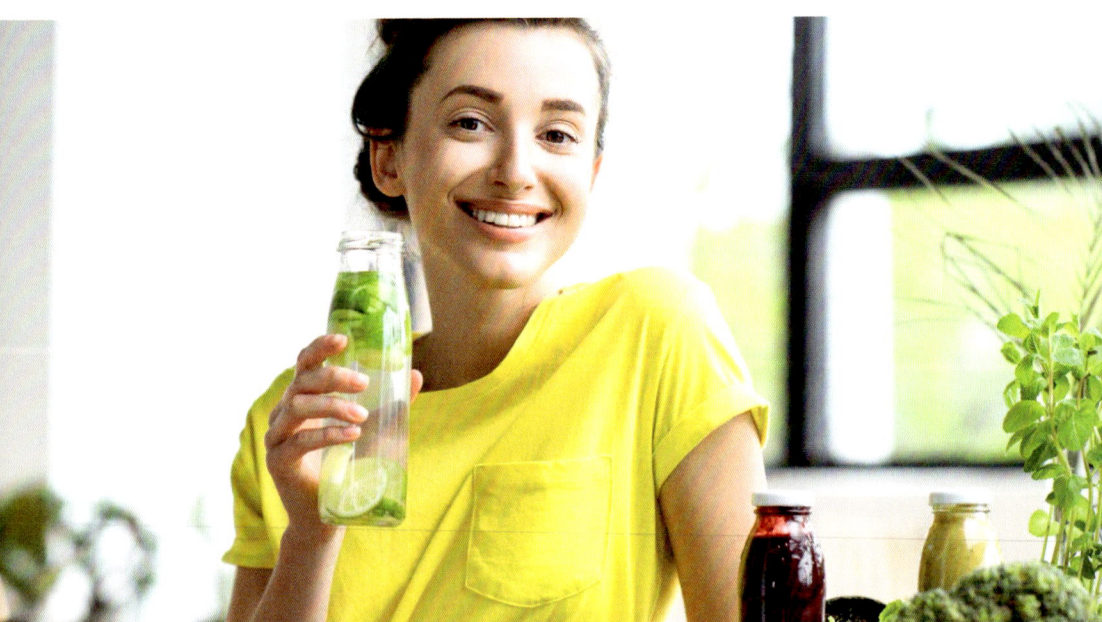

FODMAPs sind in Nahrungsmitteln wie Weizen, Roggen, in Hülsenfrüchten, verschiedenen Obst- und Gemüsesorten, Milch, Joghurt und Honig enthalten.

ERKRANKUNGEN DES DARMS.

REIZDARM: Was ist die Ursache der funktionellen Störung?

Der Darm und sein Mikrobiom ist ein komplex vernetztes System. Deshalb kann Reizdarm viele Ursachen haben – ein Überblick über die wichtigsten Faktoren.

Reizdarm: Welche Ursache die Beschwerden auslösen kann

Beim Reizdarmsyndrom handelt es sich um eine funktionelle Störung des Darmtrakts, die vielfältige Symptome auslösen kann. Sie äußern sich von Person zu Person unterschiedlich. Ähnlich verhält es sich mit den Gründen, warum die Beschwerden überhaupt entstehen. Eine einzige Ursache für einen Reizdarm lässt sich nämlich nicht ausmachen – stattdessen beobachten Mediziner immer wieder eine Reihe unterschiedlicher Auslöser, die das Reizdarmsyndrom begünstigen können.

Störung der natürlichen Darmbewegung als Reizdarm-Ursache

Der Nahrungsbrei wird im Darm durch rhythmische An- und Entspannung der Muskulatur, die sogenannte Darmperistaltik, fortbewegt. Sie wird durch ein eigenes Nervensystem in der Darmwand gesteuert. Es ist ähnlich komplex aufgebaut wie das zentrale Nervensystem und wird deshalb auch als Bauchhirn bezeichnet.

Ist die Kommunikation zwischen Nerven und Muskeln allerdings fehlerhaft, erfolgen die Kontraktionen unter Umständen zu schnell oder zu langsam:
- Bei zu schnellen Darmbewegungen hat der Verdauungstrakt keine Zeit, dem Nahrungsbrei genug Wasser zu entziehen. Die Folge: Der Stuhl ist flüssig und wird durchfallartig ausgeschieden.
- Sind die Darmbewegungen verlangsamt, entzieht der Darm dem Nahrungsbrei zu viel Wasser, was wiederum Verstopfung verursachen kann.

Postinfektiöses Reizdarmsyndrom

Auch eine akute Magen-Darm-Erkrankung zählt zu den möglichen Ursachen für einen Reizdarm: Einige Bakterienstämme stehen dabei besonders im Verdacht, auch nach Abklingen der eigentlichen Infektion einen chronisch gereizten Darm zu verursachen, den Mikroentzündungen in der Darmwand auslösen. Charakteristisch hierfür ist ein Reizdarmsyndrom, das von starkem Durchfall dominiert wird.

Störung der Darmbarriere

Die Darmbarriere ist dafür zuständig, die Durchlässigkeit des Darms zu regulieren: Stoffe, die in den Darm gehören, sollen durchgeschleust und Schädliches abgewehrt werden. Verantwortlich dafür sind bestimmte Zellen der Darmschleimhaut, die mit ihren benachbarten Zellen eine effektive und undurchlässige Brücke bilden. Dichten diese Brücken nicht zureichend ab, wird die Darmschleimhaut zu durchlässig, und es gelangen unter Umständen auch Krankheitserreger in den Darm.

Viszerale Hypersensitivität

Gerade bei Betroffenen, die hauptsächlich über Bauchschmerzen klagen, kann die sogenannte viszerale Hypersensitivität die primäre Ursache für den Reizdarm sein. Das bedeutet, dass der Darm übermäßig sensibel ist: Bewegungen, Druck und Dehnung des Darms empfinden entsprechende Patienten schneller schmerzhaft als andere.

Reizdarm – wenn die Ursache in der Psyche liegt

Auch die Psyche kommt als Reizdarm-Ursache infrage: Begriffe wie „Bauchgefühl" lassen bereits vermuten, wie eng Darm und Gehirn miteinander verknüpft sind. Das liegt an der sogenannten Darm-Hirn-Achse, welche die hunderten Millionen Nervenzellen des Darms mit dem zentralen Nervensystem verbindet. Es findet also ein reger Austausch zwischen Kopf und Bauch statt, Signale aus dem Darm beeinflussen die Psyche und umgekehrt. Stress, Angst oder Trauer können also buchstäblich auf den Bauch schlagen und ein Reizdarmsyndrom auslösen oder verstärken.

Reizdarmsyndrom: Weitere Ursachen

Auch andere Ursachen für einen Reizdarm sind denkbar: So können zum Beispiel die Gene eine Rolle bei der Entwicklung eines Reizdarms spielen. In Sachen Ernährung ist ein Einfluss nicht hinreichend erwiesen.

TIPP: Fest steht aber, dass eine frische und ballaststoffreiche Kost das Wachstum nützlicher Darmbakterien positiv beeinflusst. Dagegen können Nahrungsmittelunverträglichkeiten wie Laktose- oder Glutenintoleranz reizdarmähnliche Symptome auslösen. Sie lassen sich allerdings durch eine angepasste Ernährungsweise weitestgehend lindern.

ERKRANKUNGEN DES DARMS.

REIZDARM:
Welches Symptom ist typisch?

Reizdarm-Symptome sind oft diffus und treten bei jedem Betroffenen in unterschiedlicher Ausprägung auf. Dennoch gibt es typische Beschwerden.

Reizdarm: Welches Symptom vorherrscht

Wer am Reizdarmsymptom leidet, muss mit der Tatsache leben, dass sich für seine Beschwerden in der Regel keine klinischen Befunde ermitteln lassen. Dennoch verursacht ein Reizdarm Symptome, die Betroffene häufig in ihrem Alltag einschränken. Das Symptombild kann unterschiedlich ausfallen, einige Beschwerden treten aber besonders häufig auf. Auf Basis der Häufigkeit und Verteilung typischer Beschwerden ist es möglich, bestimmte Reizdarm-Typen auszumachen.

Häufige Symptome: Wie sich ein Reizdarm bemerkbar macht

15 bis 20 % der Bevölkerung in den westlichen Industrieländern kennen typische Beschwerden, die ein Reizdarmsyndrom verursacht. Bei einigen sind die Symptome stärker, bei manchen schwächer ausgeprägt.

Besonders häufig leiden Betroffene an:

- Bauchschmerzen
- einem Blähbauch (Meteorismus) und Blähungen
- Völlegefühl
- Stuhlunregelmäßigkeiten wie Verstopfung (Obstipation) oder Durchfall (Diarrhö)
- starkem Stuhldrang

Bauchschmerzen

Unspezifische Bauchschmerzen gehören zu den typischen Anzeichen eines Reizdarms. Sie treten selten punktuell auf, sondern betreffen meist den gesamten Bauchraum. Die Schmerzintensität kann je nach Tageszeit schwanken und nach den Mahlzeiten zunehmen. Auch tages- und wochenweise Schwankungen sind normal. Wie bei anderen Symptomen eines Reizdarms kann auch für die Bauchschmerzen keine unmittelbare organische Ursache festgestellt werden. Ärzte vermuten bei Reizdarmpatienten daher eine Veranlagung zur sogenannten viszeralen Hypersensitivität.

Das bedeutet, dass die Schmerzempfindlichkeit des Darms erhöht ist, sodass Betroffene zum Beispiel schon normale Mengen an Gas im Darm als Druckschmerz wahrnehmen.

Blähbauch und Blähungen

Ursache für die Bauchschmerzen ist oft auch ein Blähbauch, der bei Reizdarm häufig vorkommt. Ein gewisses Maß an Darmgasen ist normal – sie entstehen unter anderem bei der Verdauung oder gelangen durch kohlensäurehaltige Getränke und das versehentliche Schlucken von Luft in den Magen-Darm-Trakt. Kommt es jedoch zu einer starken Gasentwicklung und vermehrtem Abgang von Darmgasen, ist das ein typisches Symptom für einen Reizdarm.

Völlegefühl

Schon kleine Portionen haben beim Reizdarm oft große Auswirkungen: Völlegefühl selbst nach geringer Nahrungsaufnahme gehört zu den gängigsten Anzeichen für einen Reizdarm und ist oft auf die erhöhte Gasentwicklung zurückzuführen.

Helfen kann es, wenn du rohe Zwiebeln, Hülsenfrüchte und andere schwer verdauliche, blähende Lebensmitteln von deinem Speiseplan streichst. Ohnehin spielt eine angepasste Ernährung bei der Linderung von Reizdarm-Symptomen eine große Rolle.

Stuhlunregelmäßigkeiten

Die Frequenz des Stuhlgangs ist sehr individuell, sie pendelt sich jedoch bei den meisten Menschen bei ein- bis zweimal pro Tag ein. Weicht die Frequenz stark nach unten oder oben ab, spricht man entweder von Verstopfung (Obstipation) oder Durchfall (Diarrhö). Verstopfung geht zudem meist mit sehr hartem Stuhl einher, während dieser bei Durchfall in der Regel breiig oder verwässert ist.

Starker Stuhldrang

Ein weiteres bekanntes Symptom bei einem Reizdarm: Betroffene verspüren mehrmals am Tag den ausgeprägten Drang, auf die Toilette zu müssen. Oft geht dieser erhöhte Stuhldrang mit einem Druckgefühl und Bauchschmerzen einher. Erschwerend kommt manchmal das Gefühl hinzu, den Darm nicht richtig entleeren zu können.

Die verschiedenen Reizdarm-Typen

Die Symptome eines Reizdarms sind also breit gefächert – bei den Betroffenen sind sie in der Regel sehr unterschiedlich stark ausgeprägt.
Oft lässt sich jedoch ein zentrales Leitsymptom ausmachen:

- Den **Schmerz-Typ** plagen in erster Linie Krämpfe und Schmerzen im Magen-Darm-Bereich, ohne dass sich nennenswerte Stuhlveränderungen zeigen.
- Der **Bläh-Typ** leidet hauptsächlich unter ungewöhnlich starker Gasentwicklung im Darm.
- Der **Verstopfungs-Typ** kennt eine verringerte Stuhlfrequenz als Hauptsymptom – hiervon sind besonders Frauen betroffen.
- Beim **Durchfall-Typ** ist Diarrhö vorherrschend.

Auch **Mischformen** zwischen den einzelnen Typen sind möglich.

Besonderheiten beim Reizdarm: Anzeichen richtig einschätzen

Grundsätzlich gilt, dass sich das Reizdarmsyndrom und seine Symptome bei jedem Menschen anders äußern. Zudem sind sie leicht mit den Anzeichen anderer Erkrankungen zu verwechseln – wenn du also unter neu auftretenden Verdauungsbeschwerden leidest, solltest du die Symptome immer von einem Arzt abklären lassen. Allerdings gibt es einige typische Hinweise, dass es sich bei den vorherrschenden Symptomen um die eines Reizdarms handelt.

Das Reizdarmsyndrom ist eine funktionelle Erkrankung mit chronischem Verlauf. Das heißt, die Beschwerden halten in der Regel mindestens drei Monate lang an. Viele Patienten begleitet ihr nervöser Darm ein Leben lang. Dabei ist es jedoch typisch, dass die Intensität der Symptome schwankt: Oftmals verlaufen Wochen und Monate quasi beschwerdefrei, bis sich der Reizdarm wieder bemerkbar macht. Insbesondere Stress und psychische Belastung gelten als Katalysator für die Beschwerden. Dafür spricht auch, dass viele Betroffene nur im wachen Zustand mit Symptomen wie Durchfall oder Bauchschmerzen zu kämpfen haben – im Schlaf hingegen kann sich der Darm beruhigen. Schuld daran ist die sogenannte Mikrobiom-Darm-Hirn-Achse: Das zentrale Nervensystem, das Nervensystem des Darms sowie die Darmflora stehen in Beziehung zueinander und beeinflussen sich wechselseitig. So können die Symptome zum Beispiel durch eine aus dem Gleichgewicht geratene Darmflora ausgelöst werden. Einen Anhaltspunkt darauf kann eine Stuhluntersuchung im Labor.

Psychische Symptome bei einem Reizdarm

Aufgrund dieser Verbindung zwischen Gehirn und Darm kann sich ein Reizdarm durchaus auch auf die Psyche auswirken.

Besonders häufig zu beobachten sind:
- Schlaf- oder Konzentrationsstörungen
- Müdigkeit und Erschöpfungszustände
- Depressive Verstimmung
- Angststörungen
- Diffuse Kopf- und Gliederschmerzen ohne akute organische Ursache

TIPP: Er ist wichtig, einen Reizdarm ganzheitlich zu behandeln und nicht nur die körperlichen Beschwerden zu bekämpfen. Beispielsweise können Meditation und autogenes Training Stress und Angst wirksam reduzieren und sich dadurch positiv auf die physischen Symptome eines nervösen Darms auswirken.

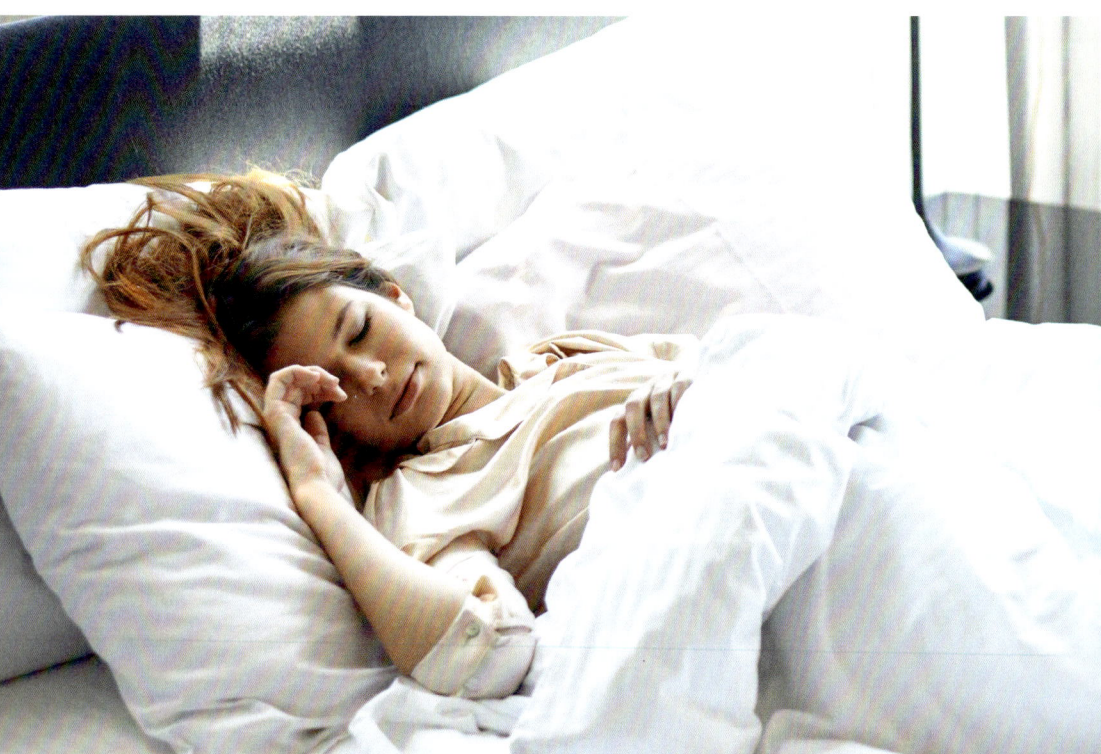

Ausreichend Schlaf und regelmäßige Regenerationsphasen können Reizdarmsymptome lindern.

ERKRANKUNGEN DES DARMS.

REIZDARM:
Wie wird die Diagnose gestellt?

Einen schnellen Weg zur Diagnose gibt es bei Reizdarm nicht: Hier müssen Ärzte das Ausschlussverfahren anwenden. Welche Untersuchungen sind dazu nötig?

Reizdarm – eine Diagnose über Umwege
In den westlichen Industrieländern ist die Diagnose Reizdarm weit verbreitet: Durchschnittlich 15 bis 20 % der Bevölkerung leiden an einem nervösen Darm, der im Alltag schnell zur Belastung werden kann. Bei den meisten Betroffenen dauert es jedoch eine Weile, bis der Befund tatsächlich feststeht. Denn die Symptome – zum Beispiel Bauchschmerzen, Durchfall, Verstopfung oder Blähungen – sind zunächst sehr unspezifisch und können auf vielerlei Erkrankungen hindeuten. Hinzu kommt, dass bei Reizdarm keine eigene organische Ursache für die Beschwerden festgestellt werden kann: Es handelt sich um eine systemische Erkrankung, was es besonders schwierig macht, Reizdarm richtig zu diagnostizieren.

Verdacht auf Reizdarm – was tun?
Was tun, wenn der Bauch Probleme macht? Je nachdem, wie akut die Beschwerden sind, solltest du entscheiden, ob du gleich einen Termin beim Arzt vereinbarst oder lieber erst einmal abwartest.

TIPP: Sofort untersuchen lassen solltest du dich bei:
- tagelang anhaltendem Durchfall
- Bauchbeschwerden in Verbindung mit hohem Fieber
- anhaltenden nächtlichen Beschwerden
- ungewolltem Gewichtsverlust
- Blut im Stuhl

Ist dies nicht der Fall, kann es durchaus sinnvoll sein, zunächst einige Tage oder Wochen abzuwarten, deinen Körper zu beobachten und dir zu notieren, wann welche Beschwerden auftreten.

Vielleicht steckt nur ein Magen-Darm-Infekt dahinter. Oder du hast eine Nahrungsmittelunverträglichkeit entwickelt, über die deine Notizen erste Anhaltspunkte liefern könnten. Gerade wenn die Beschwerden über einen längeren Zeitraum anhalten und wenn dein Darm vor allem in Stresssituationen rebelliert, ist die Diagnose Reizdarm aber wahrscheinlich.

Reizdarm: Warum die Diagnose so schwierig ist

Chronische Darmbeschwerden, die in unregelmäßigen Abständen und mal stärker, mal schwächer wiederkehren, kann man automatisch unter der Diagnose Reizdarm zusammenfassen? So einfach ist es leider nicht. Der Weg zum Arzt ist früher oder später unausweichlich, wenn die Symptome nicht von selbst verschwinden. Denn die Anzeichen für Reizdarm sind nicht eindeutig und könnten ebenso gut Symptome anderer Erkrankungen sein. Ein ähnliches Bild zeigt sich zum Beispiel bei bestimmten gynäkologischen Krankheiten, einigen Tumoren oder bei chronisch-entzündlichen Darmerkrankungen wie Colitis ulcerosa oder Morbus Crohn.

Reizdarmsyndrom – zur Diagnose per Ausschlussverfahren

Wie fast bei jedem Arzttermin beginnt der Mediziner auch beim Thema Darmbeschwerden in der Regel mit einer ausführlichen Anamnese. Im Gespräch lässt sich schnell feststellen, welche Symptome dominant sind und ob sie zum Beispiel kurz nach den Mahlzeiten auftreten. Auch Informationen zu Vorerkrankungen oder Medikamenteneinnahme sind für den Arzt interessant.

Der Arzt wird verschiedene Tests veranlassen, die vor allem dazu dienen, physische Ursachen für deine Beschwerden auszuschließen.

- Die Basis bildet meist ein **Bluttest**, der auf Leber-, Gallen- und Bauchspeicheldrüsenwerte sowie auf Entzündungsmarker hin untersucht wird.
- Durch eine **Stuhlprobe** erkennt der Arzt eventuellen Parasitenbefall oder verstecktes Blut im Stuhl.
- Eine **Ultraschalluntersuchung des Bauchraums** gehört ebenfalls zu den Standard-Untersuchungen bei Verdacht auf Reizdarm.
- Durch **Abtasten des Rektums** lässt sich eine gewebliche Veränderung im Enddarm ausschließen.
- Bei weiblichen Patienten wird meist eine **gynäkologische Untersuchung** angeordnet, um Endometriose oder Eierstockkrebs auszuschließen.

- **Untersuchungen auf Nahrungsmittelallergien oder -unverträglichkeiten**, bei denen du zum Beispiel auf nüchternen Magen Fruktose- und Laktoselösung trinken und anschließend einen Atemtest durchführen musst, ergänzen das ärztliche Ausschlussverfahren. Sind alle Befunde negativ, gilt die Diagnose Reizdarm als relativ gesichert.
- Eine Reizdarm-Diagnose ohne **Darmspiegelung** ist theoretisch denkbar – dennoch stellen viele Ärzte eine entsprechende Überweisung zum Gastroenterologen aus, um letzte Zweifel auszuräumen. Insbesondere dann, wenn in der Stuhlprobe Blutbeimengungen entdeckt wurden.

Diagnose Reizdarm – und nun?

Viele Menschen sehen die Reizdarm-Diagnose zwiespältig. Zum einen verspüren sie Erleichterung darüber, dass keine ernsthafte Erkrankung vorliegt. Zum anderen zählt auch Frust zu den gängigen Reaktionen, denn ein nervöser Darm ist zwar harmlos, lässt sich aber nicht einfach mit einem Medikament oder einer Operation heilen. Das bedeutet jedoch nicht, dass Reizdarm nicht behandelbar ist: Es gibt verschiedene Therapieansätze die Beschwerden wirksam lindern können – zum Beispiel Meditation, autogenes Training oder der gezielte Einsatz von probiotischen Präparaten.

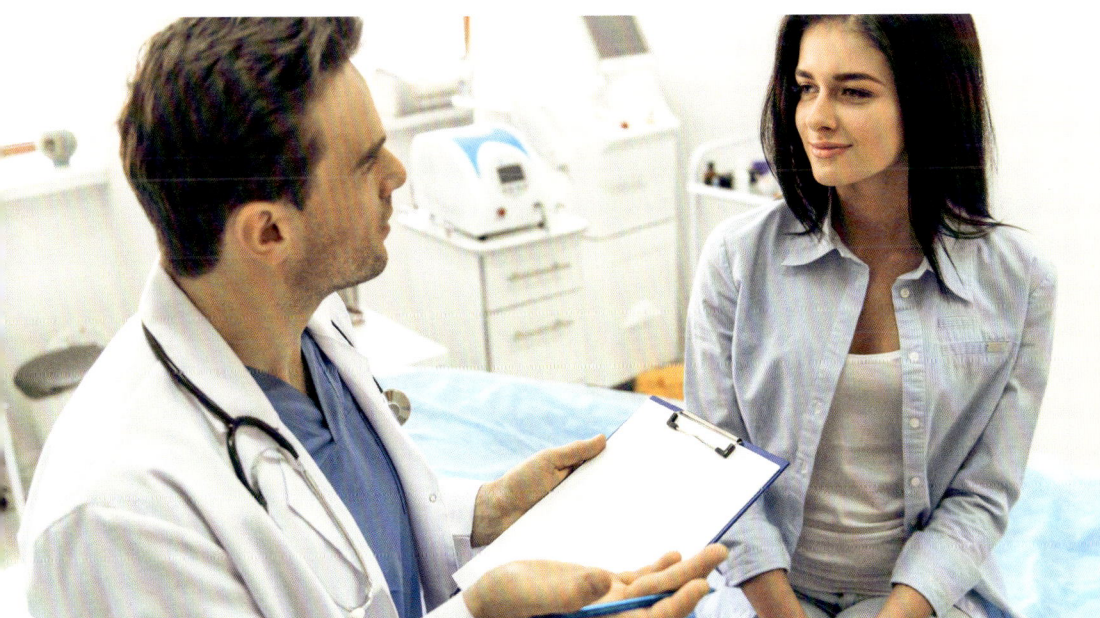

Reizdarm: Eine Abklärung durch den Arzt ist wichtig!

ERKRANKUNGEN DES DARMS.

REIZDARM:
Wie wird er erkannt und behandelt?

Wer an einem Reizdarm leidet, möchte eine Therapie, die schnell und effektiv wirkt. Dabei ist die Behandlung des Reizdarms auf den Patienten abzustimmen.

Reizdarm behandeln: Diese Optionen gibt es

Krämpfe in der Magen-Darm-Gegend, Appetitlosigkeit, Durchfall – ein Reizdarm äußert sich in vielen Symptomen. So unterschiedlich die Beschwerden sein können, so individuell erfolgt auch die Behandlung eines Reizdarms.

Für eine erfolgreiche Therapie ist es wichtig, eine fundierte Diagnose zu stellen und sich gründlich von einem Arzt untersuchen zu lassen. Teil einer solchen Diagnostik kann eine Stuhluntersuchung im Labor sein.

Reizdarmsyndrom: Vor der Behandlung kommt die Diagnose

Um einen Reizdarm richtig behandeln zu können, ist es wichtig, dass ein Arzt alle anderen typischen Darmerkrankungen ausschließt. Dazu gehören beispielsweise die chronisch-entzündlichen Darmkrankheiten Morbus Crohn und Colitis ulcerosa.

Dafür ist es unerlässlich, dass der Arzt die vorliegenden Symptome kennt. Nur dann ist es möglich, den Reizdarm richtig zu therapieren.

TIPP: Aus diesem Grund ist es sinnvoll, ein Ernährungstagebuch zu führen, in dem alle Mahlzeiten, Snacks und Getränke notiert werden. Treten nach einer Mahlzeit Beschwerden auf, ist dies zusammen mit dem Zeitpunkt des Auftretens ebenfalls im Ernährungstagebuch zu vermerken. Das Gleiche gilt für die Intensität der Beschwerden. Ergänzend ist es sinnvoll, Phasen mit besonderer psychischer Belastung im Tagebuch festzuhalten.

Ein persönliches Ernährungstagebuch ist deshalb so wichtig, weil es bei einem Reizdarm keine einheitliche Behandlung gibt. Die Symptome eines Reizdarmsyndroms, unter denen Betroffene leiden, können sich sowohl in der Art als auch in ihrer Intensität erheblich voneinander unterscheiden.

Typische Beschwerden für einen Reizdarm sind beispielsweise:
- Krämpfe in Magen und Darm
- Blähungen
- Sodbrennen
- Verstopfung
- Übelkeit
- Durchfall
- Erbrechen

Neben dem Führen eines Ernährungstagebuchs sind Untersuchungen des Bluts, des Stuhls sowie ein Ultraschall oder eine Magen- und/oder Darmspiegelung für eine genaue Diagnose erforderlich. Ein Reizdarm kann in jeder Lebensphase auftreten, sowohl in jungen Jahren als auch im fortgeschrittenen Alter.

Prinzipiell benötigt das menschliche Verdauungssystem für seine Funktionen bestimmte Bakterien. Bakterien sind also keinesfalls immer gesundheitsschädlich, sondern für den Verdauungstrakt enorm wichtig. Allerdings kommt es dabei auf die Art der Bakterien an: Überwiegt nämlich der Anteil an schädlichen Darmbakterien, gerät das Darmgleichgewicht durcheinander. Weitere Ursachen für Entzündungen oder eine Reizung des Darms können eine genetische Vorbelastung, diverse Umweltfaktoren sowie ein geschwächtes Immunsystem sein.

Welche Therapie ist bei einem Reizdarm sinnvoll?

Es gibt mehrere Therapieansätze, mit denen sich ein Reizdarm behandeln lässt. Allerdings ist es bisher nicht möglich, einen Reizdarm zu heilen. Ziel der Behandlung ist es daher, die Symptome zu lindern beziehungsweise ihrem Auftreten vorzubeugen. Bei akuten Beschwerden kann eine medikamentöse Behandlung angebracht sein. Langfristig können eine Ernährungsumstellung sowie eine Psychotherapie Erfolge bringen.

Krampflösende, muskelentspannende Medikamente lindern Magen-Darm-Krämpfe. Üblich ist der Einsatz sogenannter Spasmolytika wie Nifedipin, Mebeverin oder Butylscopolamin. Sie haben gleichzeitig eine schmerzlindernde Wirkung. Wer Schmerzen und Krämpfen mit natürlichen Mitteln entgegenwirken möchte, sollte Pfefferminz- und Kümmelöl probieren.

Bei Durchfall kommen Mittel gegen Durchfall wie Loperamid zum Einsatz, bei starken Blähungen oder Völlegefühl sogenannte Entschäumer wie Simeticon. Verstopfungen lässt sich mit dem Verzehr von ballaststoffreichen Lebensmitteln entgegenwirken – zum Beispiel mit Flohsamen oder Leinsamen.

Um einen Reizdarm zu behandeln, ist begleitend eine Ernährungsumstellung sinnvoll. Folgende Ernährungsregeln können als Orientierung dienen:
- Scharfe und stark gewürzte Speisen können Magen und Darm reizen. Daher sollten Mahlzeiten nur mild gewürzt werden.
- Vorhandene Lebensmittelunverträglichkeiten sind bei der Ernährung unbedingt zu berücksichtigen.
- Blähende Lebensmittel wie Kohl und Hülsenfrüchte sind zu vermeiden.
- Kohlensäurehaltige Getränke, Alkohol und zu viel Kaffee können Reizdarmbeschwerden begünstigen.
- Eine zeitweilige Low-FODMAP-Diät unterstützt Betroffene dabei, Lebensmittelgruppen zu identifizieren, die Beschwerden auslösen.
Während der Diät können probiotische Bakterienkulturen einen positiven Beitrag zur allgemeinen Darmgesundheit leisten. Ihr Einsatz im Zusammenhang mit Darmentzündungen hat bereits vielversprechende Erfolge gezeigt.

Komplementäre Therapien bei einem Reizdarm

In vielen Fällen verstärkt Stress die Symptome eines Reizdarmsyndroms. Eine Therapie sollte in diesem Fall an der Ursache ansetzen und Maßnahmen zur Stressreduktion beinhalten. Entspannungstechniken wie Yoga, Meditation, Progressive Muskelrelaxation oder autogenes Training haben sich zum Behandeln eines Reizdarms als hilfreich erwiesen. Alle genannten Techniken sind mit etwas Training auch ohne Anleitung durchführbar. Als Entspannungsmaßnahmen können außerdem Hypnose, Akupunktur oder eine Reflexzonenmassage sinnvoll sein.

Eine Gesprächs- oder Verhaltenstherapie kann Betroffene dabei unterstützen, mit Konflikten besser umzugehen und damit das Auftreten stressbedingter Reizdarmbeschwerden zu verhindern.

Darmflora untersuchen und Reizdarm behandeln

Eine Stuhlprobe kann Veränderungen in der Darmflora und damit der Verdauung aufzeigt. Für den Test werden Methoden nach neuesten wissenschaftlichen Standards[1] angewendet. Sie geben unter anderem Aufschluss darüber, wie es um die Immunstärke, die Kalorienverwertung, die Neigung zu Lebensmittelunverträglichkeiten, das Gleichgewicht der Darmbakterien und generell die Verdauung

[1] Cho I, Blaser M J. The human microbiome: at the interface of health and disease. Nature Reviews Genetics 2012:13, 260-270. https://www.nature.com/articles/nrg3182

bestellt ist. Die Ergebnisse basieren auf den Erkenntnissen von mehr als 6.000 wissenschaftlichen und klinischen Studien, mit denen eine Auswertung der individuellen Darmflora möglich ist.

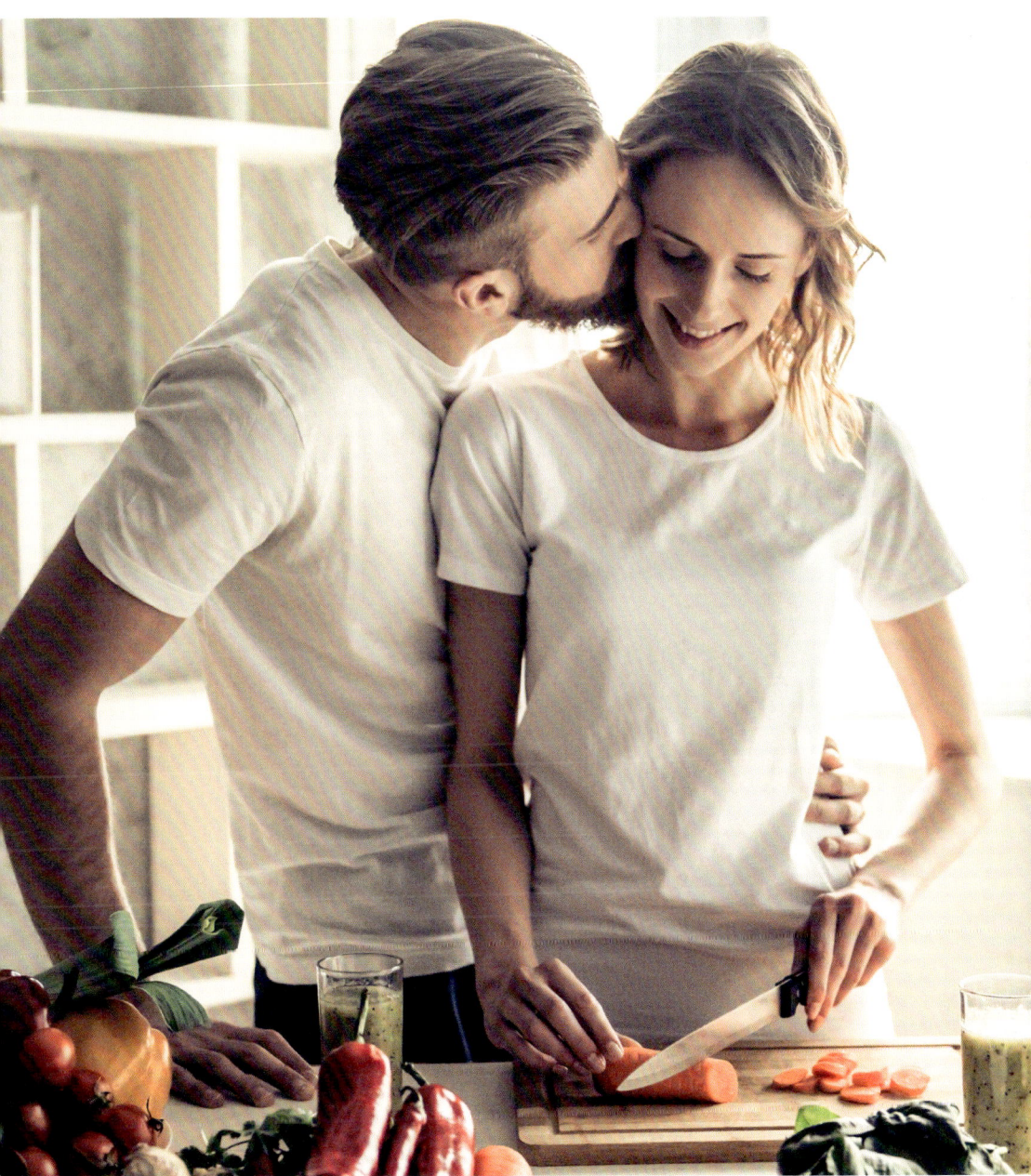

Reizdarm: Individuelle Ernährungspläne können helfen.

ERKRANKUNGEN DES DARMS.

REIZDARM:
Welche Ernährung eignet sich?

Die richtige Ernährung ist bei einem Reizdarm sehr wichtig, denn Lebensmittel haben große Auswirkungen auf die Darmflora. Welche Nahrung eignet sich dafür?

Reizdarm: Die richtige Ernährung

Ein Reizdarm äußert sich bei jedem Betroffenen anders. Es gibt keine pauschalen Ernährungsempfehlungen bei einem Reizdarmsyndrom, nach denen sich Betroffene richten können. Welche Lebensmittel bei einem Reizdarm die richtige Wahl sind, hängt immer von den individuellen Umständen und der jeweiligen Ausprägung der Erkrankung sowie eventuellen Lebensmittelunverträglichkeiten ab. Es gilt herauszufinden, welche Lebensmittel oder Umstände potenzielle Trigger für den Ausbruch von Reizdarmsymptomen sind. Neben Stress, Sorgen, Bewegungs- und Schlafmangel löst oftmals auch die Ernährung Symptome eines Reizdarms aus.

Die richtige Ernährung bei einem Reizdarmsyndrom

Was also essen bei einem Reizdarm? Der allererste Schritt bei Magen-Darm Problemen sollte eine gründliche Untersuchung beim Arzt sein. Denn auch eine ausgewogene und magenschonende Ernährung lindert einen Reizdarm nicht, wenn andere Faktoren die Beschwerden auslösen oder eine andere Erkrankung vorliegt. Eine Stuhluntersuchung im Labor Hinweise darauf geben, ob und welche Neigungen zu Unverträglichkeiten oder Allergien dein Darm aufweist. Sind organische Ursachen und andere chronische Darmerkrankungen ausgeschlossen, besteht der nächste Schritt darin, ein detailliertes Ernährungstagebuch zu führen. Darin hältst du als Betroffener alle körperlichen Reaktionen auf bestimmte Nahrungsmittel sowie verschiedene Informationen fest.

Notiere dir:
- welche Lebensmittel du verzehrt hast
- den Zeitpunkt der Nahrungsaufnahme
- Zeitpunkt und Intensität der aufgetretenen Beschwerden
- etwaige sportliche Betätigungen
- Situationen, die von Stress oder Angst geprägt waren (mit Angabe des Zeitpunktes)

Damit ist es möglich, Verursacher für einen Reizdarm über die Ernährung zu identifizieren. Denn einen Reizdarm kennzeichnet eine Überempfindlichkeit gegenüber bestimmten Reizen. Je nach Neigung und Empfindlichkeit des Darms können also bestimmte Nahrungsmittel Darmentzündungen begünstigen. Ebenso können genetische Faktoren, Umwelteinflüsse, psychische Faktoren oder die Wechselwirkung zwischen der persönlichen Mikrobiota (Darmflora) und dem Immunsystem eine Rolle bei Darmbeschwerden spielen.

Ernährung bei einem Reizdarm: Die Low-FODMAP-Diät

Funktioniert ein Darm nicht so, wie er sollte, ist er häufig nicht in der Lage, Nahrung ausreichend in ihre Einzelteile zu zerlegen und abzubauen. Die übrig gebliebenen Stoffe reagieren dann im Dickdarm mit den dort vorhandenen Darmbakterien.

Oftmals entstehen dabei Gase, die Blähungen und Schmerzen verursachen können. Einige der sogenannten FODMAPs binden im Dickdarm auch Wasser und lösen dadurch beim Betroffenen Durchfall aus.

Die Bezeichnung FODMAP setzt sich aus den Anfangsbuchstaben der Stoffe zusammen, die als Verursacher vieler Darmbeschwerden gelten:

- fermentierende Oligosaccharide
- Disaccharide
- Monosaccharide
- Polyole

Bei all diesen Stoffen handelt es sich um Kohlenhydrate beziehungsweise Zuckeralkohole, die Bestandteil vieler Lebensmittel sind. Zum Beispiel sind sie in Weizen- und Roggenbrot, Milchprodukten wie Joghurt und Sahne sowie in einigen Obstsorten wie Birnen, Äpfeln und Kirschen enthalten.

Tipp: Stehen FODMAPs im Verdacht, bei dir Symptome eines Reizdarms auszulösen, solltest du deine Ernährung danach ausrichten. Es empfiehlt sich, zunächst mit einer Low-FODMAP-Diät zu beginnen, bei der du alle FODMAP-haltigen Lebensmittel für mindestens vier bis sechs Wochen in der Ernährung komplett weglässt. Auf diese Weise können sich Magen und Darm davon entwöhnen. Bessern sich die Beschwerden während dieser Zeit, ist eine Unverträglichkeit gegenüber einem der Stoffe recht wahrscheinlich. Im Anschluss kannst du dic verschiedenen Lebensmittel in entsprechenden zeitlichen Abständen einzeln probieren und auf ihre Verträglichkeit testen.

Reizdarmsyndrom und Ernährung: Welche Regeln gibt es?

Die Ernährung kann Magen und Darm auf vielfältige Weise beeinflussen. Leidest du an einem Reizdarm, solltest du die Lebensmittel auf deinem Speiseplan anhand deiner persönlich getesteten Toleranzgrenzen auswählen. Oftmals entscheidet auch die Verzehrmenge darüber, ob jemand Beschwerden im Magen-Darm-Bereich bekommt.

TIPP: Diese Verhaltenstipps können die Beschwerden eines Reizdarms mindern:

- Mehrere kleine Mahlzeiten kann der Körper besser verdauen als wenige Mahlzeiten, die sehr reichhaltig und fettig sind.
- Ausgiebiges Kauen sowie ein entspanntes Essen ohne Stress und Hektik erleichtern die Verdauung.
- Betroffene sollten Koffein und Alkohol meiden.
- Viel Flüssigkeit ist sehr wichtig beim Reizdarmsyndrom – am besten sind Wasser und ungesüßte Früchte- und Kräutertees.
- Zu scharfes oder sehr salziges Essen fördert den Reizdarm. Eine milde Ernährung ist empfehlenswert.

Reizdarmpatienten, die ihre Ernährung umstellen möchten, sollten dies jedoch nicht im Alleingang tun, sondern unter ärztlicher Aufsicht. Wichtig ist zudem, dass sich Betroffene darüber im Klaren sind, dass eine angepasste Ernährungsweise keine Heilung der Erkrankung bringt, sondern lediglich deren Symptome abmildern kann.

Diagnose Reizdarm: Ernährungstipps dank Stuhltest

Häufig zeigen sich bestimmte Störungen in der Verdauung, Kalorienverwertung, Immunstärke, Vitaminsynthese sowie in Neigungen zu Unverträglichkeiten und im allgemeinen Zustand der Darmflora – eine Untersuchung des Stuhls kann hierüber Aufschluss geben.

Auf Grundlage der persönlichen Mikrobiota bereitet das Labor neben einer individuellen, detaillierten Analyse und Auswertung auch Empfehlungen, die zum Beispiel bei einem Verdacht auf einen Reizdarm hilfreich für die Ernährung sein können.

ERKRANKUNGEN DES DARMS.

CHRONISCHE
Darmerkrankungen und Darmbakterien

Wie hängen chronisch-entzündliche Darmerkrankungen wie Morbus Crohn mit der Darmflora zusammen? Wie deine Darmbakterien die Gesundheit beeinflussen.

Was haben chronische Darmerkrankungen mit Bakterien zu tun?

Dein gesamter Darm ist von Bakterien besiedelt. Das klingt erst mal besorgniserregend, ist es aber nicht. Die Einzeller sorgen dafür, dass du gesund und munter bist – es sei denn, es herrscht ein Ungleichgewicht zwischen „guten" und „schlechten" Mikroben. Dann können zum Beispiel Darm-, Immun- oder Gewichtsbeschwerden die Folge sein. Daten weisen sogar darauf hin, dass spezielle Mikroorganismen sowie Veränderungen in der Zusammensetzung und Vielfalt der Darmbakterien mit chronisch-entzündlichen Darmerkrankungen in Verbindung stehen.

Chronisch-entzündliche Darmerkrankungen: Morbus Crohn und Colitis ulcerosa
Sowohl Morbus Crohn als auch Colitis ulcerosa gehören zu den chronisch-entzündlichen Darmerkrankungen. Beide verlaufen schubweise – Betroffene haben mitunter monatelang keine Beschwerden, in seltenen Fällen sogar jahrelang. Beide Erkrankungen gehen mit einer Entzündung der Darmschleimhaut einher. Auf Dauer wird das Gewebe des Darms durch die Entzündungen geschädigt. Während bei Morbus Crohn das gesamte Verdauungssystem vom Mund bis zum After betroffen sein kann, beschränkt sich Colitis ulcerosa auf den Dickdarm.

In manchen Fällen sind neben dem Darm weitere Organe betroffen. Entzündungen der Haut oder der Gelenke sind zum Beispiel keine Seltenheit. Die entzündlichen Darmerkrankungen können auch Komplikationen nach sich ziehen: Darmverschlüsse und Darmdurchbrüche sind Notfälle und müssen umgehend im Krankenhaus behandelt werden.

Wichtig zu wissen ist auch, dass Menschen mit chronisch-entzündlichen Darmerkrankungen ein höheres Risiko für Darmkrebs haben. Bist du betroffen, sind regelmäßige Vorsorgetermine besonders wichtig. Die Ursachen der beiden Darmerkrankungen sind nicht bekannt. Experten vermuten, dass eine Autoimmunerkrankung dahintersteckt, ebenso werden genetische Veranlagungen diskutiert.

Doch auch Darmbakterien haben vermutlich einen Einfluss; so scheint es einen Zusammenhang zwischen einer aus dem Gleichgewicht geratenen Zusammensetzung der Darmbakterien und chronisch-entzündlichen Darmerkrankungen zu geben[2]. Menschen mit einer chronisch-entzündlichen Darmkrankheit haben generell eine weniger artenreiche Darmflora. Außerdem haben sie weniger „gute" Bakterien wie „Faecalibacterium" und mehr „schlechte" Bakterien wie „Escherichia coli". Ein weiteres Forschungsergebnis ist, dass ein Überschuss an oder eine Infektion mit „Clostridium difficile" Schübe beziehungsweise Rückfälle begünstigt. Leidest du unter einer chronischen Darmerkrankung, ist eine Darmanalyse auf jeden Fall sinnvoll.

Gibt es chronische Magen-Darm-Erkrankungen?

Bei einer Magen-Darm-Erkrankung denken die meisten an furchtbare Übelkeit, Erbrechen und Durchfall. Dahinter steckt meist eine Magen-Darm-Grippe oder das Norovirus. Diese Erkrankung ist allerdings nicht chronisch – sie klingt wieder ab. Chronisch bedeutet andauernd oder immer wiederkehrend. Hast du immer, oft oder immer mal wieder mit Darmbeschwerden zu tun, kann das Reizdarmsyndrom dahinterstecken. Diese chronischen Magen-Darm-Beschwerden haben vielfältige Symptome und die Ursachen sind unklar. Mediziner sprechen von einer Funtionsstörung des Darms. Organisch ist allerdings trotz Beschwerden meist alles in Ordnung. Aus diesem Grund bezeichnen Experten den Reizdarm als Syndrom und nicht als Erkrankung, auch wenn der Begriff Darmerkrankung weit verbreitet ist.

TIPP: Auffällig ist, dass sich die Symptome des Reizdarms bei psychischer Anspannung oft verschlimmern. Hast du oft Stress, Angst, Kummer oder Ärger, ist das eine mögliche Ursache für deine Beschwerden. Scharfes oder ungewohntes Essen auf Reisen scheint die Symptome ebenfalls zu verstärken.

Bauchschmerzen, Durchfall, Erbrechen oder Verstopfung sind klassische Symptome eines Reizdarmsyndroms. Aber auch Völlegefühl, Blähungen und ein unangenehmer Magendruck sind weit verbreitet. Viele Betroffene beobachten, dass die Symptome nach dem Essen schlimmer sind. Versuche in jedem Fall, langsam zu essen und herauszufinden, nach welchen Nahrungsmitteln die Beschwerden auftreten und nach welchen nicht. Hast du chronische Darmbeschwerden, wird dich dein Arzt gründlich untersuchen. Ergeben die Untersuchungen keine Auffälligkeiten, ist ein Reizdarmsyndrom naheliegend.

ERKRANKUNGEN DES DARMS.

WELCHE DARMERKRANKUNGEN
sind gefährlich?

Einige Darmbeschwerden sind harmlos und vergehen von alleine. Darmerkrankungen hingegen sind ernster und verlaufen nicht immer komplikationsfrei.

Darmerkrankungen – von harmlos bis bedrohlich
Probleme mit dem Darm können deine Lebensqualität ziemlich einschränken. Schließlich hat der Darm großen Einfluss auf die Gesundheit und das Wohlbefinden. Die Darmflora ist bei jedem Menschen einzigartig. Deswegen verträgt der eine zum Beispiel Hülsenfrüchte und der andere nicht.

Häufig entstehen Darmprobleme, wenn die Darmflora aus dem Gleichgewicht gerät. Manche Erkrankungen des Darms stellen Ärzte und Wissenschaftler noch immer vor Rätsel, andere sind gut erforscht.

Blähungen als klassische Darmbeschwerden
Nicht hinter allen Darmbeschwerden steckt eine Darmerkrankung. Die Darmflora kann nämlich durch verschiedene Einflüsse aus dem Gleichgewicht geraten. Antibiotika sind beispielsweise dafür bekannt, die Zusammensetzung der Darmflora zu verändern. Ernährst du dich unausgewogen, bewegst dich zu wenig oder trinkst zu viel Alkohol, kann das ebenfalls zu Problemen führen.

Ein Darmproblem – in der Fachsprache „Meteorismus" genannt – kennen wir alle: Ein Blähbauch ist mindestens unangenehm, manchmal sogar richtig schmerzhaft. Blähungen entstehen entweder durch zu viel verschluckte Luft oder durch Gasansammlungen im Darm. Meist sind blähende Speisen wie Hülsenfrüchte, Zwiebeln, fettiges Essen, kohlensäurehaltige Getränke oder frisches Brot schuld. Hast du hin und wieder nach dem Essen Blähungen, ist das kein Grund zur Sorge. Meide in diesem Fall blähende Speisen, iss langsam und trink viel Wasser. Sanfte Wärme und Bauchmassagen können ebenfalls Linderung bringen.

Häufige Erkrankungen des Darms
Gelegentliche Blähungen, Verstopfung oder Durchfall müssen nicht die Folge einer Darmerkrankung sein. Kommen diese Beschwerden jedoch häufig oder in

Kombination vor, ist es wahrscheinlich, dass es sich um die Symptome einer Darmerkrankung handelt. Hier bekommst du einen Überblick über häufig auftretende Darmkrankheiten.

Reizdarm

Beim sogenannten Reizdarmsyndrom handelt es sich streng genommen nicht um eine Darmerkrankung, sondern um ein Syndrom. Verschiedene Darmstörungen kommen zusammen und verursachen Beschwerden wie Durchfall, Bauchschmerzen, Verstopfung oder Blähungen. Welche Ursachen hinter dem Reizdarmsyndrom stecken, ist nicht zweifelsfrei geklärt.

Folgende Faktoren können jedoch eine Rolle spielen:
- Psychische Faktoren (Angst, Überlastung, Kummer)
- Ungewohnte Ernährung (beispielsweise in Urlaubsländern)
- Eine vorausgegangene Magen-Darm-Grippe
- Laktoseintoleranz
- Genussmittelkonsum (Zigaretten, Kaffee, Alkohol)
- Ungleichgewicht der Darmflora (Dysbiose)

Ärzte diagnostizieren ein Reizdarmsyndrom anhand des Ausschlussverfahrens. Ergeben alle typischen Untersuchungen wie Laboruntersuchungen, Ultraschall oder Darmspiegelung keine Ausfälligkeiten, liegt ein Reizdarm nahe.

Morbus Crohn

Diese chronisch-entzündliche Darmerkrankung kann deinen ganzen Verdauungstrakt betreffen – vom Mund bis zum After. Besonders häufig sind jedoch der untere Dünndarm und der obere Dickdarm entzündet. Genau wie das Reizdarmsyndrom ist Morbus Crohn schwer zu diagnostizieren, weil die Symptome oft diffus sind. Diese Darmkrankheit verläuft in Schüben, die unvorhersehbar sind.

Zu den häufigsten Symptomen von Morbus Crohn zählen:
- Durchfall
- Fieber
- Gewichtsverlust
- Bauchschmerzen
- Übelkeit und Erbrechen in der unteren rechten Bauchhälfte

Noch ist nicht geklärt, wie Morbus Crohn entsteht. Vermutet wird, dass eine Autoimmunstörung dahintersteckt. Es gibt auch einige Hinweise, die für eine erbliche Veranlagung sprechen.

Colitis ulcerosa
Diese Darmkrankheit gehört wie Morbus Crohn zu den chronisch-entzündlichen Darmerkrankungen Bei ihr ist allerdings nur der Dickdarm von Entzündungen betroffen und nicht der gesamte Verdauungstrakt. In vielen Fällen beginnt die Erkrankung im Mastdarm und breitet sich dann im Dickdarm aus. Colitis ulcerosa verläuft in Schüben – es kann sein, dass Monate oder sogar Jahre vergehen, ohne dass Beschwerden auftreten. Da die Symptome denen von Morbus Crohn ähneln, muss dein Arzt zunächst eine genaue Diagnose stellen. Die Ursachen für diese Darmerkrankung sind ebenfalls nicht eindeutig, vermutlich geht sie auf eine Autoimmunkrankheit zurück. Denkbar ist, dass auch Viren und Bakterien eine Rolle spielen.

Welche Darmkrankheiten können lebensbedrohlich sein?
In seltenen Fällen kann eine Darmkrankheit zu Komplikationen führen. Bei Morbus Crohn ist ein Darmverschluss eine mögliche Komplikation, die sofort behandelt werden muss. Durch die Narbenbildungen nach einem Schub können Verengungen entstehen, die im schlimmsten Fall einen Darmverschluss auslösen. Möglich ist auch ein Darmdurchbruch, bei dem der Darminhalt in die Bauchhöhle gelangt und lebensbedrohliche Infektionen auslösen kann. Bei solchen Notfällen musst du dich sofort im Krankenhaus behandeln lassen.

Auch bei Colitis ulcerosa sind Komplikationen denkbar. Es kann nicht nur zum Darmdurchbruch kommen, sondern auch zu einem toxischen Megakolon. Das wiederum kann zu einem lebensbedrohlichen Darmverschluss führen. Bei starken Schüben kann es auch zu Blutungen im Darm kommen, die zu schwerem Blutverlust führen können. In diesem Fall sind mitunter Bluttransfusionen und eine Operation nötig.

Wie steht es um die Gesundheit deiner Darmflora?
Vielen Darmbeschwerden kannst du mit einer gesunden Darmflora vorbeugen. Die Darmflora setzt sich aus Billionen Mikroorganismen zusammen – in deinem Darm leben bis zu zwei Kilogramm Mikroben. Wichtig ist, dass die „guten" Darmbakterien überwiegen. Aber woher weißt du, wie es um deine Darmflora steht?

Bei BIOMES hast du Zugang zu einer genauen Darmanalyse. Mit INTEST.pro erfährst du, aus welchen Bakterien sich deine Darmflora aktuell zusammensetzt. Die Genauigkeit dieses Tests ist einzigartig unter europäischen Anbietern.

Nur einige der Vorteile einer Darmanalyse im Überblick:
- Du erhältst wichtige Hinweise auf die möglichen Ursachen deiner Darmbeschwerden.
- Du erhältst einen Überblick über das Verhältnis der unterschiedlichen Bakterienstämme im Darm.
- Du bekommst auf dich zugeschnittene Handlungsempfehlungen zur Verbesserung der Darmflora.

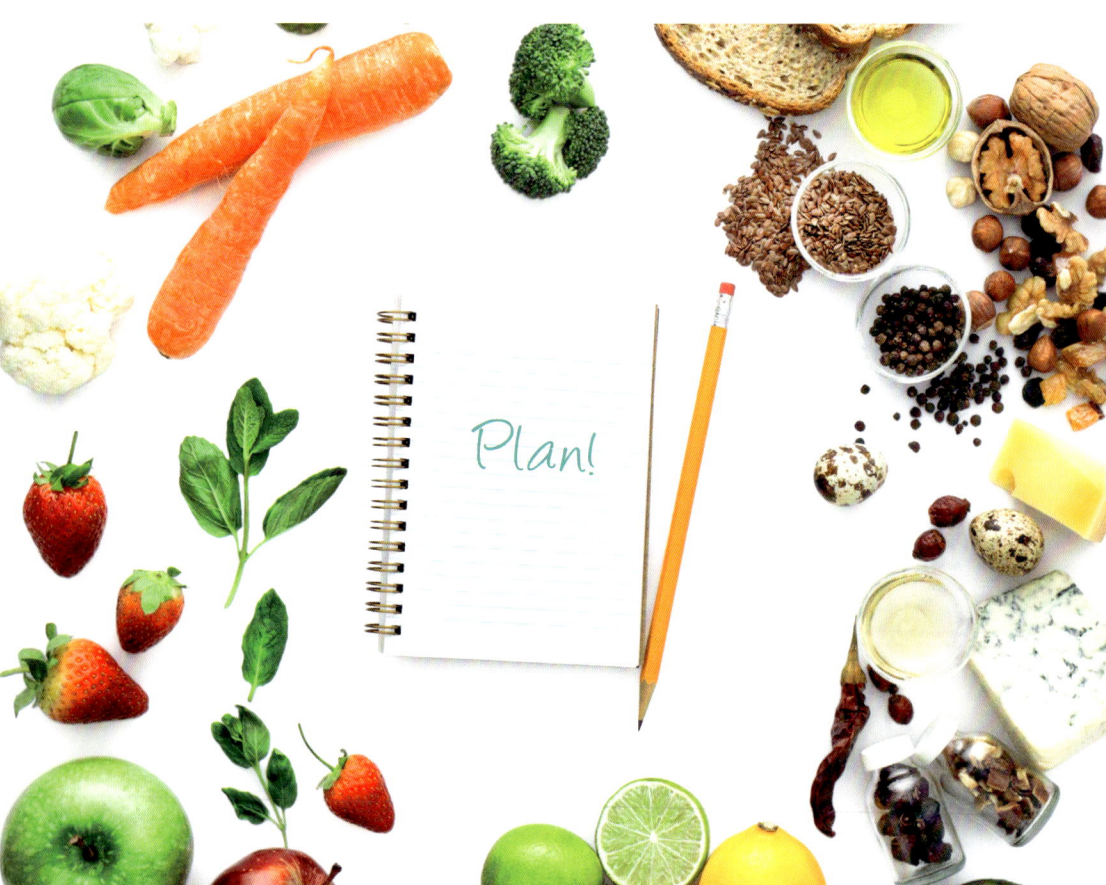

Ein Darmtest liefert dir eine genaue Analyse deiner Darmflora. Zur Verbesserung deiner Darmflora erhältst du individuelle Ernährungspläne.

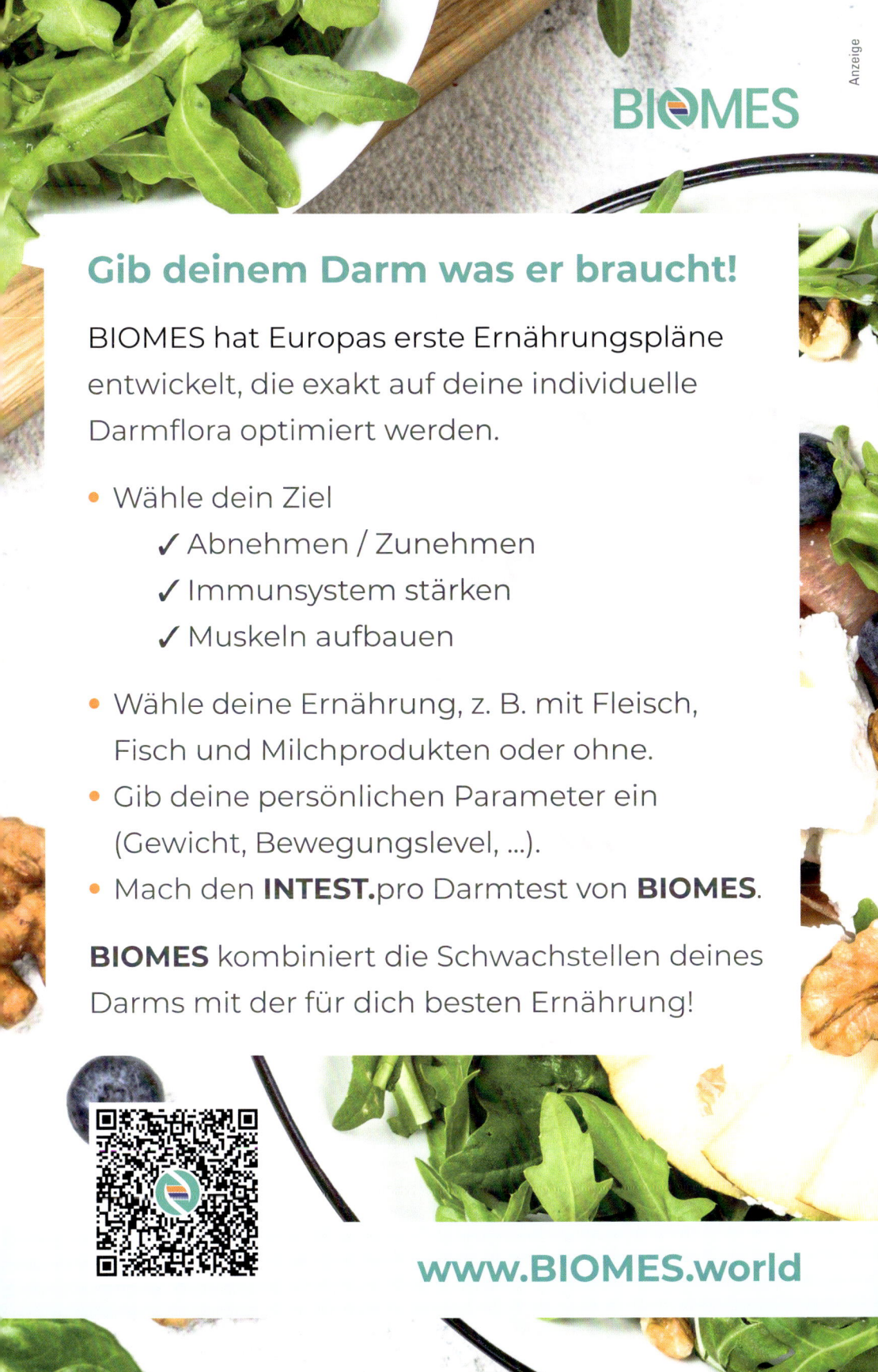

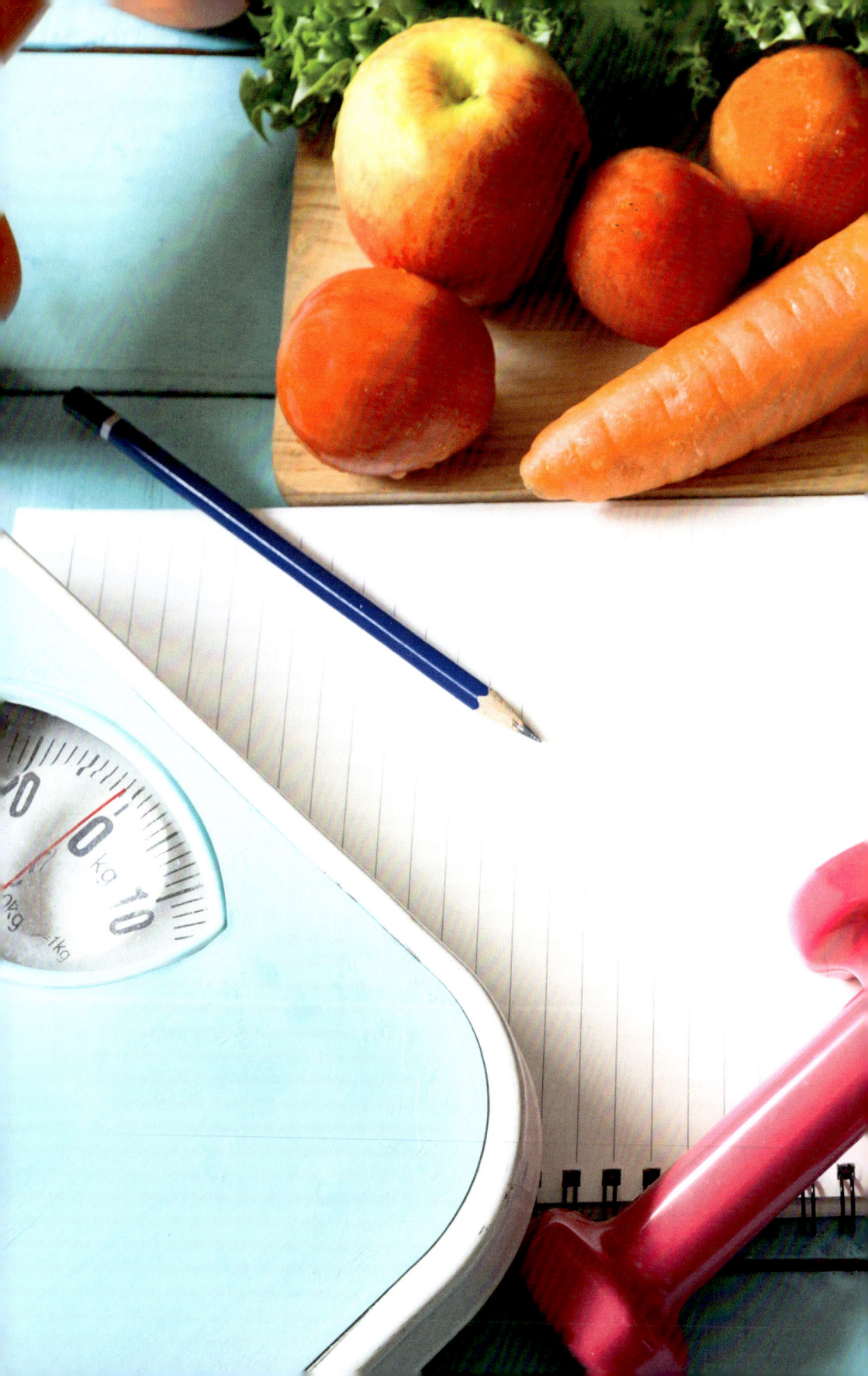

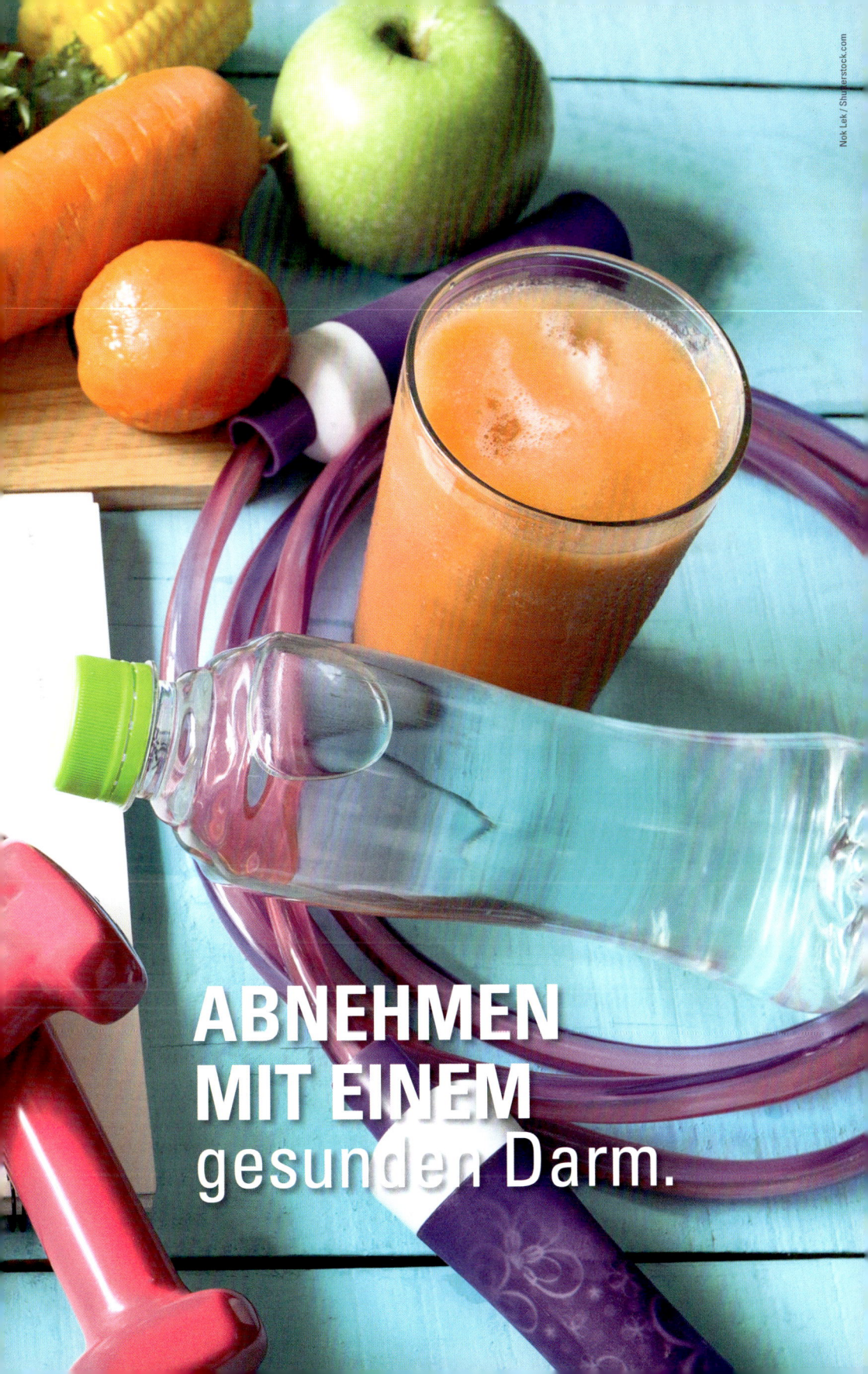

ABNEHMEN MIT EINEM GESUNDEN DARM.

ABNEHMEN
mit richtiger Ernährung und Darmpflege

Was soll man zum Abnehmen essen? Welche Lebensmittel gut für die Figur sind und warum auch dein Darm beim Abnehmen eine Rolle spielt.

Abnehmen: Wie die Ernährung deinen Diäterfolg beeinflusst
Welches Essen eignet sich zum Abnehmen? Ein Burger oder eine Pizza eher nicht, Gemüse und Obst dagegen schon – darüber scheint allgemein Konsens zu herrschen. Tatsächlich sieht die Realität etwas anders aus. Denn: Grundsätzlich kann man abnehmen, unabhängig davon, welche Art von Nahrungsmitteln man isst. Jeder Mensch hat einen individuellen Tagesbedarf an Kalorien. Dieser wird von verschiedenen Faktoren beeinflusst: Zum Beispiel von Alter, Körpergröße, Geschlecht, aber auch Gewohnheiten und beruflicher Tätigkeit. Wer seinen Kalorienbedarf deckt, der hält sein Gewicht, wer regelmäßig über seinen Bedarf isst, der nimmt zu, und wer weniger Kalorien zu sich nimmt, als er benötigt, der nimmt ab. Ob der Kalorienbedarf mit einer einzigen üppigen Burger-Mahlzeit mit Pommes und Milchshake oder mit mehreren kleinen, ausgewogenen Mahlzeiten unterboten wird, ist für den reinen Gewichtsverlust zunächst zweitrangig.

Diät? Jo-Jo-Effekt! Warum nach einer Diät oft Extrakilos folgen
Kohlsuppe und Co.: Viele Diäten versprechen schnelle Ergebnisse in sehr kurzer Zeit. Zwei Kilo in sieben Tagen? Mit einem entsprechend hohen Kaloriendefizit theoretisch kein Problem. Allerdings trennt sich der Körper oft zunächst von eingelagertem Wasser, bevor er an seine Fettreserven geht. Außerdem fährt der Organismus bei extrem kurzzeitigen Hungerkuren den Stoffwechsel in einen Energiesparmodus, um jeden zusätzlichen Kalorienverbrauch zu vermeiden. Isst du nach der Diät dann wieder normal, setzt er umso schneller Fett an – zumal das nur kurzfristig asketische Essverhalten Heißhungerattacken fördert.

Nachhaltiges Abnehmen mit der richtigen Ernährung
Um schonend Körperfett zu verlieren, solltest du ein geringes bis moderates Defizit wählen und eine dauerhafte Ernährungsumstellung anstreben. Zu diesem Zweck solltest du zunächst deinen persönlichen Kalorienbedarf ermitteln.

Dafür gibt es verschiedene Rechner im Internet, die im Allgemeinen folgende Formel nutzen:
Männer:
Kalorienbedarf = [(10 × Gewicht in kg) + (6,25 × Größe in cm) − (5 × Alter) + 5] x Aktivitätsfaktor
Frauen:
Kalorienbedarf = [(10 × Gewicht in kg) + (6,25 × Größe in cm) − (5 × Alter) − 161] x Aktivitätsfaktor

Einen Aktivitätsfaktor[7] von 1,4-1,5 haben alle Menschen, die keinen Sport treiben und eine überwiegend sitzende Tätigkeit ausüben. Einen Aktivitätsfaktor von 1,6 haben Menschen, die ein- bis zweimal pro Woche ein leichtes Training absolvieren. Mit 1,8 solltest du deinen Wert multiplizieren, wenn du in der Arbeit vorrangig sitzt, aber drei- bis fünfmal in der Woche sportlich bist. 1,8 ist dein Aktivitätsfaktor, wenn du hauptsächlich im Gehen oder Stehen arbeitest.

Für 3-5 mal wöchentlichen Sport werden weitere 0,3 hinzugerechnet. Faktor 2 hast du, wenn du beruflich schwere körperliche Tätigkeiten ausführst – zum Beispiel als Bauarbeiter. Für eine moderate Abnahme von einem halben Kilo Fett pro Woche solltest du ein Defizit von etwa 500 Kalorien anstreben. Generell ist ein Defizit von maximal 25 % deines Kalorienbedarfs empfehlenswert.

Wie hilft gesunde Ernährung beim Abnehmen?
Wie bereits erwähnt: Solange du im Kaloriendefizit bleibst, kannst du auch mit ungesunder Ernährung eine Gewichtsabnahme erreichen. Empfehlenswert ist das allerdings nicht: Gesunde Ernährung sollte zum Abnehmen dazugehören – allein schon deshalb, um die Versorgung mit hochwertigen Fetten, wichtigen Mineralstoffen sowie Vitaminen zu gewährleisten.

Bei der Auswahl von Lebensmitteln solltest du insbesondere auf folgende Merkmale achten, wenn du langfristig und gesund abnehmen möchtest.
- Ballaststoffe – zum Beispiel in Gemüse, Hülsenfrüchten und Vollkornprodukten – sind weitestgehend unverdaulich und beschäftigen den Darm so einige Zeit. Das beeinflusst wiederum den Kohlenhydratstoffwechsel und das Sättigungsgefühl positiv.

---
[7] https://www.dge.de/wissenschaft/weitere-publikationen/faqs/energie/#pal

- An Lebensmitteln mit einer niedrigen Kaloriendichte kannst du dich satt essen, ohne dein Kalorienkonto zu sehr zu belasten. Dazu gehören zum Beispiel wasserreiche Gemüsesorten wie Tomaten oder Gurken.
- Ausreichend Protein aus Hülsenfrüchten, Soja- oder Milchprodukten und magerem Fleisch sorgt dafür, dass du auch im Kaloriendefizit deine Muskelmasse erhalten kannst. Mangelt es dir an Protein, verlierst du beim Abnehmen nämlich nicht nur Fett, sondern auch Muskelmasse.

Abnehmen, Ernährung und die Darmflora

Gesunde Ernährung ist nicht nur beim Abnehmen hilfreich – eine ausgewogene, vitamin- und ballaststoffreiche Ernährung tut auch deiner Darmflora gut, denn sie fördert das Wachstum gesunder Darmbakterien. Sind diese in der Überzahl, sorgen sie für einen reibungslosen Ablauf der Verdauung und halten Krankheitserreger in Schach. Eine fehlbesiedelte Darmflora wird hingegen oft mit krankhaftem Übergewicht in Zusammenhang gebracht. Falls du also trotz einiger Anstrengung kein Gewicht verlierst, kann es sich lohnen, dem Mikrobiom in deinem Bauch einmal auf den Grund zu gehen. Mit einem Darmtest kannst du das bequem von zu Hause aus tun: Mithilfe des Kits nimmst du mit dem Wattestäbchen eine kleine Stuhlprobe und schickst sie mit dem beigefügten Umschlag an unsere Expert*innen im Labor. Etwas später kannst du dein komplettes Mikrobiota-Profil in einem Online-Dashboard aufbereitet einsehen. So findest du heraus, ob bisher eventuell deine Darmflora dem Erreichen deiner Traumfigur im Wege stand.

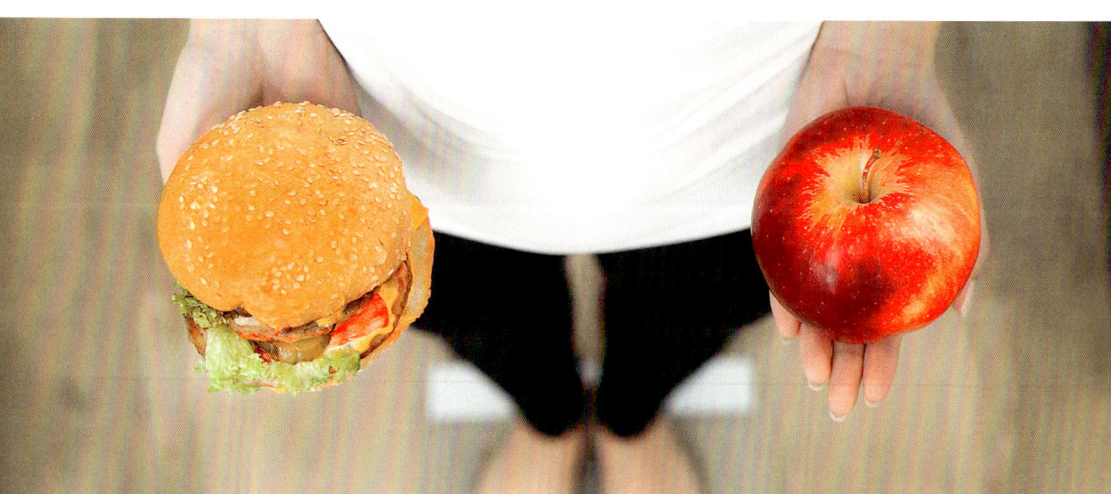

Nimm dein Kalorienkonto unter die Lupe!

ABNEHMEN MIT EINEM GESUNDEN DARM.

ADIPOSITAS:
Definition, Symptome, Risiken

Adipositas ist eine Erkrankung, die vielfältige Ursachen haben kann. Erfahre hier alles über Adipositas und erhalte wertvolle Tipps

Adipositas: Eine Definition
Adipositas ist der medizinische Fachausdruck für „Fettleibigkeit". Als adipös – oder fettleibig – gelten Menschen, die ein so starkes Übergewicht haben, dass die Gesundheit der Betroffenen massiv beeinträchtigt ist. Adipositas ist eine anerkannte chronische Erkrankung, die verschiedene Ursachen haben kann.

Wie entsteht Adipositas?
Adipositas entwickelt sich nicht über Nacht, sondern über viele Jahre hinweg. Wer seinem Körper über einen längeren Zeitraum mehr Energie (Kalorien) zuführt, als er täglich verbraucht, nimmt auf lange Sicht zu. Ausschlaggebend für die erhöhte Kalorienzufuhr ist oftmals eine ungesunde oder einseitige Ernährungsweise. Zusätzlich zu einer ungesunden Ernährung führt vor allem Bewegungsmangel in Kombination mit einer kalorienreichen Ernährung schnell dazu, dass das Körpergewicht steigt.

Erfolgreich im Kampf gegen Adipositas
Je höher der Adipositas-Grad, desto hartnäckiger das Übergewicht. Gleichzeitig lassen sich Begleiterscheinungen wie Bluthochdruck, Fettleber und Arteriosklerose nicht ohne Weiteres rückgängig machen. Umso wichtiger ist es, Extra-Kilos rechtzeitig den Kampf anzusagen.

Bewusst essen
Ein gesunder Lebensstil hält die Adipositas immer noch am besten in Schach. Vitamine, Ballaststoffe und ungesättigte Fettsäuren lassen deinen Körper aufatmen. Lebensmittel, die Industriezucker und gesättigte Fettsäuren enthalten, solltest du hingegen nur in Maßen konsumieren oder ganz vom Speiseplan streichen.

Bewegung, Bewegung, Bewegung
Sitzen ist das neue Rauchen. Durchschnittlich 7,5 Stunden pro Tag verbringen die

Deutschen auf dem Stuhl – kein Wunder, dass die Bewegung zu kurz kommt. Im Kampf gegen die Kilos ist sie aber unerlässlich. Mindestens eine Stunde täglich sollten wir uns bewegen. Deine Kreativität ist gefragt: Ob Treppensteigen, ein Spaziergang oder ein paar Sportübungen vor dem Fernseher – all das hilft dabei, mehr Bewegung in den Alltag zu integrieren.

TIPP: Aufklärung ist das A und O
Eine gesunde Ernährung muss kein Mysterium sein. Sie ist reine Aufklärungssache. Und je früher sie beginnt, desto besser. Gerade Kinder brauchen Vorbilder, die ihnen eine bewusste Ernährung vorleben – nicht nur im Elternhaus, sondern auch in den Kindergärten und Schulen sowie in Freizeiteinrichtungen und Vereinen.

Adipositas vorbeugen mit einem Ernährungsplan
Nicht alle Risikofaktoren haben wir selbst in der Hand – unsere Ernährung aber schon. Wer eine gesunde Ernährung in seinen Alltag integriert, kann das Adipositas-Risiko deutlich senken. Grundvoraussetzung dafür ist eine ausgewogene Ernährung, die nährstoffreiche, aber kalorienarme Mahlzeiten beinhaltet. Obst und Gemüse, Vollkornprodukte, pflanzliche Öle, Nüsse und Samen sowie mageres Fleisch und Fisch sollten auf dem Ernährungsplan nicht fehlen. Verzichten solltest du hingegen auf stark verarbeitete Lebensmittel, die reich an Zucker, Fett und Zusatzstoffen sind.

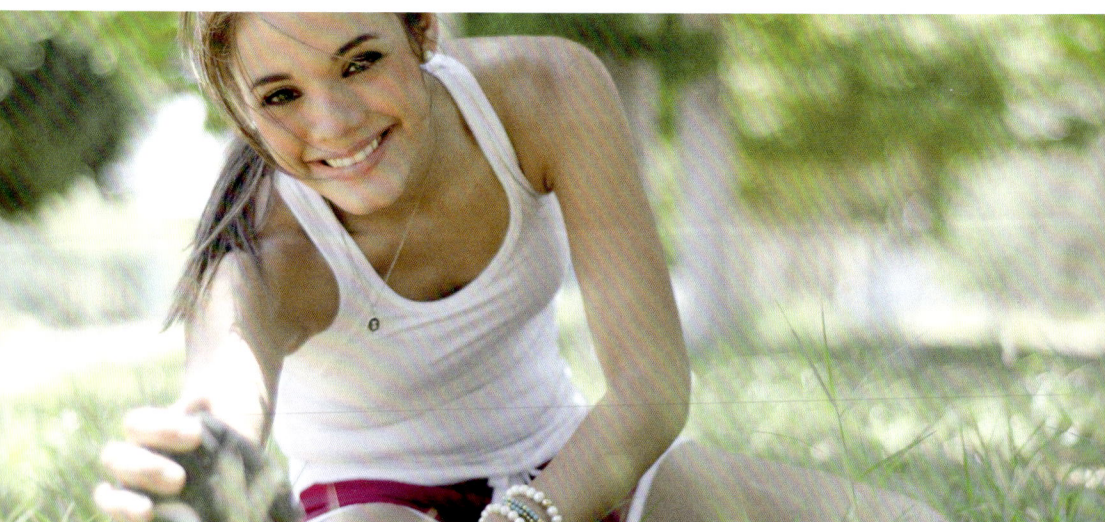

Ein guter Ernährungsplan kann durchaus wohlschmeckend sein. Abnehmen darf Spaß machen!

Adipositas vermeiden

Der Darm spielt eine nicht zu unterschätzende Rolle für deinen Stoffwechsel. Um das Risiko von Adipositas zu verringern, solltest du daher auch auf deine Darmgesundheit achten und dafür sorgen, dass sich der Bakterienhaushalt deiner Darmflora im Gleichgewicht befindet. Tatkräftige Unterstützung bieten dir dabei ein Darmtest für zu Hause.

Dank einer umfangreichen Darmanalyse gewinnst du wertvolle Informationen über deine Darmflora und erhältst im Anschluss daran noch nützliche Handlungsempfehlungen sowie einen personalisierten Ernährungsplan. Dieser hilft dir dabei, für eine gesunde und ausgewogene Ernährung zu sorgen, den Bakterienhaushalt in deinem Darm wieder ins Gleichgewicht zu bringen und eine Adipositas-Erkrankung zu bewältigen bzw. ihr vorzubeugen.

TIPP: Darmbakterien und Adipositas
Forscher vermuten: Adipositas könnte mit Darmbakterien zusammenhängen, die besonders effizient Energie aus der Nahrung gewinnen und in Fettzellen speichern.

Darmbakterien und Adipositas: Wie hängt das zusammen?
Stress, Bewegungsmangel, Genetik – die Liste an potenziellen Dickmachern ist lang. Ein Risikofaktor aber bekommt zu wenig Beachtung: eine unausgeglichene Darmflora. Auch das Innenleben unseres Darms kann die Waage beeinflussen – nur wie? So hängen Darmbakterien und Adipositas zusammen.

Der Darm: Ein Blick hinter die Kulissen
In unserem Darm ist einiges los: Über 160 verschiedene Bakterienarten sind in dem etwa sieben Meter langen Verdauungsorgan zu Hause. Und diese sind unentwegt damit beschäftigt, die Immunabwehr zu unterstützen und Nahrungsmittel abzubauen.

Die größten Arten – Lactobacillus, Bifidobacterium, Eubacterium und Bacteroides – sind bei fast jedem Menschen im Verdauungstrakt vorhanden. Bei den Unterarten sieht es schon anders aus. Von Mensch zu Mensch kann sich die Zusammensetzung der Bakterienkultur stark unterscheiden. Während eine Bakterienart bei dem einen mehr als 90 % der Gesamtmasse ausmachen kann, sind es bei dem anderen nur knapp zwei Prozent.

Forschung zum Zusammenhang von Adipositas und Darmflora
Was haben Darmbakterien mit Adipositas zu tun? Eine ganze Menge, wie bereits Versuche mit Mäusen zeigen konnten [8]. Vollkommen keimfreien Mäusen transplantierten Forscher unterschiedliche Mikrobiota – im einen Fall von Personen mit Adipositas, im anderen Fall ohne.

Die Mäuse mit der Darmflora vom adipösen Spender nahmen deutlich mehr an Gewicht zu als die Tiere, die „schlanke" Darmbakterien erhalten hatten – und dass, obwohl alle das gleiche Futter erhielten. Die Übertragung solcher Ergebnisse auf den Menschen ist nicht ohne Einschränkungen möglich. Andere Studien und Untersuchungen mit Menschen deuten jedoch ebenfalls darauf hin, dass ein Zusammenhang zwischen der Art und dem Verhältnis der vorhandenen Darmbakterien und dem Auftreten von Adipositas sehr wahrscheinlich ist.

Wie Adipositas von Darmbakterien begünstigt wird
Nicht nur auf das „wie viel", sondern auch auf das „was" kommt es bei deiner Darmflora an. Wenn die Kilos einfach nicht purzeln wollen, trägst du vielleicht zu viele Dickmacher-Bakterien in dir, sogenannte Firmicutes.

Bei den Firmicutes ist der Name Programm. Das lateinische Wort „firmus" bedeutet „stark", „cutes" bedeutet „Haut" – und eine Extraschicht Gewebe ist genau das, was diese Darmbakterien erreichen wollen. Sie bereiten dich auf zähe Hungerperioden vor, indem sie selbst aus dem kleinsten Krümel deiner Nahrung das Maximum an Kalorien für dich herausholen und dir so dabei helfen, eine schützende Fettschicht anzulegen.

Eigentlich meinen sie es also nur gut mit dir – ob du es auch gut findest, ist die andere Frage. Beim Abnehmen könntest du dir sicher etwas Besseres vorstellen. Schließlich nimmst du mit vielen Firmicutes im Darm bis zu 10 % mehr Kalorien zu dir als diejenigen mit einem geringeren Anteil dieser Bakterienart – es ist also nur eine Frage der Zeit, bis lästige Fettpölsterchen entstehen.

Deinen Firmicutes-Anteil hast du nicht nur deinen Genen zu verdanken, sondern auch deinen Essgewohnheiten. Zu viele industriell verarbeitete Lebensmittel und zu

---

[8] Bäckhed F, Ding H, Wang T, Hooper LV, Koh GY, Nagy A, Semenkovich CF, Gordon JI. The gut microbiota as an environmental factor that regulates fat storage. PNAS 2004:101, 15718–15723, https://www.pnas.org/content/101/44/15718

wenig Ballaststoffe kommen dieser Art Bakterien gerade recht. Sie vermehren sich fleißig – und dein Gewicht steigt.

Bacteroidetes – die kleinen Abnehmhelfer im Darm

Die Firmicutes haben einen Gegenspieler: Bacteroidetes heißen die fleißigen Abnehmhelfer. Im Vergleich mit den Dickmacher-Bakterien können sie Fett schlechter verwerten. Und genau diese Schwäche ist im Hinblick auf einen angestrebten Gewichtsverlust ihre größte Stärke. Bei einer großen Anzahl Bacteroidetes im Darm ist die Wahrscheinlichkeit geringer, dass die über die Nahrung aufgenommene Energie vermehrt in Fettzellen gespeichert wird.

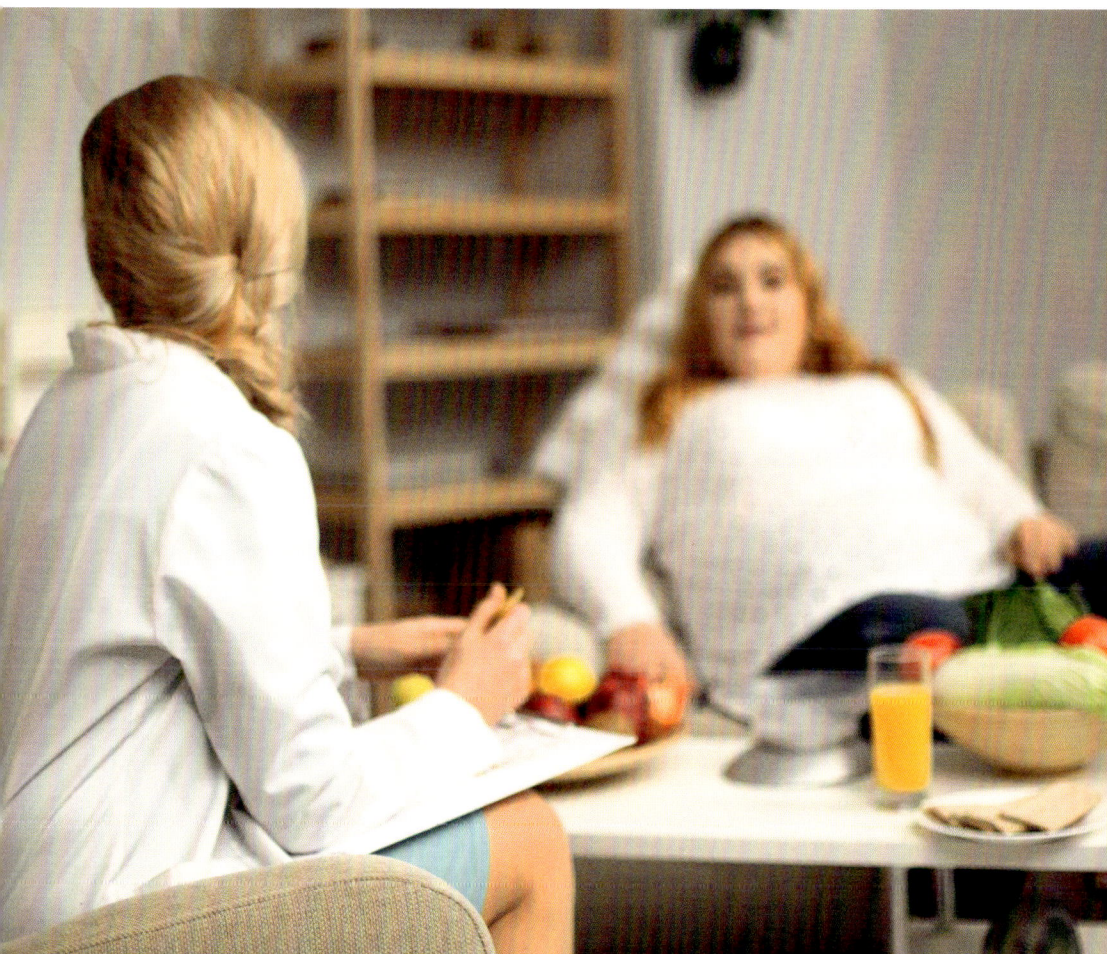

Die richtigen Darmbakterien können wahre Abnehmhelfer sein.

Bacteroidetes unterstützen, Firmicutes vermindern

Die Zusammensetzung deiner Darmflora kannst du durchaus aktiv beeinflussen. Mit der richtigen Ernährung bringst du deine Darmbakterien ins Gleichgewicht. Wenn dein Ziel die Gewichtsabnahme beziehungsweise die Senkung deines Körperfettanteils ist, heißt das vor allem: Bacteroidetes gezielt unterstützen und Firmicutes das Leben schwer machen. Doch bevor du dich schlank isst und Adipositas mit gezielter Darmbakterien-Förderung entgegenwirkst, kann eine genaue Analyse nicht schaden. Welche Bakterien leben in deinem Darm? Hast du genug Bacteroidetes? Zu viele Firmicutes? Oder liegt die Ursache für dein erhöhtes Körpergewicht eventuell ganz woanders? Mit einem Darmtest findest du es heraus. Nimm mit dem Test-Kit einfach zu Hause eine kleine Stuhlprobe und schicke sie an das Labor. Nach der Analyse der Probe können die Wissenschaftler*innen genaue Aussagen zur Zusammensetzung deiner Darmflora machen. Anschließend weißt du nicht nur über das Innenleben deines Darms bestens Bescheid, sondern erhältst zusätzlich Tipps, wie du die „guten" Bakterien in deinem Darm gezielt fördern kannst. Lass dir einen persönlichen Ernährungsplan erstellen, der genau auf dich und deine Darmflora zugeschnitten ist.

Wenn die Waage schwankt

Noch letzte Woche warst du zwei Kilo leichter? Kein Grund zur Sorge: Gewichtsschwankungen von ein, zwei Kilogramm sind völlig normal. Das hat nicht unbedingt mit deiner Ernährung und einem verfehlten Idealgewicht zu tun. Bei solchen kleineren Gewichtsschwankungen können auch Wassereinlagerungen, hormonelle Veränderungen, ein gut gefüllter Darm oder eine volle Blase die Ursache sein.

Idealgewicht berechnen:

Alle wollen es, doch nur wenige kennen es – das Idealgewicht. Schluss mit Spekulationen! Lies, wie du ein Gewicht berechnest, das deinem Körper am besten tut.

Idealgewicht berechnen – so geht's

Die einen verlassen sich auf ihr Bauchgefühl, die anderen auf die Displayanzeige ihrer Waage. Wieder andere schwören auf ein Maßband, das sie um ihre Taille legen. So unterschiedlich all diese Messmethoden auch sind, eines haben sie gemeinsam: Sie sind ziemlich vage. Schließlich entscheiden viele Faktoren darüber, welches Gewicht für deine Gesundheit gut ist. Es geht auch präziser.

BMI, die Formel zum Idealgewicht
Der Body-Mass-Index, kurz BMI, gilt als der gängigste Idealgewicht-Rechner unserer Zeit. Du ermittelst ihn, indem du dein Körpergewicht in Kilogramm mit deiner Körpergröße in Metern zum Quadrat ins Verhältnis setzt.

Und so sieht das Ganze als Formel aus:
Body-Mass-Index = Körpergewicht : (Körpergröße)^2

Ein Beispiel: Ein Mann bringt bei einer Körpergröße von 1,85 Metern ein Körpergewicht von rund 80 Kilogramm auf die Waage. Hat er sein Idealgewicht? Lassen wir den BMI-Rechner entscheiden.

Body-Mass-Index des Mannes = 80 : (1,85)^2

Alles im grünen Bereich: Mit einem BMI-Wert von 23,37 bewegt sich der Mann in der Gewichtsklasse 18,5 bis 24,9. Er ist normalgewichtig.

Ideales Gewicht berechnen – der Blick auf die BMI-Tabelle
Der erste Schritt ist getan: Dein BMI-Wert steht. Um dein Idealgewicht zu berechnen, braucht es jedoch mehr, als mit Zahlen zu jonglieren. Genauso wichtig wie die Formel ist die BMI-Tabelle.

Und diese hat dir gleich zwei Botschaften zu überbringen: deine Gewichtsklasse und dein Risiko für gewichtsbedingte Folgeerkrankungen.

Gewichtsklasse	BMI weiblich*	BMI männlich*	Risiko für Folgeerkrankungen
Untergewicht	< 19	< 20	gering
Normalgewicht	19 - 24	20 - 25	durchschnittlich
Übergewicht	25 - 30	26 - 30	leicht erhöht
Adipositas	31 - 40	31 - 40	hoch
Starke Adipositas	> 40	> 40	sehr hoch

* am Beispiel einer 19-jährigen Person

Was ist mein Idealgewicht? Die Sache mit dem Alter
Der Idealgewicht-Rechner berücksichtigt neben Gewicht und Größe auch das Alter.

Doch warum ist das so wichtig?
Das Idealgewicht bleibt nicht dein ganzes Leben lang gleich. Mit dem Alter verschiebt es sich. Je nach Lebensabschnitt gelten ein paar Kilo mehr oder weniger als gesund. Ein größerer Umbruch beginnt ab etwa 40 Jahren; in diesen Lebensjahren verändert sich oft der Stoffwechsel. Du legst Fettpolster an und nimmst ganz natürlich an Gewicht zu, ohne gleich an Adipositas zu leiden. Die Folge: Dein Normalgewicht verlagert sich und mit ihm auch der empfohlene BMI.

Es kann aber auch das Gegenteil eintreten. Denn nicht selten verlierst du beim Älterwerden an Muskelmasse, die für sich genommen deutlich mehr auf die Waage bringt als Fett. Entsprechend niedriger fällt dann dein Körpergewicht aus. Es kann sogar auf Untergewicht hindeuten, obwohl du nicht Gefahr läufst, abzumagern.

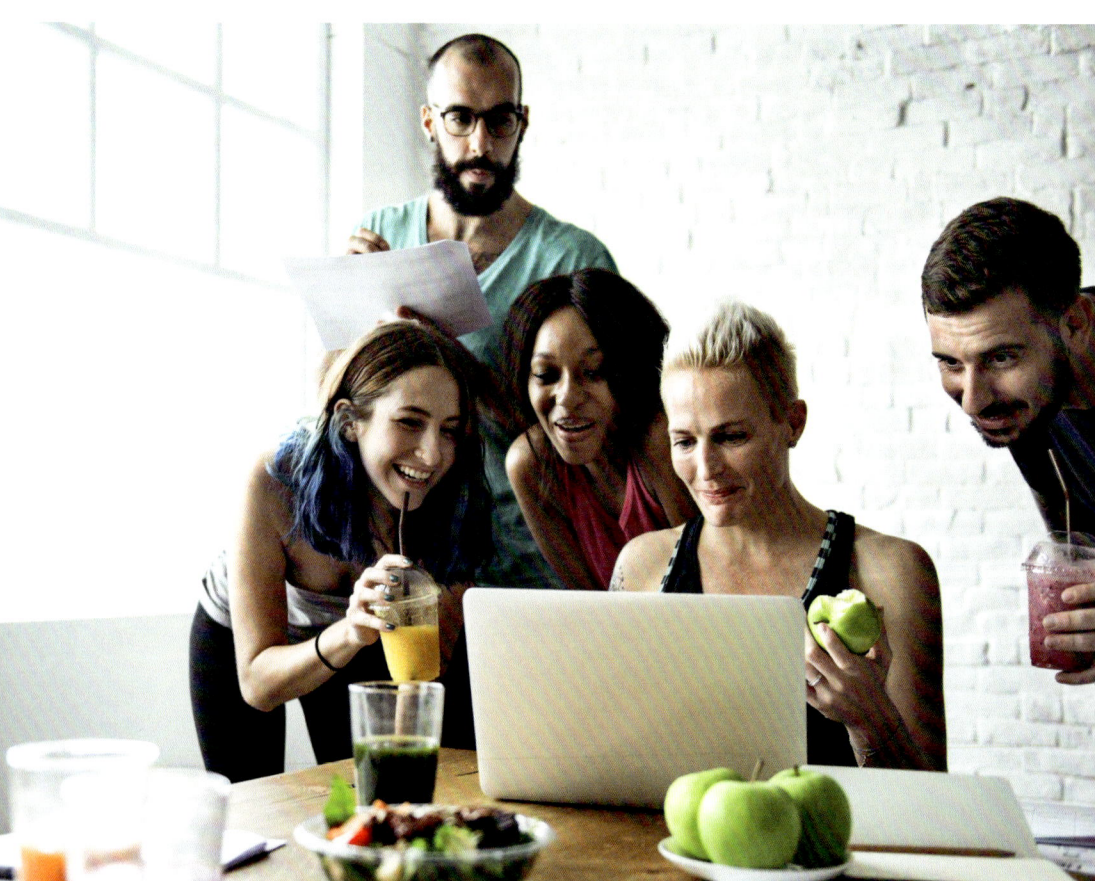

Hast du schon mal dein Idealgewicht berechnet?

ABNEHMEN MIT EINEM GESUNDEN DARM.

ABNEHMEN LEICHT GEMACHT:
So purzeln die Pfunde

Kurzfristige Diäten bringen keine dauerhaften Erfolge. Neben einer Ernährungsumstellung kann die Analyse deiner Darmflora helfen, erfolgreich abzunehmen.

Abnehmen leicht gemacht

Durchschnittlich verbringen wir sechs Jahre unseres Lebens mit Diäten – jede einzelne Diät dauert dabei im Schnitt 4,5 Wochen. Einer kurzzeitigen Gewichtsabnahme folgt jedoch schnell der Jojo-Effekt und die verlorenen Kilos kehren zurück. Solche kurzfristigen Abnehmkuren ziehen keine langfristigen Erfolge nach sich. Dabei kann es eigentlich ganz einfach sein: Hier erfährst du, wie du Übergewicht dauerhaft loswirst.

Effektiv abnehmen: Ohne Stress durch langfristige Ernährungsumstellung

Du willst erfolgreich und langfristig abnehmen? Dann kommst du nicht darum herum, deine Ernährung dauerhaft umzustellen – und das möglichst, ohne dich dabei zu stressen. Denn wenn du mit einer radikalen Diät schnell noch die Strandfigur für den geplanten Urlaub erreichen willst, setzt du dich enorm unter Druck. Darauf kann dein Körper mit der Ausschüttung von Cortisol reagieren – und dieses Hormon hemmt den Fettabbau. Plane deine Ernährungsumstellung stattdessen langfristig und unternimm Dinge, die dich entspannen und dir guttun. Auch Atemübungen oder Meditationen können helfen.

TIPP: Apropos Entspannung: Mit sieben bis acht Stunden Schlaf pro Nacht kann dein Stoffwechsel besser arbeiten und es stellt sich eher ein Sättigungsgefühl ein. Darüber hinaus fällt es dir wahrscheinlich leichter, dich tagsüber bewusst zu ernähren, wenn du ausgeruht und entspannt bist.

Gesund im Alltag ernähren

Nimm dir nach Möglichkeit Zeit für deine Mahlzeiten. Bewusstes Essen beugt Heißhungerattacken vor und macht dir damit das Abnehmen leichter. Wenn dir im Arbeitsalltag nur wenig Zeit zum Kochen bleibt, ist Meal Prep vielleicht eine Lösung für dich. Dabei kochst du gesundes Essen am Vorabend vor. Denn sind deine Mahlzeiten und Snacks vorbereitet, fällt es dir auch unter Zeitdruck leicht, dich gesund zu ernähren. Mit selbstgekochten Portionen, die du mit zur Arbeit nimmst, brauchst du nicht länger auf ungesunde Pausensnacks aus der Kantine oder dem Automaten zurückzugreifen. So kannst du mit geringem Aufwand dafür sorgen, dass deine Ernährung stets reich an Vitaminen, Mineralien und Ballaststoffen ist.

Erfolgreich abnehmen mit einem Ernährungstagebuch

Mit einem Ernährungstagebuch identifizierst du solche Lebensmittel, die du durch gesündere und kalorienärmere Alternativen ersetzen kannst. Notiere dir regelmäßig, welche Lebensmittel du zu welchem Zeitpunkt zu dir genommen hast. Halte auch deine Stimmung dazu fest. Stellst du beispielsweise fest, dass du dich mit leckerem Essen tröstest, wenn du frustriert bist, kannst du dir Alternativen überlegen, die dich ebenfalls aufheitern, sich aber nicht in Übergewicht niederschlagen. Vielleicht tut dir statt der Trostschokolade ein ausgiebiger Spaziergang im Park oder ein Anruf bei einer Vertrauensperson genauso gut.

Richtig abnehmen durch ausreichend Flüssigkeit und Bewegung

Deinen Stoffwechsel du unterstützen, indem du ausreichend trinkst. Versuche, mindestens 1,5 Liter pro Tag zu dir zu nehmen, und zwar kalorienarme Getränke wie stilles Wasser oder ungesüßte Tees. Eine ausreichende Flüssigkeitszufuhr hilft deinem Körper beim Entgiften und fördert die Konzentration und Vitalität. Ein halber Liter stilles Wasser vor den Mahlzeiten hebt darüber hinaus den Energieumsatz deines Körpers an.

TIPP: Zudem solltest du auch Sport und regelmäßige Bewegung in deinen Alltag integrieren. Ausdauersport kurbelt die Fettverbrennung an und wirkt sich oft positiv auf die Gesundheit aus. Mit leichtem Krafttraining stärkst du hingegen deine Muskulatur. Da Muskeln Energie benötigen, führt das dazu, dass sich dein Kalorienverbrauch dauerhaft erhöht und du effektiver abnehmen kannst.

Darmbakterien ins Gleichgewicht bringen

Auch dein Darm kann dir beim erfolgreichen Abnehmen helfen: Er beherbergt Billionen von Bakterien die deine Verdauung unterstützen, dir bei der Nährstoffaufnahme helfen und dein Immunsystem stärken.

Studien haben jedoch gezeigt, dass Menschen, die leicht zunehmen oder nur schwer erfolgreich abnehmen, in ihrer Darmflora häufig eine vermehrte Anzahl an Firmicutes-Bakterien aufweisen. Diese Bakterien verwerten Fett und Zucker besonders gründlich – und stellen deinem Körper dadurch sehr viel Energie zur Verfügung. Beherbergt deine Darmflora eine erhöhte Anzahl an Firmicutes-Bakterien, führt das dazu, dass du bis zu einem Zehntel mehr an Kalorien aus deiner Nahrung gewinnst als normalerweise üblich ist.

Darmflora ins Gleichgewicht bringen
Mithilfe eines Ernährungstagebuchs kannst du die süßen und fettigen Bestandteile deines Speiseplans schrittweise durch vollwertige Lebensmittel zu ersetzen, um die Firmicutes-Population in deinem Darm sukzessive zu reduzieren. So unterstützt du gleichzeitig auch die Darmbakterien namens Bacteroidetes: Diese Bakterien leben vorwiegend von Ballaststoffen und schließen Fett und Zucker weniger gründlich auf. Damit helfen Sie dir beim Abnehmen. Mit einer ballaststoffreichen sowie fett- und zuckerarmen Ernährung kannst du also von den positiven Effekten einer Darm-Diät profitieren.

Erfolgreich abnehmen mit dem personalisierten Ernährungsplan
Um langfristig erfolgreich abzunehmen, kann es hilfreich sein, dich vor einer Ernährungsumstellung über die Zusammensetzung deiner Darmbakterien zu informieren. Mit einem Darmtest ist das problemlos möglich. Die entsprechende Darmanalyse ist ein modernes biotechnologisches Verfahren[9], bei dem eine Stuhlprobe im Labor untersucht wird. Die Ergebnisse zeigen, wie genau sich deine Darmflora zusammensetzt. Neben den Analyseergebnissen erhältst du auch einen personalisierten Ernährungsplan der deine Essgewohnheiten berücksichtigt und dir gleichzeitig dabei hilft, den Bakterienhaushalt deiner Darmflora ins Gleichgewicht zu bringen. Effektiv und langfristig abnehmen ist also gar nicht so schwer.

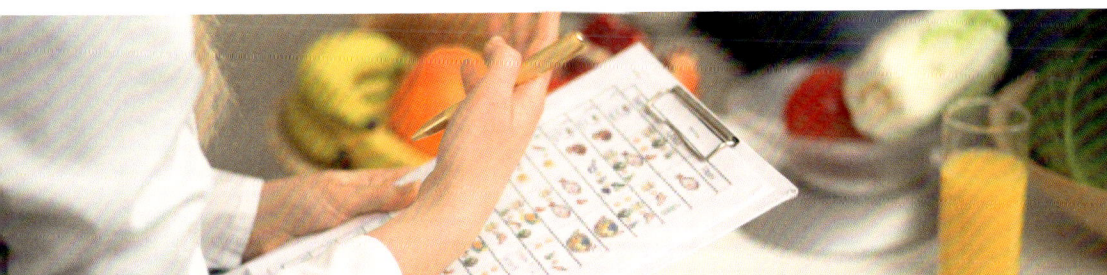

Ein personalisierter Ernährungsplan hilft dir, deine Darmflora ins Gleichgewicht zu bringen.

[9] Cho I, Blaser M J. The human microbiome: at the interface of health and disease. Nature Reviews Genetics 2012:13, 260-270. https://www.nature.com/articles/nrg3182

Einfach und schnell abnehmen ohne Crash-Diäten

Du willst nachhaltig Gewicht verlieren, ohne Jo-Jo-Effekt? Hier erfährst du, wie du mit gesunder Ernährung abnehmen kannst – schnell und einfach.

Schnell abnehmen: Erfolg auch ohne Radikaldiät

Der Strandurlaub naht, ein Vorstellungsgespräch steht bevor: Es gibt viele Gründe, schnell abnehmen zu wollen. Ebenso vielfältig sind auch die Erfolgsversprechen: „10 Kilo runter in nur 14 Tagen" oder „20 Kilo abnehmen mit der Kohlsuppendiät". Ganz so einfach ist es leider nicht. Langfristig und gesund abnehmen geht am besten ohne Radikaldiät – und muss dennoch gar nicht lange dauern.

Radikaldiäten: Schnell abnehmen, schnell zunehmen?

Radikale Diät-Programme setzen in den meisten Fällen auf strikte Regeln und eine begrenzte Auswahl an Nahrungsmitteln. Das können beispielsweise Kohlsuppen, Eiweißshakes oder Gemüsesäfte sein. All diese Diät-Konzepte haben eins gemeinsam: Durch die radikale Reduzierung der Kalorienmenge ist schnelles Abnehmen möglich. Leider sind solche Methoden häufig einseitig, wodurch dein Körper wichtige Nährstoffe nicht erhält. Das kann nicht nur verschiedene Mangelerscheinungen zur Folge haben – auch deinem Abnehmerfolg wirkt das langfristig entgegen.

- **Kohlenhydrate** sind Energielieferanten: Ein Mangel an Kohlenhydraten kann daher zu vermindertem Leistungsvermögen oder Kreislaufproblemen führen.

- Fehlt langfristig **Eiweiß**, kann das dein Immunsystem schwächen und deine Genesung nach einer Krankheit verzögern. Außerdem führt Eiweißmangel zum Abbau von Muskelmasse.

- Bei einer **ballaststoffarmen Ernährung** können Verstopfung und Verdauungsprobleme die Folge sein. Außerdem reduziert sich durch einen verlangsamten Stoffwechsel die Fettverbrennung.

Kurz: Ein Nährstoffmangel schadet deiner Gesundheit und schwächt den Körper. Die geringe Kalorienzufuhr während der Diät führt außerdem zum berüchtigten Jo-Jo-Effekt. Dein Stoffwechsel verlangsamt sich, du verbrennst weniger Kalorien, dein Grundumsatz verringert sich. Da sich Muskelgewebe in Glucose und somit in Energie umwandelt, baut dein Körper bei einem Nahrungsmangel zunächst Muskelmasse ab. Das beeinflusst wiederum deinen Grundumsatz, der weiter sinkt. Kehrst du nach der Diät zu deinem normalen Essverhalten zurück, steigt das Körpergewicht aufgrund des niedrigen Grundumsatzes umso schneller – häufig sogar über das Ausgangsgewicht hinaus.

Schnell abnehmen: Stress für den Körper

Eine strenge Diät bedeutet Stress. Darauf kann dein Körper mit der Ausschüttung des Hormons Cortisol reagieren. Dieses „Stresshormon" wirkt sich negativ auf den Insulinspiegel aus und hemmt den Fettabbau. Ein hoher Cortisol-Spiegel regt außerdem den Appetit an, während er gleichzeitig die Wirkung des Sättigungshormons Leptin beeinträchtigt. Eine einseitige Ernährung kann außerdem deine Darmflora aus dem Gleichgewicht bringen.

Ernährst du dich über einen längeren Zeitraum unausgewogen, kann in deinem Darm ein Ungleichgewicht zugunsten der Firmicutes-Bakterien entstehen. Diese Bakterien können Fett und Zucker besonders gut aufschließen, sodass sie unter Umständen bis zu 10 % mehr Kalorien aus deiner Nahrung verfügbar machen. Außerdem verspürst du mehr Lust auf Süßes und Fettiges. Schnell Gewicht zu verlieren wird in diesem Zustand noch schwieriger.

Wie kann man schnell abnehmen, ohne der Gesundheit zu schaden?

Wer schnell abnehmen und sein Gewicht dauerhaft halten möchte, kommt um eine Ernährungsumstellung nicht herum. Eine gesunde, ballaststoffreiche Ernährung stärkt den Körper und regt den Stoffwechsel an. Ballaststoffe unterstützen außerdem das gesunde Bakteriengleichgewicht in deinem Darm und helfen dabei, die Menge an Firmicutes-Bakterien auf ein Normalmaß zu reduzieren. Dank Darmtest verschaffst du dir vor deiner Ernährungsumstellung einen Überblick über die bakterielle Zusammensetzung deiner Darmflora.

Dazu schickst du eine Stuhlprobe an das Labor, wo sie nach modernsten biotechnologischen Methoden[10] analysiert wird. Mithilfe des Tests erfährst du, welche Darmbakterien du mit deiner Ernährung gezielt unterstützen solltest, um auf lange Sicht erfolgreich abzunehmen. Im Anschluss daran erhältst du einen personalisierten Ernährungsplan, der dich deinem Ziel näherbringt.

[10] Cho I, Blaser M J. The human microbiome: at the interface of health and disease. Nature Reviews Genetics 2012:13, 260-270. https://www.nature.com/articles/nrg3182

Eine abwechslungsreiche, ballaststoffhaltige Ernährung kann deine Lebensqualität nachhaltig verbessern und sich positiv auf deine Gesundheit auswirken. So kann dein Körper besser für dich arbeiten und das Abnehmen geht schnell und einfach, ohne die Strapazen einer Crash-Diät.

Schnell abnehmen: Erste Tipps zum Loslegen.
Damit du während deiner Ernährungsumstellung mit allen wichtigen Nährstoffen versorgt bist und effektiv abnehmen kannst, solltest du auf folgende Punkte achten:

- Reduziere Stress und nimm dir Auszeiten vom stressigen Alltag. Entspannungsübungen oder Meditation können dir dabei helfen.
- Setze vollwertige, vitamin- und mineralstoffreiche Nahrungsmittel (wie Obst und Gemüse) auf deinen Speiseplan. Sie sind kalorienarm, ballaststoffreich und gesund.
- Eine ballaststoffreiche Ernährung hält dich nicht nur länger satt, sie fördert auch deine Verdauung und trägt dazu bei, dass dein Bakterienhaushalt im Darm im Gleichgewicht ist. Vollkornprodukte, Nüsse, Gemüse und Obst sind reich an Ballaststoffen.
- Trinke ausreichend, idealerweise mindestens 1,5 Liter Wasser oder Kräutertee pro Tag. Ausreichend Flüssigkeit unterstützt deinen Stoffwechsel und hilft dabei, deinen Körper zu entgiften.
- Schlafe genug: Mit sieben bis acht Stunden Schlaf pro Nacht arbeitet dein Stoffwechsel besser.
- 50 - 60 % der Kalorien, die du täglich zu dir nimmst, sollten komplexe Kohlenhydrate sein; sie finden sich in Vollkornprodukten, frischem Gemüse und Obst.
- 15 - 20 % deiner Tageskalorienmenge sollten Eiweiße sein; gute Eiweißlieferanten sind Hülsenfrüchte, Nüsse, Linsen und Erbsen.
- Auch Fette solltest du nicht meiden. Rund 25 % deines Kalorienbedarfs sollten aus hochwertigen pflanzlichen Ölen wie Oliven-, Raps-, Lein- oder Nussöl stammen.
- Ausdauertraining sowie Krafttraining stärken deinen Körper und kurbeln die Fettverbrennung an.

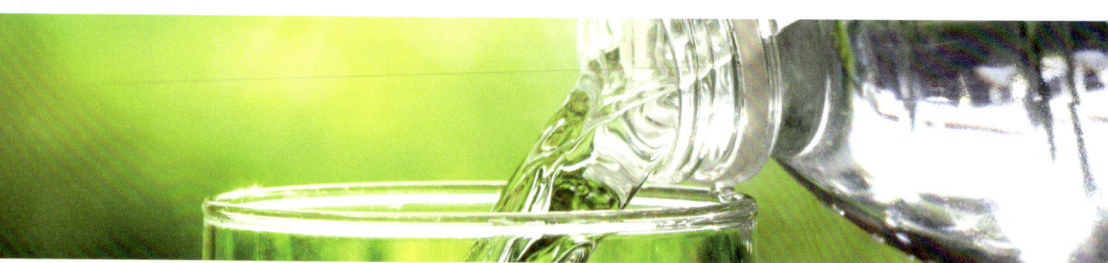

ABNEHMEN MIT EINEM GESUNDEN DARM.

GESUND ABNEHMEN?
Tipps lesen und loslegen

Mit einfachen Abnehmtipps zur gesunden Ernährungsumstellung auf dem Weg zum nachhaltigen Abnehmerfolg.

Gesund abnehmen: Tipps zur effizienten Ernährungsumstellung

Im Internet findest du unzählige Diät-Ideen und geballtes Ernährungsfachwissen – aber welcher Weg bringt dich wirklich ans Ziel? Fest steht: Eine gesunde und nachhaltige Gewichtsreduktion erreichst du über eine langfristige Ernährungsumstellung. Sie ist effizienter und respektiert auch deinen Körper und seine Bedürfnisse. Wer die folgenden Abnehmtipps beherzigt, wird daher vielleicht anfangs etwas länger brauchen, bis der Erfolg einsetzt, hat dafür aber auch größere Chancen auf dauerhaften Erfolg.

Die Frage: „Wie kann ich abnehmen?" beantwortest du also zunächst mit der Gegenfrage: „Warum habe ich überhaupt zugenommen?". Greifst du vielleicht aus Frust, Stress oder Langeweile zu kulinarischen Seelentröstern?
Ein Ernährungstagebuch ist ein praktisches Hilfsmittel, um das herauszufinden. Schreib regelmäßig auf, was du wann gegessen hast – und notiere dazu, wie du dich zu dem Zeitpunkt gefühlt hast. So kannst du bereits vor deiner Ernährungsumstellung einige Stolperfallen identifizieren und ihnen gezielt entgegentreten.

 Selbstreflexion – wie nehme ich ab?
Du möchtest dauerhaft abnehmen, aber wie das für dich am besten funktioniert, hast du noch nicht klar vor Augen? Dann solltest du erst einmal nachforschen, wie die Gewichtszunahme zustande gekommen ist.

 Stress reduzieren, Entspannung fördern
Am Anfang einer Ernährungsumstellung steht außerdem eine gesunde innere Haltung. Auf chronischen Stress reagiert dein Körper mit der Ausschüttung des Stresshormons Cortisol. Es wirkt sich negativ auf den Insulinspiegel aus und hemmt damit den Fettabbau. Studien zufolge werden unter Stress in sieben Stunden durchschnittlich 104 Kalorien weniger verbrannt als in entspannten Phasen. Ein hoher Cortisolspiegel bremst außerdem die Wirkung des Sättigungshormons Leptin

und macht gleichzeitig Lust auf Süßes. Solange du also unter Stress stehst, sind deine Abnehmbemühungen nicht so effektiv. Entspannungsübungen und Meditation können helfen, Stress abzubauen. Ausreichend Schlaf wirkt sich ebenfalls positiv aus: Dein Stoffwechsel arbeitet dann besser. Schlafmangel hingegen lässt deinen Cortisolspiegel steigen.

3 Gesunde, vitalstoffreiche Nahrung hilft deinem Körper dabei, sich gegen Stress zu wappnen. Magnesium sowie andere Mineralstoffe und Antioxidantien sind in dieser Hinsicht besonders wirksam – sie stecken beispielsweise in Bananen, Cashewkernen und Leinsamen.

4 Locker an die Ernährungsumstellung herangehen
Versuche, von vornherein locker an deine Ernährungsumstellung heranzugehen und dich nicht zu sehr unter Druck zu setzen – sonst empfindest du die Diät als Stress. Setze dir keine unrealistischen Ziele, meide allzu drastische Abnehmtipps und achte auf die Bedürfnisse deines Körpers.

5 Mit gesunden Snacks dem Heißhunger vorbeugen
Wenn du stets gesunde Lebensmittel und Snacks im Haus hast, beugst du kulinarischen Affekthandlungen vor. Vielleicht ist „Meal Prep" eine hilfreiche Praxis für dich: Sind verschiedene Mahlzeiten und Snacks bereits vorbereitet, fällt es dir auch in stressigen Phasen leichter, dich gesund zu ernähren.

6 Darmbakterien ins Gleichgewicht bringen
Auch dein Darm hat einen Anteil an deinem Abnehmerfolg. Auf einer gesunden Darmschleimhaut leben Billionen von Bakterien. Diese Darmbakterien unterstützen deine Verdauung, helfen bei der Nährstoffaufnahme und stärken dein Immunsystem. Studien haben allerdings gezeigt: Bei Menschen, die leicht zunehmen oder nur langsam abnehmen, liegt häufig ein bakterielles Ungleichgewicht im Darm vor.

Ist deine Bakterienpopulation zugunsten der Firmicutes-Bakterien verändert, kann das dazu führen, dass dir etwa ein Zehntel mehr an Kalorien zur Verfügung steht. Was unseren Vorfahren früher durch harte Winter geholfen hat, steht heutzutage dem Abnehmerfolg im Wege.

Menschen, die in ihrer Darmflora dagegen überwiegend Bacteroidetes-Bakterien beherbergen, nehmen leichter ab. Eine Umstellung deiner Ernährung hin zu einer ballaststoffreichen Kost kann an dieser Stelle sinnvoll sein. Ballaststoffe dienen den Bacteroidetes-Bakterien in deinem Darm als Energiequelle und stecken vor allem in unverarbeiteten Lebensmitteln, Nüssen, Gemüse, Obst, Hülsenfrüchten oder Vollkornprodukten. Diese Nahrungsmittel sind auch besonders förderlich für das Sättigungsgefühl und versorgen dich mit vielen Vitaminen und Nährstoffen.

7. Mit einem Ernährungstagebuch kannst du einfache Kohlehydrate, Fette und zuckerhaltige Nahrungsmittel auf deinem Speiseplan identifizieren und durch vollwertige Alternativen ersetzen. So unterstützt du aktiv deine Darmflora – und programmierst sie regelrecht „auf schlank".

8. **Dein personalisierter Ernährungsplan**
Starte dein Abnehmprojekt daher mit einer genauen Auswertung deiner Darmflora. Mit einem Darmtest findest du ganz leicht heraus, wie sich deine Darmflora aktuell zusammensetzt. Mit personalisierten Ernährungsempfehlungen helfen unsere Ernährungswissenschaftler*innen dir anschließend, deine Darmbakterien ins Gleichgewicht zu bringen – und unterstützen dich damit beim Abnehmen. Du kannst dir sogar einen eigens auf dich zugeschnittenen Ernährungsplan erstellen lassen der dir Rezepte für eine Woche liefert.

Tipps zum Abnehmen sind ein Anfang auf der Suche nach deinem eigenen Weg: Tipps zum Abnehmen finden sich online wie offline – aber wie du persönlich am besten abnehmen kannst, ist eine ganz individuelle Angelegenheit. Wenn du nicht gegen, sondern mit deinem Körper arbeitest, fällt dir das Abnehmen leichter. Ein gesunder Lebenswandel mit ausreichend Schlaf und Entspannung ist jedenfalls förderlich – und das klingt doch gar nicht so unangenehm.

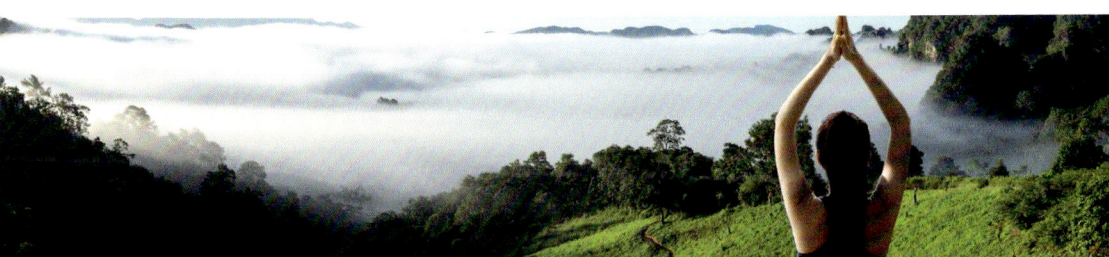

Nimm den Stress raus! In entspannten Phasen kann dein Körper Kalorien besser verbrennen.

ABNEHMEN MIT EINEM GESUNDEN DARM.

IST ABNEHMEN
ohne Sport möglich?

**Du willst schnell abnehmen – ohne Sport und ohne Hungern?
Wir helfen dir dabei, effektiv an deinem Körpergewicht zu arbeiten.**

Ist Abnehmen ohne Sport und Radikaldiät möglich?

Du hast im Alltag wenig Zeit für Sport – oder körperliche Einschränkungen hindern dich daran? Das muss deinem Ziel, überflüssige Pfunde loszuwerden, nicht im Wege stehen: Abnehmen ohne Diät und Sport ist zwar nicht das optimale Abspeckprogramm, aber dennoch möglich. Mit einem gesunden Lebenswandel und einer ausgewogenen Ernährung kann man auch ohne radikales Work-out sein Gewicht reduzieren. Ganz ohne körperliche Ertüchtigung geht es allerdings nicht. Doch lässt sich diese ganz leicht in deinen Alltag integrieren. Hier erhältst du Tipps, was du sonst noch tun kannst, um auch ohne strenge Diät und intensives Fitnesstraining abzunehmen.

Abnehmen leicht gemacht: Ohne Sport, aber mit Bewegung

Studien zufolge sind schlanke Menschen jeden Tag durchschnittlich 150 Minuten länger in Bewegung als übergewichtige Menschen. Bewegung bedeutet aber nicht gleich, dass du ein schweißtreibendes Work-out absolvieren musst: Wenn du deinen Körper im Alltag einfach ein bisschen forderst, tust du schon eine Menge für deine Gesundheit – und deine Kalorienbilanz. Versuche, regelmäßig die Treppe anstelle des Aufzugs zu nehmen oder morgens mit dem Rad statt mit dem Auto zum Büro oder zur Uni zu fahren: Mit solch kleinen Bewegungseinheiten im Alltag kannst du dich auch ohne spezielles Training fit halten.

Schnelles Gehen zur Bushaltestelle, Staubsaugen oder Schneeschaufeln bringen dein Herz-Kreislauf-System in Schwung und aktivieren deinen Stoffwechsel. Mit ein paar kurzen Übungen für Zwischendurch verstärkst du diesen Effekt: Ein paar Sit-ups, während das Nudelwasser kocht, oder fünf Squats, während der Computer hochfährt. Bei körperlichen Einschränkungen kannst Du auch auf einfachere oder weniger intensive Übungen (beispielsweise mit einem Sitzball) zurückgreifen: Wichtig ist nur, dass du auch im Alltag den Bewegungsanteil etwas erhöhst. In der Summe führen diese über den Tag verteilten Bewegungsabläufe zu einem höheren

Kalorienverbrauch – und der hilft dir beim Abnehmen ohne Diät und Sport. Auch für deine allgemeine Gesundheit bringt das einige Vorteile: Bewegung verbessert die Durchblutung in zahlreichen Muskelpartien und auch dein Immunsystem profitiert von der regelmäßigen, aber nicht zu starken Körperbelastung.

Körperliche Aktivität regt außerdem die Darmtätigkeit an: Lockeres Laufen verbessert beispielsweise die Durchblutung des Darms, die Darmmotorik nimmt zu und die aufgenommene Nahrung durchquert den Darm in kürzerer Zeit. Mit etwas Bewegung im Alltag unterstützt du also deine Verdauung – und das wirkt sich wiederum auf dein Sättigungsempfinden positiv aus.

Oft unterschätzte Abnehmhilfe: Die Entspannung
Du willst abnehmen, ohne Sport und Diät? Dann versuche, dich zu entspannen! Das klingt zunächst paradox, ist aber tatsächlich hilfreich und hängt mit dem Cortisol-Spiegel zusammen. Bei seelischer Anspannung schüttet dein Körper das Stress-Hormon Cortisol aus – und das hemmt die Fettverbrennung. Ein hoher Cortisol-Spiegel regt außerdem den Appetit an, während er gleichzeitig das Sättigungsempfinden dämpft. Integriere daher Aktivitäten in deinen Tagesablauf, die dich entspannen und dir guttun. Auch Atemübungen oder Meditation können helfen. Wichtig ist darüber hinaus ein fester Schlafrhythmus mit etwa sieben bis acht Stunden Schlaf pro Nacht. Studien zeigen: Bei gleicher Kalorienzufuhr bleiben ausgeschlafene Menschen schlanker.

Abnehmen ohne Diät und Sport? Hol deine Darmbakterien ins Team!
Abnehmen ohne Sport: Dabei kann dir dein Darm helfen. Billionen von Bakterien leben in diesem faszinierenden Organ: Sie unterstützen deine Verdauung, helfen bei der Nährstoffaufnahme und stärken dein Immunsystem. Enthält deine Darmflora allerdings überwiegend Firmicutes-Bakterien, kann das dazu führen, dass dir das Abnehmen schwerer fällt. Denn Firmicutes-Bakterien schließen die molekulare Struktur von Fett und Zucker besonders gut auf: Dadurch extrahieren sie einerseits mehr Kalorien aus der Nahrung, andererseits verstärken sie auch dein Verlangen nach Fettigem und Süßem. Menschen, deren Darmflora überwiegend Bacteroidetes-Bakterien beherbergt, nehmen im Vergleich dagegen meist leichter ab.

Die gute Nachricht: Du kannst Bacteroidetes-Bakterien gezielt unterstützen. Ballaststoffe dienen dieser Bakterienart als Energiequelle, sodass sie sich bei ballaststoffreicher Ernährung besser vermehren können. Ballaststoffe findest du vor allem in wenig verarbeiteten Lebensmitteln wie Vollkornprodukten, Gemüse, Hülsenfrüchten oder Leinsamen. Diese Produkte stärken auch das Sättigungsgefühl und versorgen dich mit Vitaminen, Mineralien und anderen Mikronährstoffen.

Versuche also, sukzessive die einfachen Kohlenhydrate, gesättigten Fettsäuren und zuckerhaltigen Nahrungsmittel auf deinem Speiseplan zu identifizieren und durch ballaststoffreiche Alternativen zu ersetzen. So profitierst du von den positiven Effekten einer Darm-Diät– und kannst abnehmen, ohne exzessiv Sport zu treiben oder gar zu hungern.

Fazit

Eine gesunde, ballaststoffreiche Ernährung stärkt deinen Körper und regt den Stoffwechsel an. Wenn du dich darüber hinaus im Rahmen deiner Möglichkeiten fit hältst, kannst du in kurzer Zeit schon viel erreichen: Bereits durch kleine „Bewegungshäppchen" nebenbei kommt es in der Summe zu Energieumsätzen, die sich bemerkbar machen.

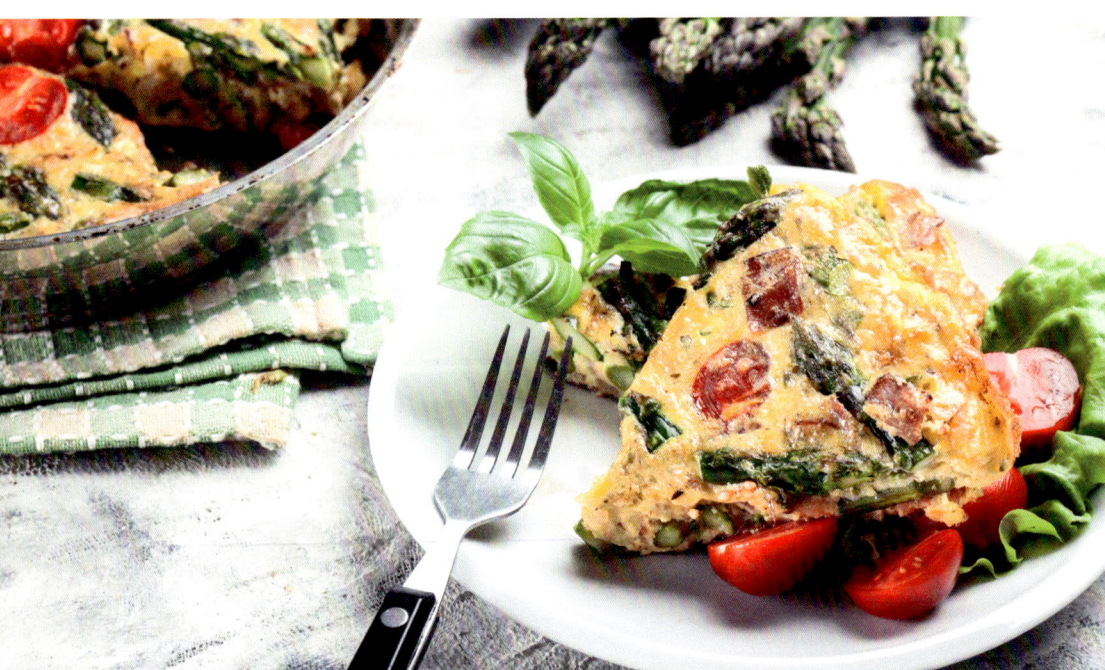

Schmackhafte Speisen sind wichtig. Kräuter und Gewürze regen den Stoffwechsel an.

ABNEHMEN MIT EINEM GESUNDEN DARM.

DARM-DIÄT:
Abnehmen mit gesunder Darmflora

**Den Darm mit Mikroorganismen „auf schlank programmieren":
Das geht! Ein individueller Ernährungsplan hilft dir dabei.**

Darm-Diät – was ist dran?
Wer abnehmen möchte, muss sich gesund ernähren und Sport treiben. So weit, so richtig? Nicht ganz. In unserem Darm beherbergen wir an die 100 Billionen kleine „Mitbewohner" – und die haben ebenfalls Einfluss auf unser Körpergewicht. Je nachdem, welche Bakterienstämme in unserer Darmflora vorherrschen, fällt uns das Abnehmen leichter oder schwerer. Gibt es also eine Darm-Diät und wenn ja, wie funktioniert sie?

Welche Rolle spielt unsere Darmflora beim Abnehmen?
Die Bakterien unserer Darmflora lösen Nährstoffe aus den Nahrungsmitteln, sodass sie besser aufgenommen werden können. Studien haben gezeigt: Menschen, die leicht zunehmen oder trotz konsequenter Bemühung nicht abnehmen, weisen in ihrer Darmflora häufig eine große Anzahl an Firmicutes-Bakterien auf. Vertreter dieses Bakterienstammes verstehen sich besonders gut darauf, Energie aus der Nahrung zu gewinnen. Menschen, deren Darmflora reich an Firmicutes ist, nehmen also mehr Kalorien auf. Das steigerte einst die Überlebenschancen während zermürbender Hungerperioden – und war damit ein evolutionärer Vorteil. Die Darmflora schlanker Personen beheimatet dagegen überwiegend Bakterien vom Stamm der Bacteroidetes. Im Gegensatz zu Firmicutes arbeiten diese Bakterien nicht ganz so gründlich – vor allem Fett können Bacteroidetes nur schlecht verwerten. Menschen mit einem hohen Anteil Bacteroidetes-Bakterien im Darm profitieren also davon, dass sie einen Teil der verzehrten Kalorien ungenutzt ausscheiden.

Expert*innen gehen davon aus, dass auch die genetische Veranlagung darüber entscheidet, ob unsere Darmflora eher Firmicutes oder Bacteroidetes aufweist. Erfreulicherweise müssen wir uns damit aber nicht abfinden. Über die passende Ernährung können wir die Zusammensetzung unserer Darmflora positiv beeinflussen – und mit einer ausgewogenen Darmflora fällt auch das Abnehmen leichter.

Abnehmen mit der Darmflora: So geht's

Die Frage ist also: Wie erzeugen wir das ideale Bakteriengleichgewicht im Darm, um gesund abzunehmen? Grundsätzlich gelingt das am besten mit einer vielfältigen und ballaststoffreichen Ernährung. Die Bacteroidetes-Bakterien nutzen Ballaststoffe als Energielieferanten – sie können sich also in einer ballaststoffreichen Umgebung gut vermehren. Den Firmicutes-Bakterien fällt das dagegen schwerer: Sie fühlen sich mit Fetten und Zuckern besonders wohl.

Wenn in deiner Darmflora ein Ungleichgewicht zugunsten von Firmicutes vorliegt, verspürst du automatisch mehr Lust auf süße und fettreiche Lebensmittel. Daraus kann sich ein Teufelskreis entwickeln: Das Gleichgewicht der Darmflora verschiebt sich über Jahre hinweg immer weiter in Richtung der „dickmachenden" Bakterien.

Abnehmen durch Darmbakterien: Viele kleine Helferlein

Dein Testergebnis zeigt dir nicht nur, wie es in deiner Darmflora um Bacteroidetes und Firmicutes bestellt ist: Du erhältst auch einen umfassenden Überblick über dein individuelles Mikrobiota-Profil.

Schließlich gibt es noch viele andere nützliche Helferlein in deinem Darm, die sich über deine Aufmerksamkeit freuen.

- **Lactobacillen** produzieren Milchsäure – damit sorgen sie im Darm für eine saure Umgebung, die es Krankheitserregern besonders schwer macht. Einige Vertreter der Lactobacillen gehören ebenfalls zu den Darmbakterien, die dir beim Abnehmen helfen: Sie wirken sich positiv auf die Insulinsensitivität und den Fettstoffwechsel aus. Lactobacillen pflegst du mit fermentierten Nahrungsmitteln wie Kefir sauer eingelegtem Gemüse oder Oliven sowie pflanzlichen Ballaststoffen.
- Auch **Bifido**-Bakterien gehören zu den wichtigsten Bestandteilen der Darmflora. Ähnlich wie Lactobacillen erschweren sie das Wachstum von gesundheitsschädlichen Darmbakterien. Außerdem regen sie bestimmte Immunzellen an und stimulieren die Antikörperproduktion. Bifido-Bakterien mögen probiotische Nahrungsmittel wie Kefir oder fermentiertes Gemüse (Knoblauch, Zwiebeln und Spargel).
- Das Bakterium **Clostridium ramosum** steht dagegen unter Verdacht, Übergewicht zu begünstigen: Es stimuliert die Fettaufnahme im Dünndarm. Clostridium ramosum vermehrt sich ganz besonders gut unter einer fettreichen Ernährung.

Ein genauer Blick auf deine aktuelle Darmflora lohnt sich also. So kannst du gezielt die Bakterien unterstützen, die gerade ein bisschen Pflege nötig haben – und sogar mithilfe von Darmbakterien abnehmen. Mit der passenden Ernährung hilfst du den kleinen Bewohnern deines Darms – die dir dann umso besser helfen können. Mit so viel gegenseitiger Unterstützung ist das Abnehmen doch auch gleich viel leichter.

Langfristig abnehmen – mithilfe einer Darmsanierung

Eine Darmsanierung kann dir dabei helfen, den ausgeglichenen Zustand deines Darmes wiederherzustellen. Das Ziel einer Darmsanierung ist, die Zusammensetzung der Darmflora so zu beeinflussen, dass sie ihre Funktionen für unsere esundheit und unser Wohlbefinden wieder optimal erfüllen kann. Aber auch auf dein Körpergewicht kann sich das Reinemachen in deinem Darm auswirken. Erfahre hier, wie du dir die positiven Effekte zunutze machen und mithilfe einer Darmsanierung gesund abnehmen kannst.

Ein starker Partner: Deine Darmflora

In deinem Darm leben unzählige Bakterien. Die Gesamtheit all dieser Mikroorganismen wird als Darmflora bezeichnet. Sie erfüllt eine zentrale Funktion bei der Verdauung: Darmbakterien zerlegen die Nahrung in einzelne Bestandteile, sodass die enthaltenen Nährstoffe vom Körper aufgenommen werden können. Jede Darmbakterienart erfüllt eine spezielle Funktion. So entscheidet die Zusammensetzung der Darmflora mit darüber, wie gut der Stoffwechsel insgesamt funktioniert. Darmbakterien wirken sich aber nicht nur auf den Stoffwechsel aus, sie sind auch ein wichtiger Bestandteil des Immunsystems und beeinflussen das allgemeine Wohlbefinden. Ein besonders artenreicher Darm kann am besten für unseren Körper und unsere Gesundheit arbeiten: Sind viele Bakterienarten im Darm vorhanden, kann sich das Mikrobiom an veränderte Bedingungen (wie eine Medikamenteneinnahme oder Stress) anpassen, ohne in seiner Gesamtheit Schaden zu nehmen.

Ein sensibles Gleichgewicht im Darm

Die Zusammensetzung unserer Darmflora ist so individuell wie ein Fingerabdruck. Allerdings bleibt ein Fingerabdruck ein Leben lang weitestgehend gleich – die Zusammensetzung deiner Darmflora verändert sich dagegen in gewissen Anteilen. Sie ist abhängig von deiner Ernährung, deiner Lebensweise und schädlichen Stoffen, die du aufnimmst.

Die Darmflora kann aus dem Gleichgewicht geraten. Dann dominieren bestimmte Bakterienstämme, während andere fehlen oder zu wenig ausgeprägt sind. Eine einseitige Ernährung, die Einnahme von Antibiotika oder anhaltender Stress können dafür verantwortlich sein. Die Symptome einer gestörten Darmflora sind vielfältig: Verdauungsprobleme, Gewichtszunahme, Müdigkeit und psychische Verstimmungen zählen dazu. Mithilfe einer Darmsanierung lässt sich das Bakteriengleichgewicht im Darm wiederherstellen. Das verbessert meist spürbar das allgemeine Wohlbefinden – und auch das Abnehmen fällt nach einer Darmreinigung oft leichter.

Schritt 1: Analyse der Darmflora
Bevor du dich an die Darmsanierung machst, solltest du herausfinden, wie es aktuell um deine Darmflora bestellt ist. Dies kannst du ohne Arzt direkt zu Hause machen: z.B. mit einem Darmtest. Dafür nimmst du mithilfe des Testkits eine kleine Stuhlprobe und schickst sie ans Labor. Dort wird die Probe von den Wissenschaftler*innen analysiert. Anschließend erhältst du einen detaillierten Einblick in die Zusammensetzung deiner Darmflora sowie in deine Kalorienverwertung, Vitaminsynthese und Immunstärke.

Mögliche Schwachstellen deiner Darmflora lassen sich an den Testergebnissen gut erkennen. Darauf aufbauend stellen dir Expert*innen einen individuellen Ernährungsplan zusammen, der dir beim Abnehmen im Zuge deiner Darmsanierung sowie der anschließenden Ernährungsumstellung hilft.

Schritt 2: Darmreinigung
Für die optimale Vorbereitung der Darmsanierung solltest du zunächst eine Darmreinigung durchführen. Das kann mit schonenden, natürlichen Abführmitteln oder mit der Colon-Hydro-Therapie geschehen. Bei diesem Verfahren werden mehrmals etwa zehn Liter Wasser in den Darm geleitet, um ihn gründlich auszuspülen. Damit eine Darmsanierung nachhaltig wirken kann, sollte der Darmreinigung eine Milieuverbesserung folgen – also eine Besiedelung mit wichtigen Darmbakterien im optimalen Verhältnis.

Erfolg beim Abnehmen kann sich nach einer Darmreinigung und Neubesiedelung mit Bakterien häufig leichter einstellen, denn die Voraussetzungen sind ideal, um nützliche Bakterien gezielt „anzufüttern".

Schritt 3: Darmsanierung

Im nächsten Schritt beginnt die eigentliche Darmsanierung: Es werden gezielt bestimmte Bakterienstämme unterstützt oder zugeführt. In den meisten Fällen ist eine vollwertige und ballaststoffreiche Ernährung zu empfehlen, die reichlich Gemüse und Rohkost, Nüsse, Hülsenfrüchte und milchsauer vergorene Lebensmittel beinhaltet. Zusätzlich können Produkte mit lebensfähigen Bakterienkulturen eingenommen werden, wie beispielsweise die probiotischen Bakterienkulturen, die den Darm nun neu besiedeln können. Auch ausreichend Bewegung und Flüssigkeitszufuhr sind während der Darmsanierung wichtig.

Innerhalb von einigen Monaten kann sich so das Gleichgewicht der Darmflora wieder stabilisieren. Häufig zeigen sich erste Verbesserungen aber schon nach 14 Tagen. Und auch das Abnehmen gelingt nach der Darmsanierung oft leichter.

Diät? Darmsanierung!

Eine unausgewogene Darmflora begünstigt Übergewicht. Studien zeigen, dass bei Menschen, die leicht zunehmen oder nur langsam abnehmen, Firmicutes-Bakterien das Mikrobiom dominieren. Diese Bakterien spalten Fett und Zucker besonders gut auf. Das kann dazu führen, dass etwa 10 % mehr Energie aus der aufgenommenen Nahrung gewonnen werden. Menschen, die in ihrer Darmflora dagegen überwiegend Bacteroidetes-Bakterien beherbergen, nehmen leichter ab. Mit einer gesunden, ballaststoffreichen Ernährung sowie probiotischen Lebensmitteln wie Joghurt und Kefir kannst du Bacteroidetes-Bakterien gezielt unterstützen. Die Darmsanierung trägt auch dazu bei, zwischen Firmicutes und Bacteroidetes ein ausgeglichenes Verhältnis herzustellen. Damit wird das Abnehmen zusätzlich erleichtert.

Mit persönlichem Ernährungsplan zur Darmbakterien-Diät

Beide Bakterienstämme, Firmicutes und Bacteroidetes, erfüllen wichtige Aufgaben in unserem Darm, deshalb brauchen wir sie beide. Idealerweise sind von beiden Stämmen gleich viele Individuen vorhanden. Wie es aktuell um deine Darmflora bestellt ist, kannst du mit einem Darmtest ganz bequem herausfinden. Mit dem Test Kit nimmst du zu Hause einfach eine kleine Stuhlprobe und schickst sie an das Labor. Die Auswertung deiner Probe erfolgt nach neuestem biotechnologischem Standard[11].

11 Cho I, Blaser M J. The human microbiome: at the interface of health and disease. Nature Reviews Genetics 2012:13, 260-270. https://www.nature.com/articles/nrg3182

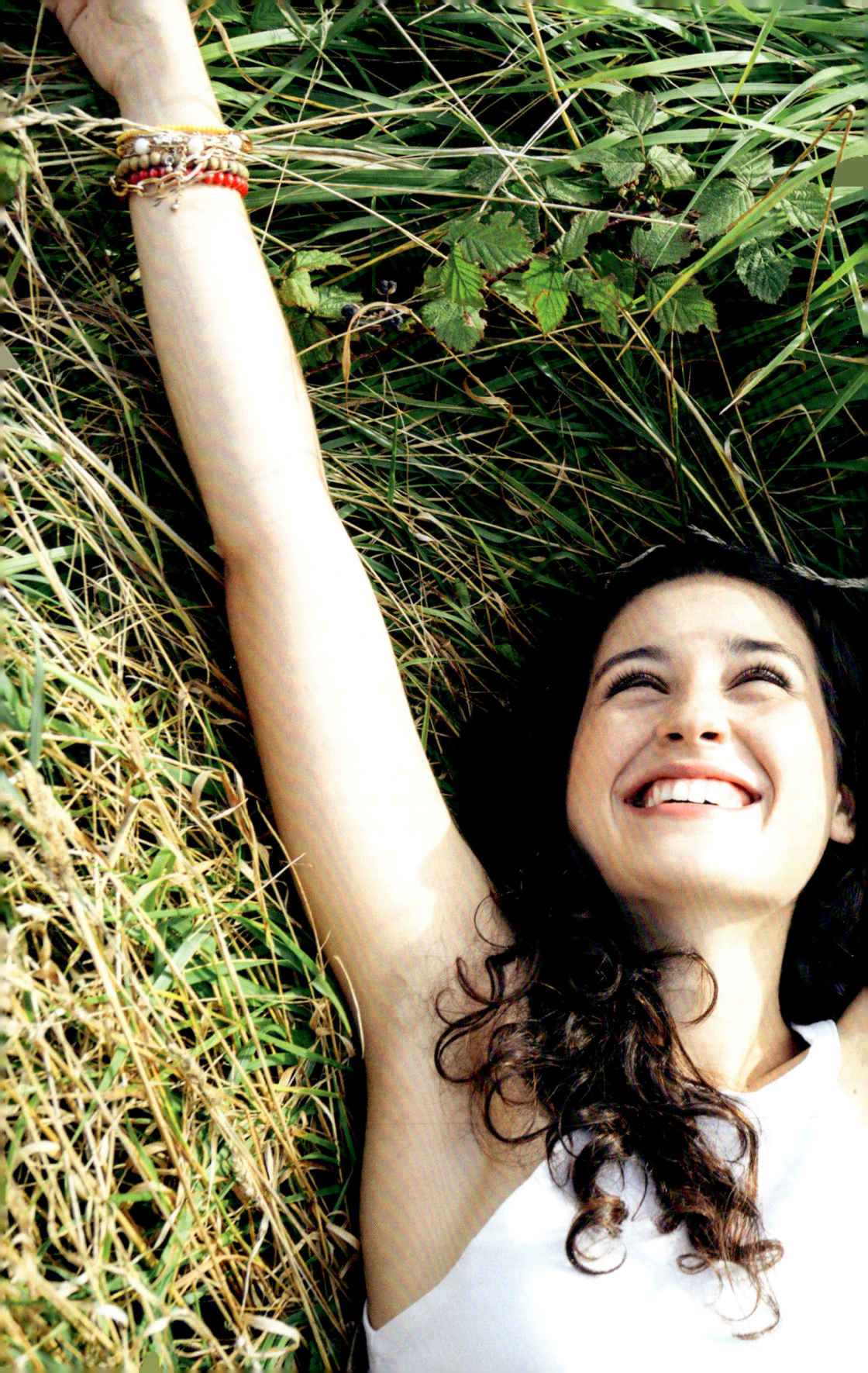

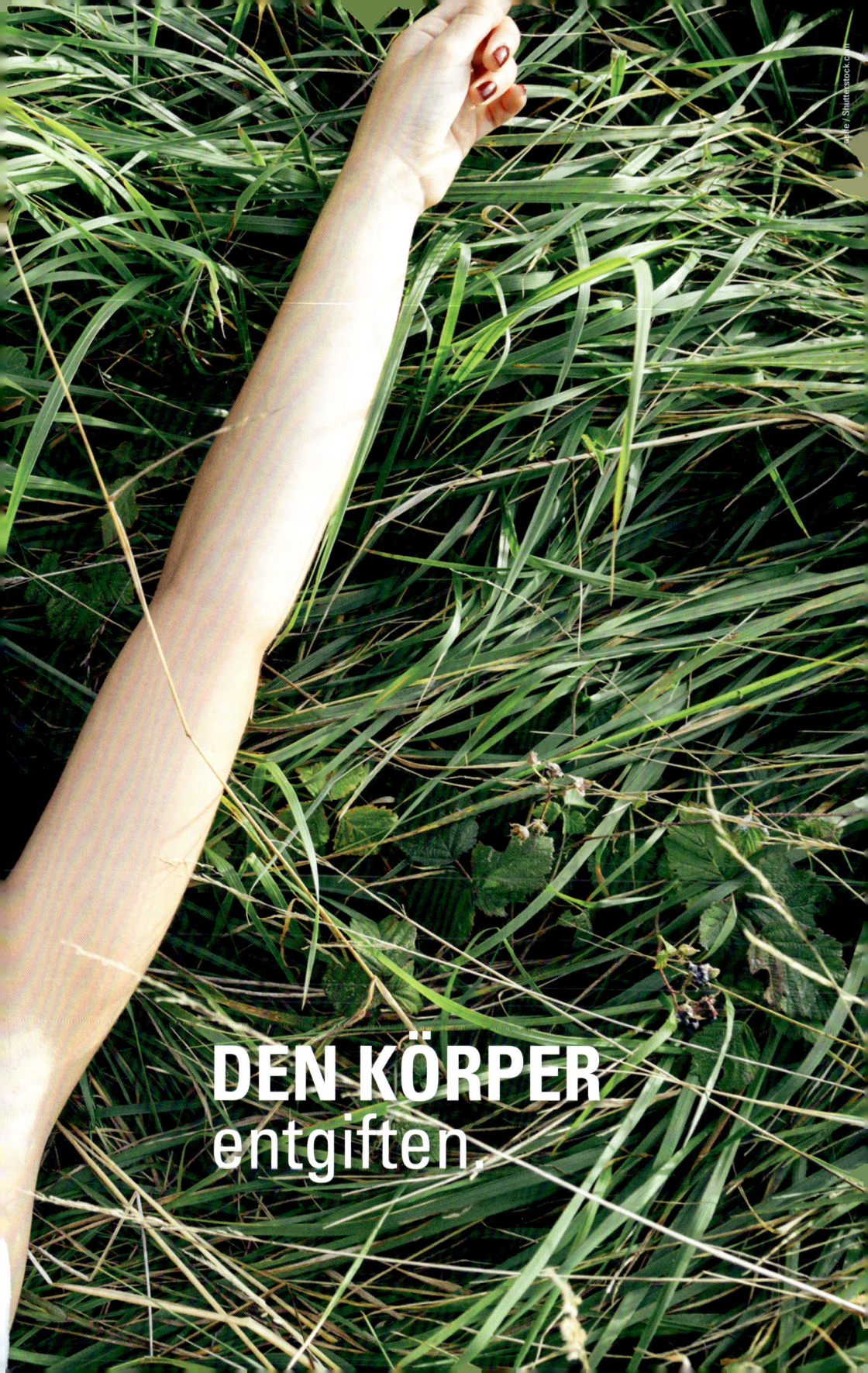

DEN KÖRPER ENTGIFTEN.

ENTSCHLACKEN:
Tipps für mehr Wohlbefinden

Um den Körper zu entschlacken, solltest du einige Dinge beherzigen.
Hier erfährst du, wie du schädliche Stoffe aus dem Körper herausschwemmst.

Tipps zum Entschlacken: Entschlackungskuren liegen im Trend. Sie sollen dabei helfen, den Körper von schädlichen Stoffen zu befreien, und insgesamt zu mehr Wohlbefinden führen. Auch wenn es wissenschaftlich erwiesen ist, dass es so etwas wie „Schlacken" im Körper nicht gibt, können entgiftende Lebensmittel sowie der bewusste Verzicht auf Stoffe wie Koffein, Nikotin oder Alkohol zu einem spürbar besseren Körpergefühl führen. Du möchtest es ausprobieren? Mit diesen Tipps zum Entschlacken fühlst du dich bald rundum gesünder und wohler.

Die gesunde Alternative zu Koffein

Ohne Kaffee kommst du morgens nicht in die Gänge? Zum Glück ist das koffeinhaltige Heißgetränk nicht der einzige Wachmacher auf dem Frühstückstisch. Auch mit lauwarmem Zitronenwasser bringst du deinen Kreislauf in Schwung und führst deinem Körper gleichzeitig eine ordentliche Portion Vitamin C zu. Und noch einen netten Nebeneffekt hat der spritzige Kaffee-Ersatz: Er spült Giftstoffe aus dem Körper. Nicht umsonst gilt die morgendliche Erfrischung als gute Wahl beim Entschlacken. Noch wacher rüttelst du dich mit einem Hauch Ingwer, schwarzem Pfeffer oder Kurkuma. Die Gewürze kurbeln deinen Stoffwechsel an und wirken zudem entzündungshemmend.

Bitter statt süß

Kleine Naschereien wie Schokolade, Kuchen oder Desserts hat jeder von Zeit zu Zeit gerne auf dem Teller. Leider sind solche Süßspeisen auch reich an Zucker und Fett und damit nicht sonderlich geeignet, wenn du deinen Körper entschlacken möchtest. Doch wie wäre es zur Abwechslung mal mit bitter statt süß? Bitterstoffe setzen nämlich nicht nur aufregende kulinarische Akzente, sondern tun auch noch der Leber gut. Richtig eingesetzt, können sie dem überlasteten Entgiftungsorgan während einer Entschlackungskur helfen. Ob als Bitterbasenpulver, als alkoholfreies Kräuterelixier oder über pflanzliche Nahrungsmittel wie Löwenzahn, Chicorée oder Radicchio – Bitterstoffe stecken in vielen gesunden Lebensmitteln und bringen aufregende und intensive Geschmacksnoten in deine Mahlzeiten. (Buchtipp: BITTER - Segen für die Gesundheit, Ulrike Köstler)

Körper entschlacken mit Basenbädern

Fühlst du dich nach einem langen Tag gestresst und ausgelaugt? Ein basisches Bad kann dir dabei helfen, abzuschalten, Kraft zu tanken und deinen Körper zu entschlacken. Das Detox-Geheimnis von Basenbädern sind die darin enthaltenen Mineralien. Sie tun nicht nur deiner Haut gut, sondern sorgen außerdem dafür, dass Schadstoffe aus deinem Körper befördert werden. Die basischen Zusätze gibt es in Drogerien, Reformhäusern und gut sortierten Supermärkten. Wer zur Entschlackung ein bis zwei Packungen in die Wanne kippt und anschließend bis zu 40 Minuten im Wasser entspannt, kann seinen Säure-Basen-Haushalt im Körper ausgleichen und schädliche Stoffe herausschwemmen.

Tee trinken und entschlacken

Ob bei Heiserkeit, Magenbeschwerden oder Kreislaufstörungen – Tee ist ein Alleskönner. Selbst beim Entschlacken ist das heiße Wundergetränk behilflich. Insbesondere Kräutertees helfen dabei, den Körper von Giftstoffen zu befreien und damit gründlich zu reinigen.

Eine gute Wahl triffst du zum Beispiel mit folgenden Sorten:

- Brennnessel
- Lindenblüten
- Ingwer
- Ginseng
- Große Klette

Ein Klassiker unter den Entgiftungstees ist auch Zistrosentee. Das mediterrane Kraut wirkt nachweislich entzündungshemmend. Auch seine entgiftende Kraft wurde bereits wissenschaftlich belegt[12]. Kein Wunder also, dass der natürliche Entgiftungsprofi bei der Entschlackung hoch im Kurs steht.

Dem Darm beim Entschlacken helfen

Der Darm spielt eine wesentliche Rolle bei der Entschlackung. Noch bevor Speisen und Getränke zur Leber gelangen, werden sie im Darm verarbeitet. Und je besser dieser funktioniert, umso weniger stark wird am Ende die Leber mit giftigen Stoffwechselresten belastet. Daher ist ein gesunder Darm das A und O, wenn du deinen

---

[12] Siegers, C. P. (2008): Release of heavy metals (cadmium, mercury) from human blood and urine by Cystus Sud; Planta Medica. https://mypfad-finder.com/entschlacken-des-koerpers/

Körper gründlich entschlacken möchtest. Um herauszufinden, wie es um deine Darmgesundheit steht, hast du mithilfe eines Darmtests die Möglichkeit, mehr über deine Darmflora und den Bakterienhaushalt in deinem Darm zu erfahren. Die Analyse der Darmbakterien erfolgt nach neuesten biotechnologischen Standards und gibt Aufschluss darüber, ob sich der Bakterienhaushalt in deinem Darm zugunsten schädlicher Bakterien verschoben hat oder sich in gesunder Balance befindet.

Anhand der Testergebnisse erhälst Du im Anschluss einen personalisierten Ernährungsplan der deine Ernährungsgewohnheiten berücksichtigt, gut für deinen Darm ist und dir zusätzlich beim Entschlacken helfen kann.

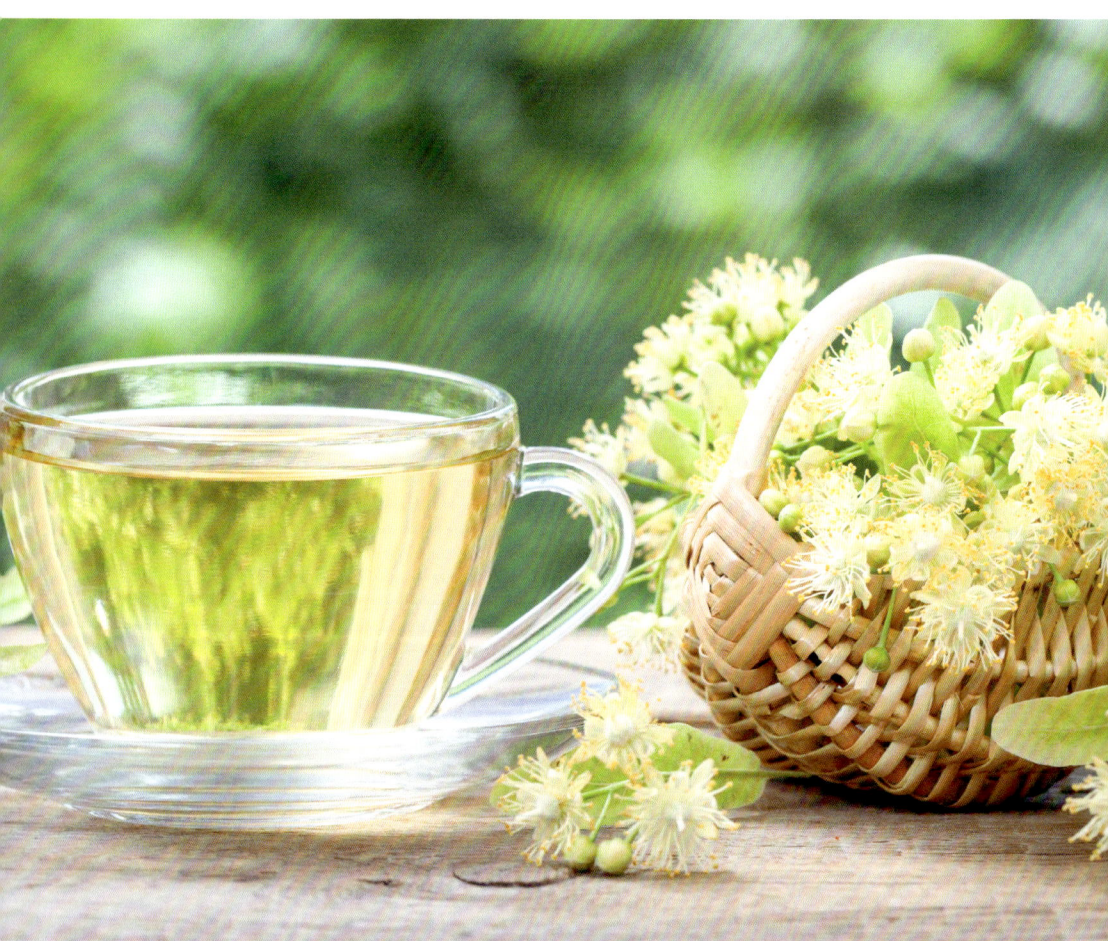

Kräutertees helfen dabei, den Körper von Giftstoffen zu befreien und damit gründlich zu reinigen.

DEN KÖRPER ENTGIFTEN.

ENTSCHLACKUNGSKUR:
Anleitung zum Detoxen

Entschlackungskuren sind in aller Munde. Doch wie funktionieren sie überhaupt?

Entschlackungskur – so geht Detox
Ob pünktlich zum Sommerurlaub, nach einer ausgedehnten Weihnachtsschlemmerei oder einfach zwischendurch – Entschlacken liegt im Trend. Doch wie läuft eine Entschlackungskur eigentlich ab? Mit dieser Entschlackungskur-Anleitung bist du gewappnet.

Entschlackungskur: Anleitung für einen Detox-Tag
Bevor du deine Entschlackungskur startest, solltest du dir überlegen, wie lange diese dauern soll. Im Anschluss kannst du alle nötigen Vorkehrungen treffen, einen Ernährungsplan erstellen und die Zutaten dafür einkaufen. So vermeidest du es, zwischendurch noch einmal in den Supermarkt gehen zu müssen und kannst köstlichen Versuchungen leichter widerstehen. Planst du lediglich einen Detox-Tag oder eine bis zu dreitägige Entschlackungskur, ist der Aufwand vergleichsweise gering. Eine Entschlackungskur von 7 Tagen benötigt etwas mehr Vorbereitung. Unabhängig von der Dauer ist eine Entschlackungskur eine gute Methode, um schädliche Stoffe schneller aus deinem Körper zu befördern. Das tut nicht nur deiner Leber, deinem Darm und den anderen Entgiftungsorganen gut, sondern führt allgemein zu mehr Wohlbefinden.

Das Detox-Frühstück
Deine Entschlackungskur beginnt direkt nach dem Aufwachen. Kaffee-Fans gehen leider leer aus: Ab jetzt landet Tee in der Tasse. Vor allem grüner Tee ist gut für Detox-Kuren geeignet. Er enthält Antioxidantien und hilft dabei, deinen Stoffwechsel anzuregen. Wer mit dem grünen Detox-Helfer nicht warm wird, setzt auf milden Kräutertee wie Kamillen-, Fenchel- oder Pfefferminztee. Auf Zucker oder Süßstoff solltest du verzichten. Wenn du deinen Tee partout nicht ungesüßt trinken magst, gib einen Löffel Honig hinein. Die Teetasse ist gefüllt – doch was kommt auf den Frühstücksteller? Bei einer Entschlackungskur nach dieser Anleitung brauchst du gar keinen. Ein Früchte-Smoothie, zum Beispiel aus leckeren Beeren, ist ein guter Ersatz für Müsli, Marmelade und Ei.

Und das brauchst du für den Vitamin-Kick:
- 150 Gramm frisches Obst
- 2 Esslöffel Granatapfelkerne
- 5 EL Magerjoghurt

Kleiner Tipp: Gib ein paar Pfefferminzblätter in den Smoothie. Diese sorgen für Frische und unterstützen deinen Körper zusätzlich beim Entschlacken.

Der Detox-Lunch

Egal, ob du dich für eine Entschlackungskur von 3 Tagen oder eine Entschlackungskur von 7 Tagen entscheidest – die Hauptmahlzeit ist immer das Mittagessen. Mit einem Salat zur Vorspeise und einem Gemüsegericht führst du deinem Körper wertvolle Nährstoffe und Energie zu.

Welche Zutaten du in den Salat gibst, bleibt natürlich deinen persönlichen Geschmacksvorlieben überlassen.

Folgende Detox-Wunder sollten aber nicht in deiner Salatschüssel fehlen:
- Gurken
- Tomaten
- Spinat
- roher Grünkohl
- Kürbiskerne

Beim Dressing ist Zurückhaltung gefragt. Fettreiche Salatsoßen sind bei einer Entschlackungskur tabu. Mit 3 Esslöffeln Olivenöl und etwas Zitronensaft verleihst du deinem Salat ein feines Aroma, ohne deinen Detox-Plan zu gefährden.

Jetzt geht es an dein warmes Gemüsegericht. Wie wäre es zum Beispiel mit einer Artischocke mit leichtem Kräuterdip? Genauso gut eignet sich eine Ofenkartoffel mit Sauerrahmfüllung.

Das Detox-Dinner

Abends lässt du deinen Detox-Tag mit einer kräftigen Gemüsebrühe ausklingen. Im besten Fall bereitest du sie einfach selbst zu. So ersparst du dir die in Fertigsuppen meist enthaltenen künstlichen Aromen und sonstige Zusätze. Dein Magen knurrt noch? Ein leichter Grünkohl-Salat hilft dir beim Sattwerden. Alternativ kannst du auch zu einem Smoothie mit Grünkohl greifen.

Richtig detoxen: Tipps für die Entschlackungskur
Zwischenmahlzeiten sind überflüssig

Ob deine Entschlackungskur 3 Tage oder 7 Tage andauert – der richtige Rhythmus bei der Einnahme der Mahlzeiten ist entscheidend. Dein Körper läuft nur dann zur Hochform auf, wenn er nicht gerade mit der Verdauung beschäftigt ist. Mindestens vier Stunden sollten zwischen den einzelnen Mahlzeiten liegen.

Dein Körper braucht keine Hilfsmittel

Von Detox-Pillen über Entgiftungsdrinks bis hin zu Entschlackungspulver – der Detox-Markt boomt. Doch nicht alles ist auch gut für den Körper. Dein Organismus braucht keine teure Unterstützung. Er kann die Entschlackungskur alleine bewältigen. Nur über eines freut er sich: über eine ausgewogene und gesunde Ernährung.

Der Darm hat ein Mitspracherecht

Die Leber ist das Entgiftungszentrum deines Körpers. Aber auch die Nieren, die Haut und vor allem der Darm sind an der Entgiftung beteiligt. Um die Leber tatkräftig zu unterstützen, sollte sich deine Darmflora im Gleichgewicht befinden. Und hier kommt eine Darmflora-Analyse ins Spiel. Über einen Darmflora-Selbsttest für zu Hause, erfährst du alles über dein persönliches Darmflora-Profil und erhältst im Anschluss daran wertvolle Tipps, wie du deine Darmflora verbessern kannst. Die Analyse der Darmbakterien erfolgt nach neusten biotechnologischen Standards. Alle Testresultate kannst du bequem auf deinem Online-Dashboard einsehen. Zusätzlich erhältst du einen auf dich zugeschnittenen Ernährungsplan, der dir dabei helfen kann, die Funktionalität deines Darms zu verbesern. Natürlich kannst du anhand der Empfehlungen auch die Entschlackungskur-Anleitung an deine Bedürfnisse anpassen. Alle Informationen und Handlungsempfehlungen sind für dich übersichtlich aufbereitet und leicht verständlich erklärt.

Methoden zur Entgiftung des Körpers

Es gibt mittlerweile eine Vielzahl unterschiedlicher Methoden, um den Körper zu reinigen. Ein Verzicht auf Alkohol, Nikotin sowie Koffein ist für jede Entgiftungskur die Grundvoraussetzung. Welche Methode sich am besten zur Entgiftung des Körpers eignet, muss jeder selbst entscheiden. Wichtig ist es, auf sein Bauchgefühl zu hören. Andernfalls ist das Risiko groß, die Motivation zu verlieren und das Programm vorzeitig abzubrechen. Aber wie entgifte ich meinen Körper nun?

Heilfasten

Das Heilfasten ist eine der ältesten Methoden, den Körper von innen zu reinigen. Hierbei geht es darum, über einen Zeitraum von mehreren Tagen bis Wochen gänzlich auf Lebens- und Genussmittel zu verzichten und den Körper durch den Entzug zu entgiften. Langfristig soll das Fasten zu einer kompletten Veränderung des Lebensstils führen. Das Ziel ist es, fettige Nahrung und Lebensmittel mit Zusatzstoffen sowie schädliche Genussmittel wie Alkohol und Koffein dauerhaft vom Speiseplan zu verbannen.

TIPP: Wenn du fastest, solltest du stets auf eine ausreichende Flüssigkeitszufuhr achten. Erlaubt sind stilles Wasser und ungesüßte Tees. Um dem Stoffwechselapparat unter die Arme zu greifen, empfiehlt es sich, den Darm zu Beginn der Fastenzeit mithilfe eines Einlaufs oder Glauber- und Bittersalzen zu reinigen. Auf diese Weise hilfst du den gesunden Darmbakterien, sich zu regenerieren und zu vermehren, und bringst deine Darmflora wieder ins Gleichgewicht.

Intervallfasten

Das Intervallfasten – oder intermittierendes Fasten – erfreut sich bei vielen Menschen, die schnell abnehmen wollen, einer großen Beliebtheit. Doch die Methode eignet sich nicht nur zur Gewichtsreduktion hervorragend, sondern kann auch dabei helfen, den Körper zu entgiften. Beim Intervallfasten geht es um den richtigen Rhythmus von Essenzeiten und Essenspausen.

Zu den bekanntesten Methoden gehören das 16:8-Modell (16 Stunden fasten, acht Stunden normal essen), die 5:2-Methode (fünf Tage normal ernähren, zwei Tage fasten) und das 6:1-Modell (sechs Tage normal essen, einen Tag fasten).

Wenn du nur schwer auf Nahrung verzichten kannst, ist intermittierendes Fasten eine hervorragende Möglichkeit, Gifte und schädliche Stoffe aus dem Organismus zu befördern, ohne hungern zu müssen. Das klappt aber nur, wenn du dich während der Essenszeiten gesund und ausgewogen ernährst und auf ungesunde, fetthaltige Lebensmittel sowie Genussmittel verzichtest. Stattdessen solltest du auf natürliche entgiftende Lebensmittel zurückgreifen. Obst und Gemüse, Vollkornprodukte, Nüsse und Samen sind die perfekten Nährstofflieferanten und kurbeln deinen Stoffwechsel an. Das hat nicht nur positive Auswirkungen auf dein Gewicht, sondern auf den ganzen Organismus.

Basenfasten

Beim Basenfasten geht es darum, bewusst auf alle Lebensmittel zu verzichten, die deinen Körper übersäuern. Zu den säurebildenden Lebensmitteln gehören vor allem tierische Produkte wie Fleisch, Fisch, Ei, Milchprodukte, aber auch Zucker, einige Hülsenfrüchte, Spargel und Getreideprodukte. Stattdessen landen Obst und Gemüse, Kräuter, Samen und Nüsse auf dem Teller. Das Basenfasten eignet sich hervorragend, um den Körper zu reinigen, und trägt zu einer Linderung von Symptomen diverser Darmerkrankungen wie Morbus Crohn und Colitis ulcerosa bei.

Was trägt noch zur Entgiftung des Körpers bei?

Nicht nur die Ernährung hat eine erhebliche Bedeutung für die Körperentgiftung, auch mit anderen Dingen kannst du deinem Organismus etwas Gutes tun.

- Ausreichend Bewegung und Sport kurbeln deinen Stoffwechsel an und helfen dabei, Gifte und Schadstoffe über die Haut loszuwerden.
- Vermeide Stresssituationen und Hektik im Alltag und nimm bewusst Auszeiten.
- Um fit in den Tag zu starten, solltest du ausreichend schlafen. Acht Stunden Schlaf pro Nacht helfen dir, die täglichen Herausforderungen energiegeladen zu meistern.
- Ernähre dich gesund und ausgewogen, auch wenn du keine Entgiftungskur machst.

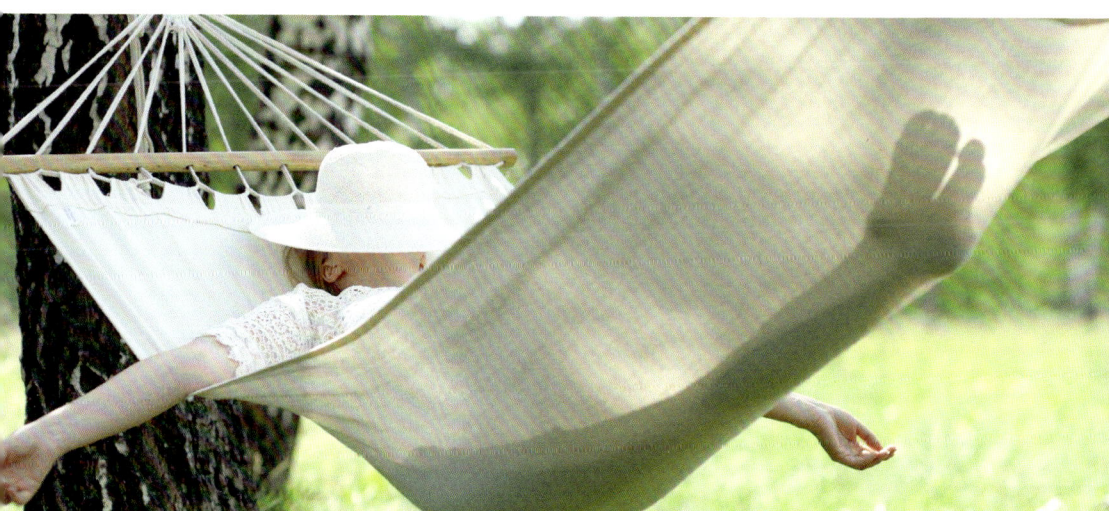

Erlebe deine Entschlackungszeit bewusst – sie tut dir einfach gut!

DEN KÖRPER ENTGIFTEN.

LEBERENTGIFTUNG:
Das natürliche Wohlfühlrezept

Gönne deiner Leber ihre wohlverdiente Ruhepause. Wir verraten dir, wie du deine Leber entgiften und damit deinem Körper etwas Gutes tun kannst.

Leberentgiftung: Detox für den Stoffwechsel

Müdigkeit ist dein ständiger Begleiter? Nichts schmeckt mehr? Deine Verdauung macht schlapp? Das müssen nicht unbedingt die Vorboten einer Erkältung sein. So fühlt sich auch ein Weckruf der Leber an. Eine Überdosis Fett, Zucker, Alkohol und Nikotin kann uns das sensible Entgiftungsorgan nämlich ganz schön übel nehmen. Gönn dir in solchen Fällen besser eine Ruhepause und tu deinem Körper mit einer Leberentgiftung etwas Gutes.

Die Leber – das Entgiftungsorgan

Die Leber ist ein Multitalent: Sie steuert den Stoffwechsel, versorgt den Körper mit Energie, reguliert den Cholesterinspiegel und regt die Fettverbrennung an. Ihre Hauptaufgabe besteht aber in der Entgiftung. Als zentrales Stoffwechselorgan wandelt sie Schadstoffe um und verhindert damit, dass diese sich im Körper einlagern. Zuverlässig filtert die Leber Bakterien, Hormone und beschädigte Zellen aus der Blutlaufbahn heraus. Giftiges Ammoniak wandelt sie in Harnstoff um. Auch beim Alkoholabbau hat sie ihre Finger im Spiel: 1 Gramm Alkohol je 10 Kilogramm Körpergewicht baut sie pro Stunde ab.

Die größten Feinde der Leber

24 Stunden täglich arbeitet die Leber für dein Wohlbefinden. Fehler unterlaufen ihr normalerweise nicht – es sei denn, sie wird zu stark beansprucht. Denn ist die Arbeitsbelastung zu hoch, kommt die Entgiftung ins Wanken. Schadstoffe werden nicht mehr vollständig abgebaut. Sie dringen dann in die Blutlaufbahn ein und belasten deinen Organismus. Die erhöhte Schadstoffbelastung bekommst du meist nicht dort zu spüren, wo sie entsteht. Statt Leberschmerzen können dann Beschwerden wie Blähungen, ein Druck- und Völlegefühl im Oberbauch, Übelkeit und Erbrechen oder chronische Erschöpfung auftreten. Eine Seltenheit sind Leberprobleme aber nicht. Allein in Deutschland hat etwa jeder vierte Erwachsene zu hohe Leberwerte.

Ursächlich dafür sind unter anderem folgende Faktoren:
- Pestizide und Schadstoffe aus der Umwelt
- Alkohol und Nikotin
- chronischer Stress
- zu häufiger Genuss stark verarbeiteter Nahrungsmittel wie Fastfood
- regelmäßiger Konsum von Fleisch aus Massentierhaltung
- genetisch veränderte Lebensmittel wie Eier, Obst und Gemüse

Wie entgifte ich meine Leber?
Die gute Nachricht: Leberbeschwerden müssen kein Dauerzustand sein. Wer das empfindliche Organ regelmäßig auf Kur schickt, kann ihm etwas Gutes tun. Ausreichend Bewegung, weniger Stress, möglichst wenig Alkohol und der Verzicht auf Nikotin sind Schritte in die richtige Richtung. Möchte man seine Leber reinigen, gehört aber noch etwas mehr dazu.

Leber entgiften mit einer gesunden und vollwertigen Ernährung
Wer etwas für sein allgemeines Wohlbefinden tun möchte, sollte grundsätzlich auf eine ausgewogene und gesunde Ernährung achten. Obst, Gemüse, Vollkornprodukte, Pflanzenöle, Nüsse und Samen dürfen regelmäßig auf deinem Teller landen, aber meide zu viel Zucker, verarbeitete Lebensmittel und große Mengen Fleisch.

Darüber hinaus unterstützen folgende Lebensmittel die Entgiftung der Leber:
- Avokado
- Salat und Mangold
- Walnüsse
- Olivenöl
- Knoblauch
- Brokkoli, Radieschen, Rettich
- Beeren
- Fisch (vor allem Lachs)
- basischer Kräutertee, grüner Tee, Lebertee

Die ganzheitliche Leberentgiftung
Einmal pro Jahr solltest du deiner Leber eine umfassende Entgiftungskur gönnen. Sie kombiniert eine basische Ernährung mit Bitterstoffen, Curcumin und Probiotika. Mindestens vier Wochen lang solltest du außerdem Abstand von Fertigprodukten, Alkohol, Zigaretten und Zuckerbomben nehmen. Auf diese Weise tust du nicht nur deiner Leber etwas Gutes, sondern deinem gesamten Stoffwechsel.

Als begleitende Therapie empfiehlt sich eine Darmsanierung. Speisen und Getränke gelangen schließlich nicht direkt in die Leber. Zuvor machen sie Zwischenstopp im Darm. Umso wichtiger ist eine gesunde und ausgewogene Darmflora. Befindet diese sich im Ungleichgewicht, leidet der ganze Verdauungsapparat. Und unverdaute Partikel, Bakterien und andere Schadstoffe setzen deiner Leber dann noch stärker zu. Aus gutem Grund gilt die Darmsanierung daher als sinnvolle Ergänzung zur Entgiftung der Leber.

Darmsanierung – eine gute Basis für die Leberentgiftung

Zu jeder Leberentgiftung gehört eine gründliche Darmsanierung. Doch weißt du eigentlich, wie es um deinen Darm steht? Ist deine Darmflora im Gleichgewicht? Mit einem Darmtest basierend auf neusten biotechnologischen Standards[15], kannst du deine Darmgesundheit überprüfen und feststellen, ob sich deine Darmflora in Balance befindet.

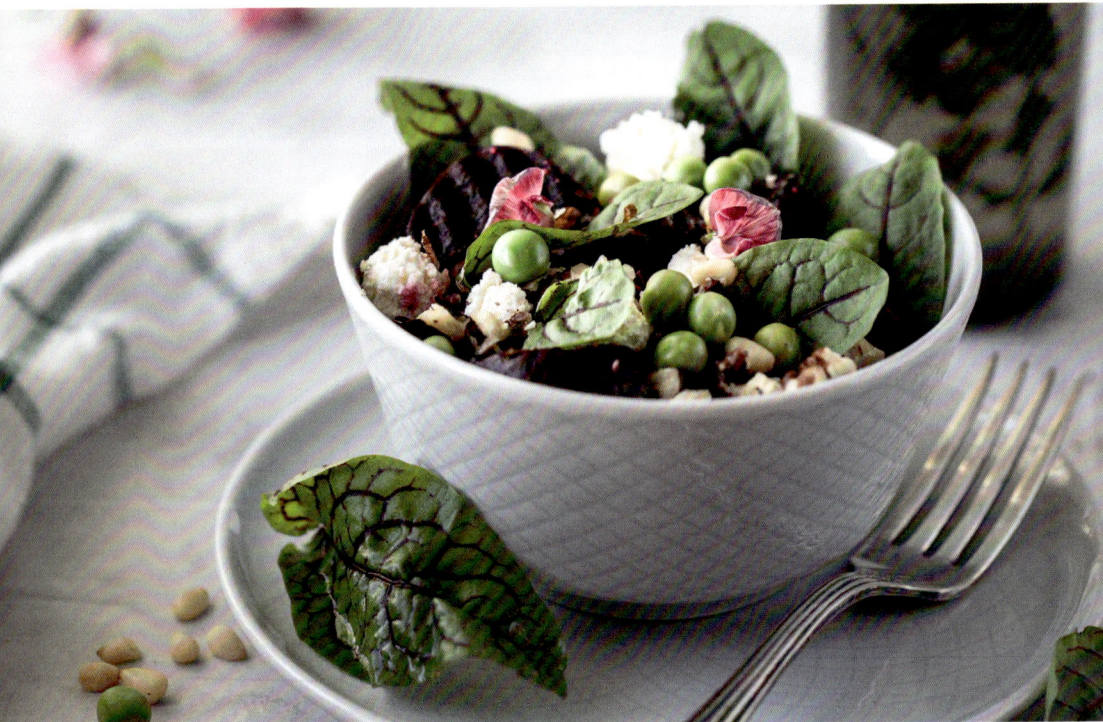

Pflanzliche Bitterstoffe in Kräutertees, Gemüse und Salat entlasten die Leber und unterstützen die Entgiftung.

[15] Cho I, Blaser M J. The human microbiome: at the interface of health and disease. Nature Reviews Genetics 2012:13, 260-270. https://www.nature.com/articles/nrg3182

DEN KÖRPER ENTGIFTEN.

ENTGIFTUNGSKUR DURCHFÜHREN:
Wellness für den Körper

Es muss nicht immer das Spa sein. Eine Entgiftungskur zu Hause tut dem gestressten Organismus genauso gut. Doch was braucht dein Darm?

Entgiftungskur leicht gemacht
Ob Pestizide, Fastfood, Medikamente oder Kosmetika – unser Körper muss viel verarbeiten. Rund um die Uhr leisten Darm, Nieren, Leber und Haut Schwerstarbeit. Eine Entgiftungskur lässt den gestressten Organismus durchatmen.

TIPP: Ein ärztliches Rezept brauchst du für diese Kurzzeittherapie nicht, wenn du ansonsten gesund bist. Du verschreibst sie dir einfach selbst. Du startest dein persönliches Detox-Programm bequem zu Hause und integrierst es leicht in deinen Alltag.

Entgiftungskur für zu Hause: Vorbereitung ist das A und O
Bei einer Entgiftungskur geht es um dein wertvollstes Gut: deinen Körper. Umso wichtiger ist es, sich gründlich vorzubereiten. Auf der sicheren Seite bist du mit einem personalisierten Ernährungsplan. Was aber zeichnet einen guten Ernährungsplan aus? Was braucht dein Körper, was nicht?

Wie läuft eine Entgiftungskur zu Hause ab?
Mit dem Ernährungsplan fällt der Startschuss für deine Entgiftungskur. Zunächst geht es um den Darm. Er muss zunächst entleert werden. Anschließend folgen die sogenannten Safttage. Während dieser Phase sollen Verdauung und Stoffwechsel angeregt werden. Eine gereizte Darmflora erhält dabei die Möglichkeit, wieder ins Gleichgewicht zu kommen. Der Name ist Programm, denn während der Safttage sind nur flüssige Lebensmittel wie Wasser, Saft und Tee erlaubt. Anschließend setzt die Entgiftungskur für den Körper auf eine ballaststoffreiche Nahrung aus Obst und Gemüse. Erst nach und nach kommen wieder feste Lebensmittel auf den Teller. Dabei ist es wichtig, diese Nahrung schrittweise und behutsam zu integrieren.

Wie lange die Entgiftungskur dauert, ist ganz dir überlassen. Von Wochen-Kuren über regelmäßige Detox-Tage bis hin zum Entschlackungs-Monat – jeder entgiftet auf seine Weise.

Körper entgiften nach Plan – diese Lebensmittel sind tabu

Eine Entgiftungskur bedeutet Verzicht. Gerade säurehaltige Lebens- und Genussmittel haben nichts auf dem Ernährungsplan verloren. Nimm Abschied von:

- Kaffee
- Alkohol
- Zigaretten
- Fleisch
- Weißmehl
- Käse
- Zucker

Die Abstinenz bringt den Säure-Basen-Haushalt wieder ins Gleichgewicht. Ist er unausgeglichen, straft er uns mit Übersäuerung. Wir fühlen uns schlapp, neigen zu unreiner Haut, nehmen schneller zu oder leiden an hartnäckigen Muskelverspannungen. Auch Migräne, Zahnprobleme und Cellulite können unter Umständen Symptome sein. Pendelt sich der gestörte Säure-Basen-Haushalt wieder ein, klingen die Beschwerden mitunter oft von selbst ab.

Hilfreiche Tipps für deine persönliche Entgiftungskur zu Hause

Die nachfolgenden Tipps können bei deiner Detox-Diät sehr nützlich sein:
- Trinke mindestens 2 Liter täglich, im besten Fall Wasser und Tee.
- Iss grünes Gemüse. Brokkoli, Zucchini, Spinat und grüner Spargel sind wahre Vitaminwunder.
- Für Naschkatzen: Ersetze Schokolade und Gummibären an späteren Kurtagen durch eiweißhaltige Knabbereien wie Nüsse und Hülsenfrüchte.
- Kurble die Entgiftungskur mit wohltuenden Bädern und Massagen an.
- Achte auf eine erholsame Nachtruhe. Ideal sind sieben bis neun Stunden Schlaf pro Tag.
- Wenn du dich an der frischen Luft bewegst, unterstützt du den Reinigungsprozess.
- Komm beim Yoga, Pilates oder Meditieren zur Ruhe und reduziere Stressfaktoren.
- Meide körperliche Anstrengung wie Ausdauersport, Saunagänge oder Sonnenbaden.

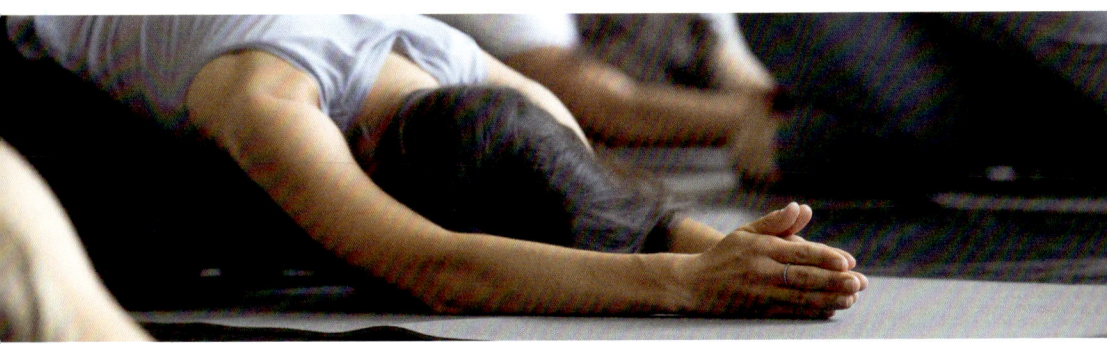

DEN KÖRPER ENTGIFTEN.

ENTGIFTENDE LEBENSMITTEL:
Clever essen lernen

Ob im Wasser, am Boden oder in der Luft – Toxine lauern überall. Befrei dich von Schadstoffen. Entgiftende Lebensmittel helfen dir dabei.

Was sind entgiftende Lebensmittel?
Wer sich gesund ernährt, ausreichend Wasser trinkt und zweimal pro Woche Sport treibt, macht schon vieles richtig. Trotzdem trägt er Giftstoffe in sich. Denn den Toxinen in Nahrung und Luft kann sich unser Organismus nicht vollständig entziehen. Zwar arbeitet unser Entgiftungsapparat auf Hochtouren, dennoch sollte man Leber, Gallenblase und Lymphsystem nicht mehr belasten als nötig: Mit einer gesunden Ernährung kannst du deinem Körper beim Entgiften helfen. Mit den richtigen Zutaten auf dem Speiseplan kurbelst du die Detox-Funktion deines Körpers an und hilfst ihm beim täglichen Schadstoffkampf.

Grüner Tee: Milder Antioxidantien-Lieferant
Ein wahres Wundermittel bei der Entgiftung ist grüner Tee. Sein Erfolgsrezept: Antioxidantien. Vor allem die Catechine helfen, den Körper vor freien Radikalen zu schützen. Freie Radikale können Krankheiten begünstigen und gesundes Gewebe befallen. Zugleich stärken Catechine die Leberfunktion und damit die natürliche Detox-Wirkung. Ein weiteres Plus ist der harntreibende Effekt von grünem Tee. Durch ihn werden Toxine schonend aus dem Körper gespült, ohne dass dieser dabei dehydriert. Schon ein bis zwei Tassen pro Tag, ob heiß oder kalt genossen, helfen der Entgiftung auf die Sprünge. Übrigens: Wer auf Kaffee, gesüßte Fruchtsäfte, Limonade und alkoholische Getränke verzichtet, trägt noch mehr zur natürlichen Entgiftung seines Körpers bei.

Zitrone: Fruchtiger Energieschub
Für einen frischen Energie-Boost sorgt Zitrone. Das liegt vor allem an ihrem hohen Vitamin-C-Gehalt – unverzichtbar für die Herstellung des leberunterstützenden Glutathion. Zitronen schmecken zwar sauer, im Körper aber haben sie eine basische Wirkung. Dadurch wirkt sich das entgiftende Lebensmittel positiv auf die Verdauung aus und trägt zur schnellen Ausscheidung von Toxinen bei.

Und so nimmst du das vitalisierende Nahrungsmittel zu dir: Einfach den Saft einer halben Zitrone mit einem Glas warmem Wasser vermischen und diesen Drink jeden Morgen auf nüchternen Magen genießen.

Ingwer: Zitronig-scharfes Multitalent

Was die Entgiftung durch bestimmte Lebensmittel anbelangt, nimmt Ingwer den Spitzenplatz ein. Das ist vor allem auf seine Inhaltsstoffe Gingerol und Shogaol zurückzuführen: Sie kurbeln den Stoffwechsel an und bringen den natürlichen Entgiftungsprozess in Schwung. Vor allem Ingwertee wird gern und oft zur Entgiftung getrunken. In wenigen Minuten lässt sich das wohltuende Getränk zubereiten. Einfach zwei Teelöffel frischen Ingwer feinreiben, in heißes Wasser geben und fünf bis zehn Minuten ziehen lassen.

Avokado: Grüner Ballaststoff-Garant

Ob als Brotaufstrich, im Salat oder in der Pastasoße – unseren Gaumen hat die Avokado längst überzeugt. Jetzt ist unsere Leber an der Reihe. Der hohe Vitamin-K-Gehalt der Avokado schützt das Entgiftungsorgan vor freien Radikalen. Gleichzeitig bietet die grüne Frucht reichlich Ballaststoffe, die sowohl die Verdauung als auch die natürliche Entgiftung des Körpers unterstützen. Etwa eine halbe Avokado täglich, ob im Smoothie oder auf dem Sandwich, unterstützen dich bei deiner Entgiftung durch Lebensmittel.

Leinsamen: Tatkräftige Unterstützung für die Verdauung

Genau wie Avokados tun auch Leinsamen deiner Verdauung gut. Sie quellen im Darm auf und bringen dadurch die Darmaktivität in Schwung. Damit ihre Inhaltsstoffe im Darm besser aufgenommen werden können, solltest du die Leinsamen mahlen oder schroten. So sind sie dann auch ein hervorragendes Topping für den Salat. Die flüssige Alternative: Du gibst einen Teelöffel gemahlene Leinsamen in ein Glas mit warmem Wasser und trinkst diese Mischung zwei Wochen lang jeden Tag auf nüchternen Magen.

Körper entgiften mit Lebensmitteln – ein Ernährungsplan hilft

Jeder Körper ist anders, weswegen ein Standard-Ernährungsplan den individuellen Ansprüchen des Einzelnen nie gerecht wird. Wir setzten deshalb auf personalisierte Ernährungspläne.

Voraussetzung für solch ein maßgeschneidertes Angebot ist eine zuverlässige Analyse deiner Darmbakterien. Dazu nimmst du mit dem Test-Kit eine Stuhlprobe und schickst sie anschließend an das Labor. Unsere Wissenschaftler werten deine Darmflora nach neuestem biotechnologischem Standard[16] aus. Mit den Ergebnissen erfährst du nicht nur, wie es um deine Verdauung steht, sondern bekommst auch noch nützliche Ernährungstipps an die Hand. Welche entgiftenden Lebensmittel tun dir besonders gut? Auf welche kannst du guten Gewissens verzichten? Unser Online-Dashboard hat die Antworten.

Die Entgiftungskur sanft ausklingen lassen

Genauso wichtig wie die Vorbereitung ist auch die Nachbereitung. Gerade nach reinen Saft- oder Smoothie-Kuren musst du deinen Körper erst langsam wieder an den normalen Speiseplan gewöhnen. Gib ihm Zeit. Mit kleinen leichten Mahlzeiten lässt du die Entgiftungskur zu Hause sanft ausklingen. Eine gute Wahl triffst du mit Gemüsesuppen, Grießbrei, Milchreis oder Obstsalat.

Wie ausgeglichen ist dein Darm?

Obwohl noch immer Studienbedarf besteht, gilt zumindest eine Wechselwirkung zwischen Mikrobiom und Gehirn als erwiesen. Du kannst herausfinden, wie ausgeglichen deine Darmbakterien sind. Depressionen lassen sich bisher zwar nicht direkt über die Zusammensetzung deines persönlichen Mikrobioms diagnostizieren, aber die Analyse lohnt trotzdem. Erwiesenermaßen tut eine ausgewogene Darmflora Körper und Geist gut. Deshalb solltest du etwaige Mangelerscheinungen lieber frühzeitig erkennen. Anschließend kannst du durch eine gezielte Zufuhr entsprechender Lebensmittel die Population der positiven Darmbakterien stärken – die Psyche wird es dir danken. Nach neuestem Stand der Biotechnologie[17] ermöglicht dir der Darmtest.

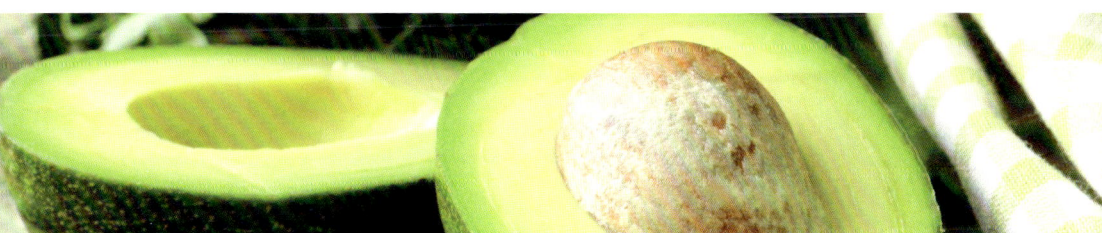

[16] Cho I, Blaser M J. The human microbiome: at the interface of health and disease. Nature Reviews Genetics 2012:13, 260-270. https://www.nature.com/articles/nrg3182
[17] Cho I, Blaser M J. The human microbiome: at the interface of health and disease. Nature Reviews Genetics 2012:13, 260-270. https://www.nature.com/articles/nrg3182

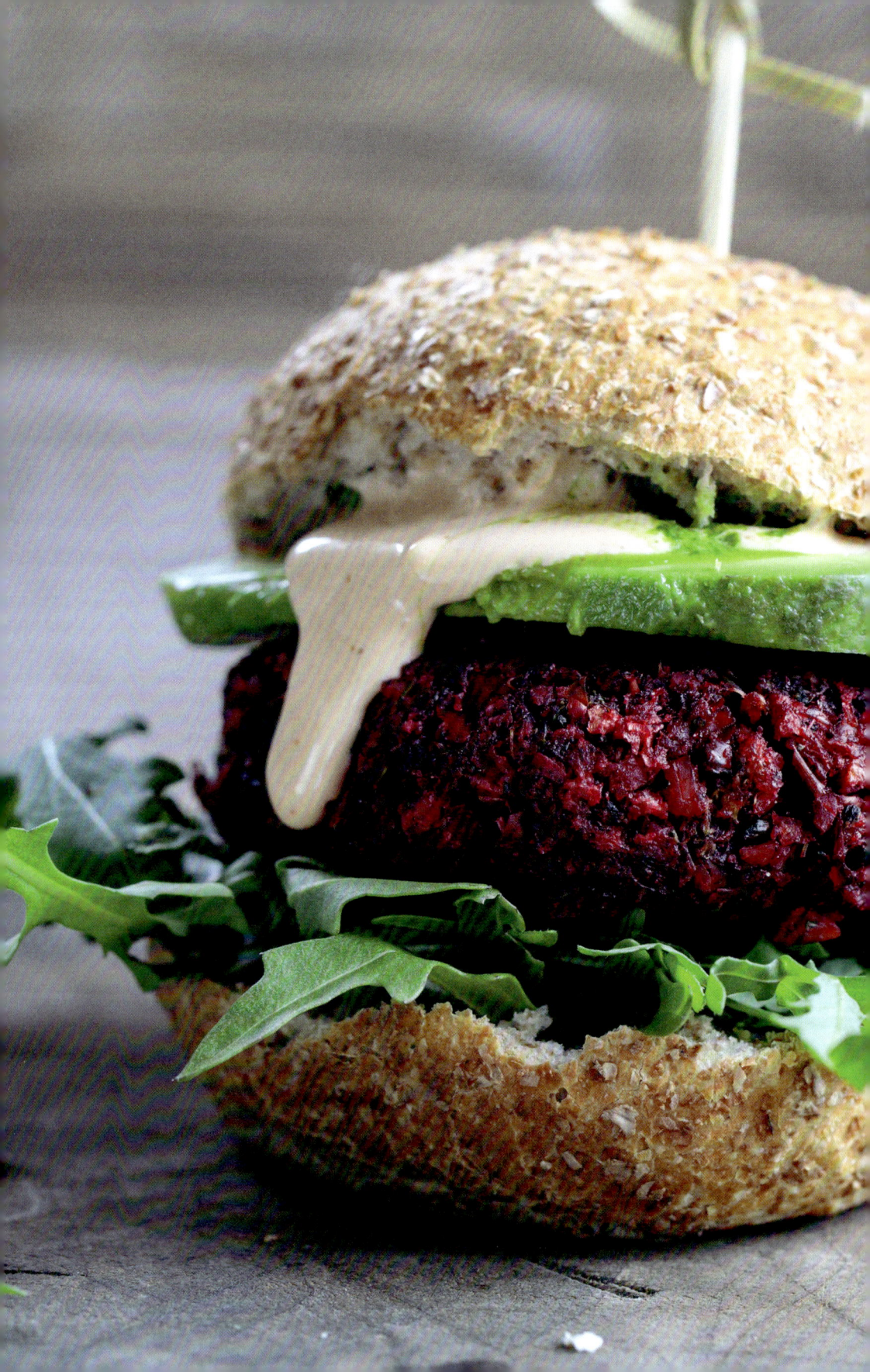

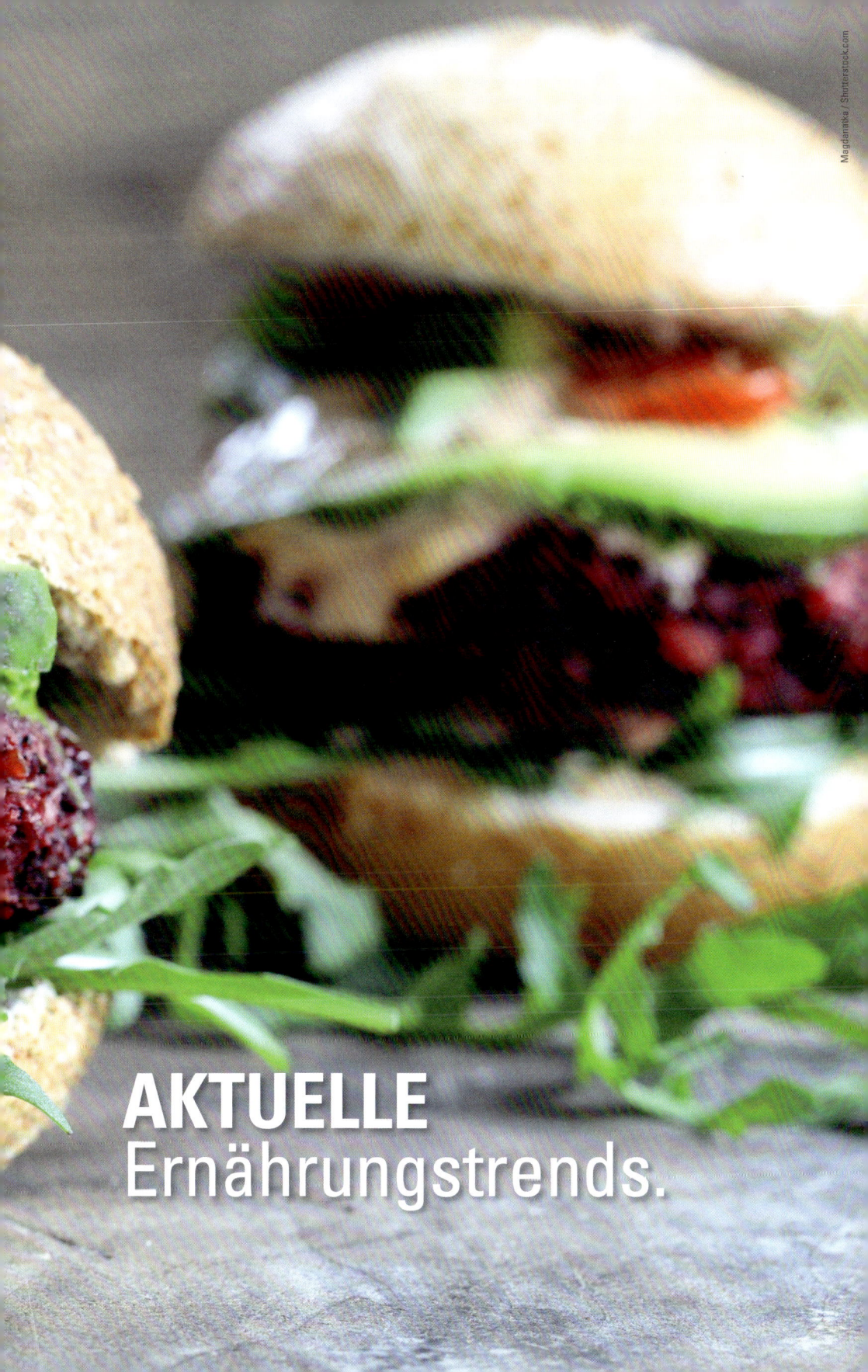

AKTUELLE
Ernährungstrends.

AKTUELLE ERNÄHRUNGSTRENDS.

VEGETARISCH:
Mehr als ein Food-Trend

Vegetarier*innen essen bekanntlich kein Fleisch. Klar ist Gemüse besser. Doch ist dies automatisch gesünder? Lies hier alles rund um vegetarische Ernährung.

Sich vegetarisch ernähren hat viele Facetten

Vegetarismus ist eigentlich ein Sammelbegriff für verschiedene Ernährungsweisen. Eines haben sie alle gemeinsam: Vegetarier*innen schränken den eigenen Verzehr tierischer Lebensmittel ein. Je nach Motivation meiden sie nur bestimmte oder sogar alle tierischen Produkte. Die meisten verzichten komplett darauf, Fleisch zu essen. Andere möchten zumindest hin und wieder einen Festtagsbraten genießen und bezeichnen sich selbst als „Flexitarier*innen". Diese „Teilzeit"-Vegetarier*innen" legen oft großen Wert auf Fleisch in Bio-Qualität und aus artgerechter Tierhaltung.

Die meisten Vegetarier*innen zählen sich zu einer der beiden folgenden Gruppen:

- Ovo-Lacto-Vegetarier*innen essen kein Fleisch und keinen Fisch, dafür aber Eier und Milchprodukte.
- Veganer*innen ernähren sich ausschließlich von pflanzlichen Lebensmitteln. Je nach Speiseplan gibt es weitere vegetarische Formen. Die Benennung richtet sich nach der lateinischen Bezeichnung der jeweils einbezogenen Lebensmittel.
- Pescetarier*innen (piscarius = Fisch) verzichten auf Fleisch, essen jedoch Fisch und Meerestiere sowie andere tierische Produkte.
- Ovo-Vegetarier*innen (ovo = Ei) meiden Fleisch, Fisch und Milchprodukte, zählen aber Eier zu ihrer Kost.
- Lacto-Vegetarier*innen (lacto = Milch) lehnen Fleisch, Fisch und Eier ab, verzehren jedoch Milchprodukte.

Vegetarisch leben und gesund bleiben

Vergammeltes Rinderhack, Vogelgrippe und dioxinverseuchtes Tierfutter: Die zahlreichen Fleischskandale haben einigen Konsumenten den Appetit verdorben. Daneben sehen viele Vegetarier*innen auch die Vorteile einer fleischlosen Ernährung.

Zahlreiche Studien befürworten eine vegetarische Lebensweise. Besonders die ovo-lacto-vegetarische Variante gilt als gesundheitsfördernd Vegetarier*innen sind seltener übergewichtig und von chronischen Krankheiten wie Diabetes Typ 2 oder Bluthochdruck betroffen. Generell leben Vegetarier*innen dank ihrer gesunden Ernährung länger. Dies zeigt beispielsweise die seit 1993 durchgeführte Langzeitbeobachtung EPIC-Oxford Study, deren Fokus auf lebensverlängernden Effekten liegt. Demnach scheint der Fleischverzicht eine wichtige Maßnahme zu sein, um Herz-und-Kreislauf-Erkrankungen und Krebs vorzubeugen – Leiden, die mit einer hohen Sterblichkeitsrate verbunden sind. Zu dem gleichen Schluss kommt auch die Heidelberger Vegetarierstudie des Deutschen Krebsforschungszentrums.

TIPP: Sicher ist, dass sich schon der Verzicht auf rotes und stark industriell verarbeitetes Fleisch positiv auswirkt. Schließlich enthält es eine Menge gesättigte Fette und Cholesterin. Fleischesser*innen besitzen zudem eine Darmflora, in der Bakterien ein Stoffwechselprodukt freisetzen, das die schädlichen Cholesterin-Effekte verstärkt. Pflanzliche Kost, insbesondere Gemüse, scheint hingegen eine gute Darmflora zu begünstigen. Sie ist reich an Ballaststoffen, die Präbiotika enthalten. Von diesen ernähren sich gerade solche Darmbakterien, die das Immunsystem stärken und Darminfektionen vorbeugen. Damit unterstützt eine pflanzliche Kost gesundheitsfördernde Bakterienstämme.

Vegetarier*innen essen nicht automatisch Gesundes

Wer sich vegetarisch ernährt, isst jedoch nicht per se gesünder und hat nicht automatisch eine schlanke Figur. Schließlich triefen auch fleischfreie Pommes geradezu vor Fett, und Soft Drinks sind wahre Zuckerbomben. Ebenso wichtig wie der Fleischverzicht ist deshalb eine ausgewogene Kost. Statt Fertigkost und Fast Food sind frisches Gemüse, Hülsenfrüchte und Obst daher die weitaus besseren Fleischalternativen. Sie enthalten reichlich Vitamine, Mineralstoffe und sekundäre Pflanzenstoffe, die für einen gesunden Organismus unverzichtbar sind.

Veganer*innen profitieren zudem davon, dass sie ausschließlich gesündere pflanzliche Proteine und Fette zu sich nehmen. Jeder, der aus gesundheitlichen Gründen Vegetarier*in werden will, sollte sich bewusst sein, dass auch der Lebensstil eine große Rolle spielt. Menschen, die Fleisch von ihrem Speiseplan verbannen, machen sich im Allgemeinen mehr Gedanken über ihr Essen und achten stärker auf ihre Gesundheit als Mischköstler*innen. Auch dies zeigen Studien: Vegetarier*innen rauchen in der Regel seltener, trinken weniger Alkohol und treiben mehr Sport.

**Vegetarier werden und Ernährung richtig umstellen. Als künftige*r Vegetarier*in solltest du wissen, worauf du achten musst.
Nur dann gelingt die Umstellung und du profitierst von den zahlreichen Benefits einer vegetarischen Ernährung.**

- Nährstoffdefizit vorbeugen: Vor allem Veganer*innen sollten einem Mangel an wichtigen Vitaminen und Mineralstoffen vorbeugen. Hülsenfrüchte und Gemüse sind zwar nährstoffreich, können aber nicht alles abdecken.
- Protein- und Eisenbedarf decken: Vegetarier*innen können beispielsweise auf Milchprodukte oder Soja ausweichen, diese sind eine Alternative zur großen Protein- und Eisenquelle Fleisch.
- Speiseplan für die Umstellung: Wer einen Speiseplan aufstellt, vergisst bei den täglichen Mahlzeiten nicht so schnell wichtige Nährstofflieferanten und isst ausgewogen vegetarisch.
- Verpackungen richtig lesen: Strenge Vegetarier*innen sollten wichtige Inhaltsstoffe kennen. Das bewahrt sie davor, versehentlich zum Weingummi zu greifen, das mit Schweinegelatine hergestellt wird. Obacht ist auch bei den Fleischersatzprodukten aus dem Supermarktregal geboten. Die Gesundheitsbilanz vermiesen zahlreiche chemische Zusatzstoffe und der hohe Salzgehalt.

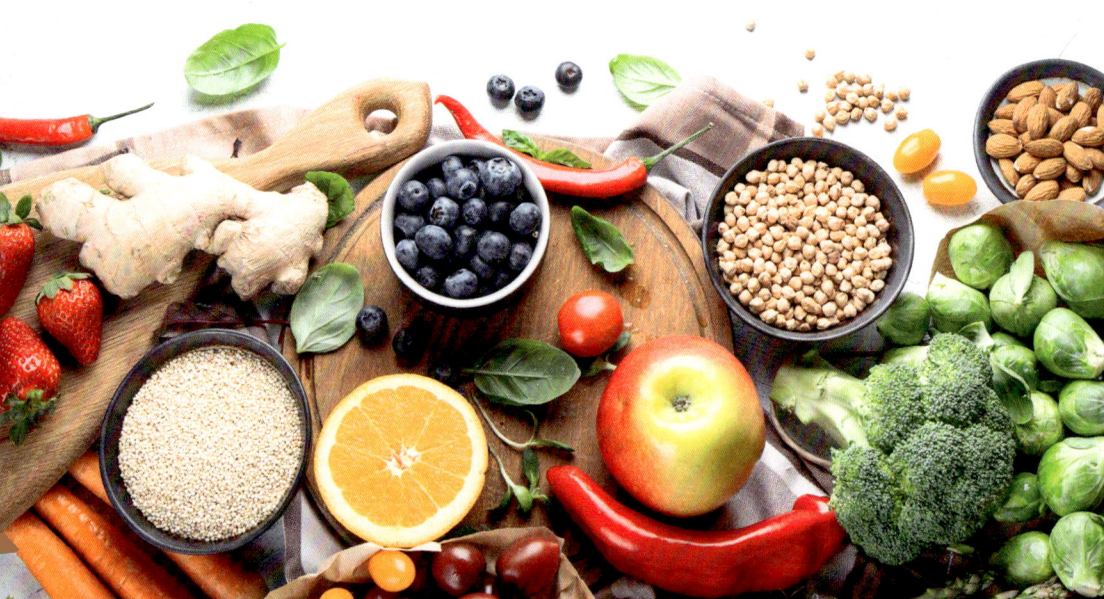

Essen für die Darmgesundheit: Obst, Ballaststoffe, getrocknete Früchte, Nüsse, Pfeffer, Vollkorngetreide, Brokkoli und Leinsamen.

AKTUELLE ERNÄHRUNGSTRENDS.

VEGETARISCH:
Gesund dank Fleischverzicht?

Ist vegetarisch gesund? Diese Frage stellen sich immer mehr Menschen. Die Antwort lautet: Jein. Fest steht, dass das Bild von blassen und wenig vitalen Pflanzenköstlern ein Klischee ist.

Allerdings gibt es auch sogenannte „Pudding-Vegetarier*innen": Sie ernähren sich fleischlos, aber nicht gesund, denn sie nehmen mit zuckerhaltigen Soft Drinks und fettigen Chips vorlieb. Wir haben uns genau angesehen, welche gesundheitlichen Vorzüge der Fleischverzicht hat und welche Faktoren bei der vegetarischen Ernährung noch eine Rolle spielen.

Tierische - pflanzliche Fette im Vergleich
Vor allem wegen des hohen Fettgehalts von Fleisch kommen häufig Bedenken auf. Aufgrund ihres hohen Brennwertes sind Fette generell äußerst kalorienreich; und wer viel Fleisch isst, baut rascher Fettpolster auf. Zwar braucht der Körper Fett, doch sollte auch die Qualität stimmen.

TIPP: Tierische Fette enthalten in der Regel viele sogenannte gesättigte Fettsäuren. Eine Ausnahme bilden fettige Fische wie Lachs oder Hering. Insbesondere gesättigte Fette erhöhen im Blut das negative LDL-Cholesterin. Daher kann viel Fleisch nicht nur dick machen, sondern auch zu ungünstigen Cholesterinwerten führen. Die Folge: Fleischverzehr macht anfällig für Herz-Kreislauf-Erkrankungen.

Wer nicht gerade zu vegetarischen Dickmachern wie Pommes, Chips und Blätterteiggebäck greift, sondern in Maßen zu Olivenöl oder Nüssen, ernährt sich als Vegetarier*in generell fettärmer. Vegetarische Kost ist zudem gesunder, weil sie oft reich an ungesättigten Fetten ist. Aus diesem Grund trägt sie dazu bei, das Risiko für Herzinfarkt, Schlaganfall und Bluthochdruck zu senken.

Eine Ausnahme bilden die genannten frittierten und gebackenen Kalorienbomben. Diese enthalten sogenannte Transfette, die sehr schädlich sind. Gleiches gilt für gehärtete Pflanzenöle, wie sie beispielsweise in Margarine vorkommen. Vegetarische Lebensmittel sind also nicht per se gesünder. Es kommt immer auf die richtige

Auswahl und Menge an. Gegenüber jemandem, der viel Fleisch isst (pro Woche mehr als 600 Gramm), haben Vegetarier*innen ganz klar gesundheitliche Vorteile.

Pflanzliche Nährstoffe
Veganer*innen ernähren sich besonders streng vegetarisch. Doch auch Vegetarier*innen, die nicht auf Milchprodukte und Eier verzichten, essen für gewöhnlich häufiger als Fleischverzehrer Gemüse und Obst sowie beispielsweise Vollkornbrot, Hafermüsli und Linsen. Diese rein pflanzlichen Produkte sind reich an wichtigen Nährstoffen und Spurenelementen. Wer all diese Lebensmittel regelmäßig verzehrt, nimmt viel Vitamin C, E, B1, Betacarotin und Folsäure zu sich. In Sachen Mineralien punktet die pflanzliche Kost bei Magnesium, Mangan und Kalium.

Daneben sorgen Pflanzenfasern für ballaststoffreiche Mahlzeiten. Das regt die Verdauung an und liefert nützlichen Darmbakterien viel Nahrung. Zudem lassen Ballaststoffe den Blutzuckerspiegel nach dem Essen langsamer ansteigen, was das Diabetes-Risiko senkt. Bei einer ausgewogenen pflanzlichen Ernährung nehmen Vegetarier*innen auch viele gesunde sekundäre Pflanzenstoffe zu sich. Diese beeinflussen den menschlichen Stoffwechsel und wirken entzündungshemmend. Überdies wird ihnen nachgesagt, dass sie vor Krebs, Arteriosklerose und Bluthochdruck schützen.

Proteine
Fleisch ist eine wahre Eiweißbombe. Da Proteine die Grundbausteine unseres Körpers sind, sind sie einfach unverzichtbar. Doch auch mit Hülsenfrüchten, Getreide und Nüssen bist du bestens versorgt. Gegenüber der tierischen Variante haben pflanzliche Proteine zwei Vorteile. Zum einen kann der Körper sie leichter verwerten und in körpereignes Protein umwandeln. Außerdem meidest du bei dieser Eiweißquelle ungünstige Beigaben. Schließlich kommen auf jedes Gramm tierisches Eiweiß jede Menge gesättigte Fette, Cholesterin, Salz und häufig auch Antibiotika und Hormone.

Im Übrigen ist keineswegs jedes Fleischprodukt proteinreich. Stark verarbeitete Produkte wie Bockwurst oder Schinken haben eine schlechte Eiweißbilanz. Darüber hinaus steht rotes und industriell hergestelltes Fleisch laut Weltgesundheitsorganisation (WHO) im Verdacht, Krebs zu begünstigen.

Milchprodukte und Eier

Die meisten Vegetarier*innen essen Joghurt, Quark und Käse und trinken Milch. Gegenüber einer streng veganen Ernährungsweise werden sie daher mit genügend Kalzium versorgt. Die europäische EPIC-Studie (European Prospective Investigation into Cancer and Nutrition) stellte zudem fest, dass der Milchkonsum das Diabetes-Risiko senkt.

Daneben tragen Milchprodukte dazu bei, den Eiweißbedarf zu decken. Obgleich diese Lebensmittel tierischer Herkunft sind und nebenbei viel gesättigte Fettsäuren und Cholesterin liefern, scheinen Lakto-Vegetarier*innen gesundheitlich im Vorteil zu sein: Laut einiger Studien wirken sich Milchprodukte positiv auf das Herz-Kreislauf-System aus. Zwei kleine biochemische Details machen den Unterschied zu Fleisch. Milchfett erhöht vornehmlich das „gute" HDL-Cholesterin und weniger das aggressive LDL-Cholesterin-Molekül. Das gilt vor allem für Lebensmittel aus Biomilch, denn statt Tiermehl verwerten die Kühe hierbei Gräser.

TIPP: Auch die Fermentierung scheint diese Wirkung zu verbessern. Joghurt, Kefir, Buttermilch und Käse beeinflussen den Cholesterinspiegel positiv. Ein weiteres Plus milchsauer vergorener Lebensmittel sind die Bakterien. Sie bereichern die Darmflora. Eine günstige Besiedelung und die mikrobielle Balance des Darmes sind für unsere Gesundheit bedeutend.

Ist vegetarische Kost tatsächlich gesünder?

Dass Vegetarier*innen mehr gesunde Kost zu sich nehmen, stellt die umfangreiche und seit 1993 laufende Untersuchung EPIC-Oxford Study fest. Sie beobachtet schon länger das vorbeugende Potenzial einer vegetarischen Ernährung für Herzkrankheiten und Krebs. „Vegetarier*innen leben also gesünder" – eines solches Fazit wäre dennoch zu pauschal. Ganz so einfach ist es leider nicht.

Ein Steak pro Monat erhöht das Herzinfarktrisiko nicht schlagartig, sondern erst ein hoher Fleischkonsum. Genauso schädlich ist eine fleischlose Ernährung, bei der allerlei Süßigkeiten, Chips und Gebäck auf dem Teller landen. Es kommt also immer darauf an, Maß zu halten.

Auch Milch ist nicht das Allheilmittel, und allein von Spinat wird keiner satt und kräftig. Letzterer enthält übrigens weitaus weniger Eisen als gemeinhin angenommen – dieser Ernährungsmythos ist der Comicserie mit dem büchsenweise Spinat verzehrenden Matrosen Popeye geschuldet. Vielmehr kommt es auf einen vollwertigen Speiseplan an, der verschiedenartige Lebensmittel miteinander kombiniert. Vegetarisch und gesund ernährst du dich nur, wenn du einem Nährstoffmangel vorbeugst. Gerade als Veganer*in solltest du unter anderem auf Nährstoffe wie Eisen, Vitamin B12, Kalzium, Zink und Jod achten sowie verschiedene essenzielle Aminosäuren zu dir nehmen.

Allerdings ist Ernährung nur ein Faktor. Auch unser Lebenswandel entscheidet, ob wir gesund bleiben und lange leben. Viele Vegetarismus-Studien kommen neben den Vorteilen des Fleischverzichts zu einem weiteren Ergebnis: Die meisten Vegetarier*innen legen nicht nur auf gesundes Essen Wert, sondern rauchen seltener, trinken weniger Alkohol und treiben mehr Sport als die Durchschnittsbevölkerung. Inwieweit vegetarische Kost Anteil an den positiven Ergebnissen hat, lässt sich nicht hundertprozentig sagen.

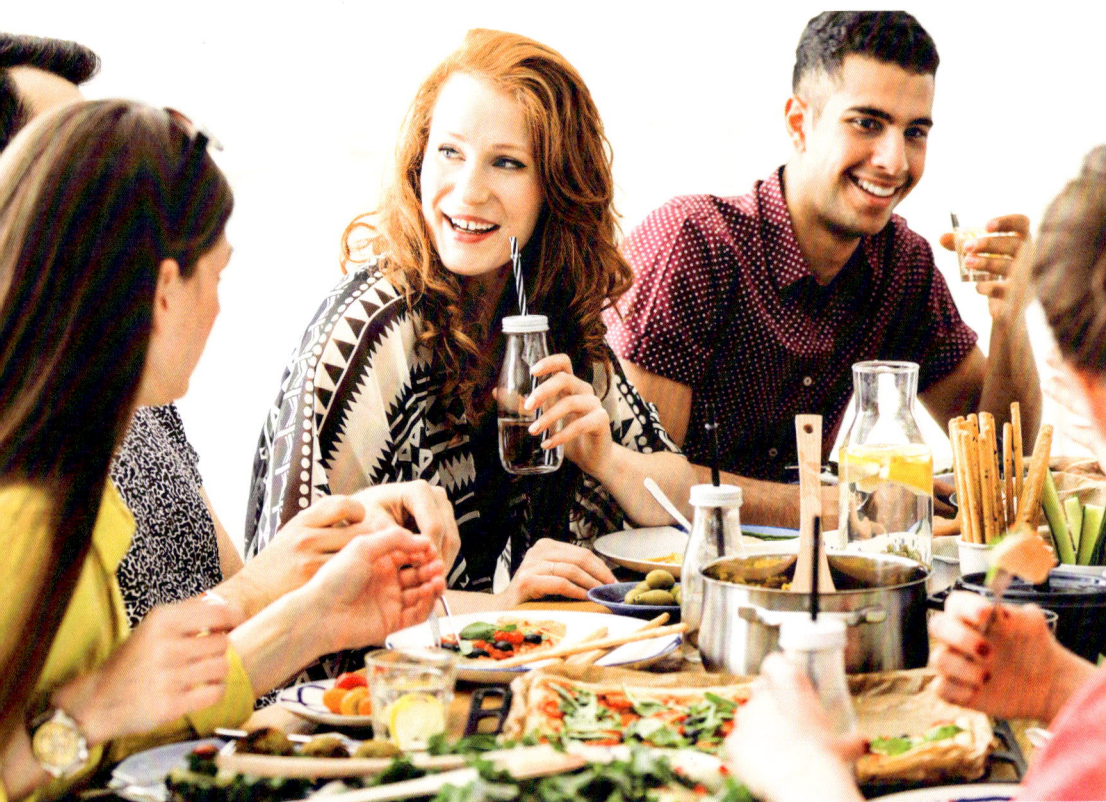

Nicht nur die Ernährung, auch unsere Lebensweise beeinflusst maßgeblich unsere Gesundheit.

AKTUELLE ERNÄHRUNGSTRENDS.

VEGETARISCH
und wichtige Nährstoffe

Leiden Vegetarier*innen unter Nährstoffmangel? Nicht, wenn sie einige Nährstoffe im Auge behalten. Wir zeigen Dir, wie du Mängel vorbeugst.

Vegetarier*innen sollten auf Nährstoffe achten

Ob aus Tierliebe, Umweltbewusstsein oder aus gesundheitlichen Gründen – immer mehr Menschen ernähren sich vegetarisch oder schränken ihren Fleischkonsum stark ein. Letztere werden auch als Flexitarier*innen bezeichnet. Die meisten Vegetarier*innen sind Ovo-Lacto-Vegetarier*innen. Das heißt: Sie verzichten bewusst auf Fleisch und Fisch, essen aber Eier und Milchprodukte. Diese Ernährungsweise hält die Deutsche Gesellschaft für Ernährung (DGE) für bedenkenlos und empfiehlt sie sogar. Dabei setzt sie jedoch voraus, dass Vegetarier*innen Nährstoffe, die der Körper täglich braucht, in ausreichenden Mengen zu sich nehmen. Bei einer gesunden und abwechslungsreichen Ernährung mit viel Obst, Gemüse, Hülsenfrüchten, Nüssen, Getreide- und Milchprodukten sowie Eiern haben Vegetarier*innen in der Regel keinen Nährstoffmangel zu befürchten.

Gesund vegetarisch: Nährstoffe, die du täglich brauchst

Neben sogenannten Makro-Nährstoffen wie Fetten, Kohlehydraten und Proteinen, die wir für gewöhnlich in ausreichendem Maße zu uns nehmen, benötigen sowohl Mischköstler*innen als auch Vegetarier*innen Mikro-Nährstoffe wie Mineralien und Vitamine.

Natürlich enthalten auch Fleisch und Fisch wertvolle Nährstoffe. Sie punkten vor allem beim Proteingehalt. Dennoch enthalten vegetarische Lebensmittel genügend Nährstoffe, um Fleisch problemlos zu ersetzen. Schwieriger haben es Veganer*innen, da sie gänzlich auf tierische Produkte verzichten. Wer sich auf eine rein pflanzliche Ernährung umstellt, sollte seinen Speiseplan sehr sorgfältig zusammenmenstellen und mithilfe spezieller Nahrungsergänzungsmittel Mängeln vorbeugen.

Die Grundbestandteile einer vegetarischen Ernährungsweise

Für eine ausgewogene Ernährung solltest du dich sehr sorgfältig mit den Lebensmitteln auseinandersetzen, die du täglich zu dir nimmst. Sowohl als Fleischesser*in als auch als Vegetarier*in benötigst du eine ausreichende Versorgung mit Nähr- und Vitalstoffen.

Proteine
Fleisch gilt als wichtiger Eiweißlieferant, der bei einer vegetarischen Ernährung wegfällt. Doch das muss für Vegetarier*innen kein Nachteil sein: Denn auch mit pflanzlichen Proteinlieferanten wie Nüssen, Hülsenfrüchten, Getreide- und Sojaprodukten sowie mit Eiern, Käse und anderen Milchprodukten kannst du deinen täglichen Eiweißbedarf (50 bis 60 g) decken.

Jod
Jod ist ein wichtiger Bestandteil der Schilddrüsenhormone und essenziell für den Stoffwechsel. Deinen Bedarf deckst du mit Milchprodukten, Meeresalgen und jodiertem Speisesalz.

Omega-3-Fettsäuren
Omega-3-Fettsäuren gehören zu den mehrfach ungesättigten Fettsäuren und gelten als „gute Fette". Sie können vom menschlichen Körper nicht selbst hergestellt werden – du musst sie also über deine Nahrung aufnehmen.

Viele Fischarten wie Makrele, Hering und Lachs sind reich an Omega-3-Fettsäuren. Vegetarier*innen erhalten die essenziellen Fettsäuren beispielsweise über Pflanzenöle wie Leinöl, Rapsöl und Walnussöl.

Eisen
Eisen benötigt unser Körper insbesondere für den Sauerstofftransport im Blut. Für eine ausreichende Eisenzufuhr (10 bis 15 mg am Tag) ist es empfehlenswert, viele Nüsse, Hülsenfrüchte und Getreideprodukte zu essen. Gut ist eine Kombination aus Vollkornprodukten oder Hülsenfrüchten mit Obst und Gemüse.

Zink
Als Spurenelement trägt Zink unter anderem zur Aktivierung von Enzymen und Hormonen bei und ist wichtig für die Wundheilung und das Wachstum. Zink nimmst du auf, indem du Vollkorngetreideprodukte, Hülsenfrüchte, Nüsse und Samen (zum Beispiel Sesam, Kürbis- und Cashewkerne) isst.

Vitamin B12

Vitamin B12 unterstützt die Blutbildung und den Stoffwechsel. Es ist nur in einigen tierischen sowie in angereicherten Lebensmitteln enthalten. Wer regelmäßig Eier und Milchprodukte verzehrt, nimmt in der Regel ausreichend Vitamin B12 zu sich. Die empfohlene Tagesmenge liegt bei 3 Mikrogramm. Eine weitere Möglichkeit, den Bedarf zu decken, bieten mit Vitamin B12 angereicherte Nahrungsergänzungsmittel.

Welche Nährstoffe für dich als Ovo-Lacto-Vegetarier*in besonders wichtig sind und wie du deinen Bedarf mit vegetarischer Kost in hinreichender Menge abdeckst, verrät dir die folgende Tabelle.

Wichtige Nährstoffe	Empfohlene Tagesdosis	Alternative vegetarische Lebensmittel
Eiweiß	50 bis 60 g	Milch und Milchprodukte sowie Nüsse, Hülsenfrüchte und Getreide (Soja, Erdnuss, Linse), Eier
Eisen	10 bis 15 mg	Hülsenfrüchte, Vollkornprodukte (v. a. Weizenkleie), Kürbiskerne, Nüsse; am besten in Kombination mit Vitamin-C-haltigen Lebensmitteln
Kalzium	1.000 bis 1.200 mg	Milchprodukte, Tofu, Grünkohl, Brokkoli, Fenchel, kalziumreiches Mineralwasser
Jod	150 bis 200 µg	Milchprodukte, Meeresalgen, jodiertes Speisesalz
Zink	7 bis 10 mg	Vollkorngetreide (z. B. Haferflocken), Käse (v. a. Edamer), Hülsenfrüchte (v. a. Linsen, Erbsen), Nüsse, Samen (v. a. Kürbiskerne, Sesam)
Omega-3-Fettsäuren	300 mg	Leinöl, Rapsöl, Hanföl, Walnussöl, Sojaöl
Vitamin B12	3 µg	Eier, Milchprodukte (v. a. Camembert), angereicherte Lebensmittel (Margarine, Sojaprodukte), Nahrungsergänzungsmittel

Gründe für einen Nährstoffmangel

Ein Mangel liegt vor, wenn dein Körper nicht ausreichend mit Nährstoffen versorgt ist und dadurch Körperfunktionen und Stoffwechselprozesse eingeschränkt sind. Ob fleischreich oder vegetarisch – Nährstoffe finden sich vor allem in frischen, unverarbeiteten Lebensmitteln.

Fast Food, Fertigprodukte sowie stark verarbeitete und erhitzte Lebensmittel hingegen enthalten kaum noch wertvolle Vitamine und Nährstoffe. Daher ist es ratsam, überwiegend selbstgekochte und frisch zubereitete Speisen zu sich zu nehmen. Ein veränderter Nährstoffbedarf, etwa aufgrund körperlicher Belastungen durch

Sport, psychische Probleme sowie ein übermäßiger Konsum von Genussmitteln wie Alkohol, Zigaretten und Zucker können das Risiko eines Nährstoffmangels erhöhen. Auch Darmerkrankungen können ein Nährstoffdefizit hervorrufen. Chronische Magen-Darm-Erkrankungen wie Morbus Crohn oder Colitis ulcerosa behindern im Darm die Nährstoffaufnahme. Das liegt vor allem daran, dass die Erkrankung das Gleichgewicht der Darmflora stört. Möglicherweise haben Betroffene aber auch generell eine Darmflora, die weniger reich an nützlichen Bakterien ist.

Wenn du weißt, wie es um deine Darmflora steht, kannst du einigen Darmbeschwerden und Krankheiten vorbeugen. Auf Basis der Analyseergebnisse kannst du dir einen individuellen Ernährungsplan erstellen lassen und konkrete Handlungsempfehlungen erhalten. So findest du schnell heraus, welche Lebensmittel dir und deinem Darm besonders guttun.

Mögliche Beschwerden von Vegetarier*innen mit Nährstoffmangel

Ob Fleischesser*in oder Vegetarier*in – fehlende Nährstoffe im Körper ziehen früher oder später Mangelerscheinungen nach sich. Die Symptome können sehr unterschiedlich sein und hängen davon ab, welcher Nährstoff deinem Körper fehlt. Auf einen Eisenmangel deuten zum Beispiel Kopfschmerzen, Konzentrationsstörungen, brüchige Nägel, eingerissene Mundwinkel oder Haarausfall hin. Bist du häufig müde, schlecht gelaunt, appetitlos und erkältet, kann das auf einen Vitamin-B12-Mangel hinweisen.

TIPP: Wenn du das Gefühl hast, trotz gesunder, ausgewogener Ernährung als Vegetarier*in nicht ausreichend Nährstoffe zu dir zu nehmen, solltest du deinen Hausarzt aufsuchen. Durch eine Überprüfung des Blutbildes erfahren Vegetarier*innen, welche Nährstoffe ihnen fehlen. Manche brauchen mehr als andere – zum Beispiel Frauen in der Schwangerschaft oder Stillzeit. Diesen sei ans Herz gelegt, ihren Speiseplan besonders sorgfältig zusammenzustellen und Rücksprache mit ihrem Arzt zu halten. Nur dieser erkennt rechtzeitig mögliche Mängel und kann geeignete Nahrungsergänzungsmittel und Vitaminpräparate empfehlen.

Vegetarier*innen und mögliche Mangelerscheinungen

Unabhängig von der individuellen Ernährungsform ist die ausreichende Aufnahme von Nähr- und Vitalstoffen das A und O einer gesunden vegetarischen Ernährung. Ob Fleischesser*in oder Vegetarier*in – eine Mangelernährung kann schwerwiegende gesundheitliche Folgen haben.

Gesundheitliche Vorteile einer ausgewogenen vegetarischen Ernährung

Eine ausgewogene und abwechslungsreiche ovo-lacto-vegetarische Ernährung ist laut der Deutschen Gesellschaft für Ernährung (DGE) bedenkenlos möglich und sogar empfehlenswert. Wer sich ohne Fleisch gesund ernährt, muss als Vegetarier*in keine Mangelernährung befürchten.

Kritische Nähr- und Vitalstoffe	Funktion	Mögliche Symptome eines Mangels
Eiweiß	Bausubstanz von Organen, essenziell für zahlreiche Körperfunktionen	Fettleber, Haarausfall, Muskelschwäche
Eisen	Sauerstofftransport, Immunabwehr	Anämie (Blutarmut), Infektanfälligkeit, schnelle Ermüdung, brüchige Haare und Nägel, eingerissene Mundwinkel
Vitamin B12	Blutbildung, Zellteilung, Regeneration der Nervenzellen	Anämie (Blutarmut), Schädigung der Nerven
Kalzium	Essenziell für einen gesunden Knochenbau	Osteoporose (Knochenschwund)
Jod	Unterstützt den Stoffwechsel	Vergrößerte Schilddrüse, Über- oder Unterfunktion der Schilddrüse
Zink	Unterstützt eine Vielzahl an Stoffwechselprozessen, Insulinspeicherung, Immunabwehr	Appetitlosigkeit, gestörte Wachstumsentwicklung, Infektanfälligkeit, gestörte Wundheilung
Omega-3-Fettsäuren	Verbessern die Fließeigenschaft des Blutes, tragen zu einem normalen Cholesterinspiegel bei, Prävention von Herz-Kreislauf-Erkrankungen	Konzentrationsschwierigkeiten, verschlechterte Sehkraft, Herz-Kreislauf-Erkrankungen, trockene Haut, schlechtere Wundheilung

Wenn du Fleisch und Fleischprodukte von deinem Speiseplan streichst, genießt du in der Regel viele gesundheitliche Vorteile:

- Vegetarier*innen sind seltener übergewichtig (Ausnahme bilden die sogenannten Puddingvegetarier*innen, die zwar auf Fleisch verzichten, sich insgesamt aber ungesund ernähren).
- Vegetarier*innen (ohne Mangel an Nährstoffen) leiden seltener an Zivilisationskrankheiten wie Bluthochdruck, Gicht, Diabetes und Herz-Kreislauf-Erkrankungen als Folgen einer ungesunden Ernährung.

- Vegetarier*innen nehmen in der Regel mehr sekundäre Pflanzenstoffe zu sich, was sich positiv auf die Gesundheit auswirkt.
- Viele Vegetarier*innen leiden seltener unter Verstopfungen und Darmerkrankungen.

Vegetarier*in zu sein hat Vor- und Nachteile
Sich für eine vegetarische Ernährungsweise zu entscheiden, kann verschiedene Gründe haben: Viele Vegetarier*innen verzichten aus ethischen und ökologischen Motiven auf Fleisch. Doch auch aus gesundheitlichen Gründen verzichten immer mehr Menschen auf den Konsum von Fleisch. Insbesondere Fleischesser*innen, die an Übergewicht, Verdauungsstörungen und Darmproblemen leiden, können ihren Gesundheitszustand und ihre Lebensqualität durch eine vegetarische Ernährung in vielen Fällen verbessern.

Ein entscheidender Faktor hierfür ist die Aufnahme von verdauungsfördernden Ballaststoffen, die bei Vegetarier*innen, die viel Obst, Gemüse und Vollkornprodukte zu sich nehmen, in der Regel höher ausfällt als bei Fleischesser*innen. Solltest du Magen- oder Darmbeschwerden haben, ist es empfehlenswert, ein Profil deiner Darmmikrobiota erstellen zu lassen. Auf Basis der Testergebnisse deiner Darmanalyse werden dir konkrete Handlungsempfehlungen gegeben, mit welchen Lebensmitteln du speziell deinem Darm etwas Gutes tun kannst.
Ein kostenloser einwöchiger Ernährungsplan, der speziell auf deine Ziele – Abnehmen, Immunsystem stärken oder Muskelaufbau – sowie deinen Lebensstil angepasst ist, hilft dir dabei, deine Ernährung darmfreundlich umzustellen.

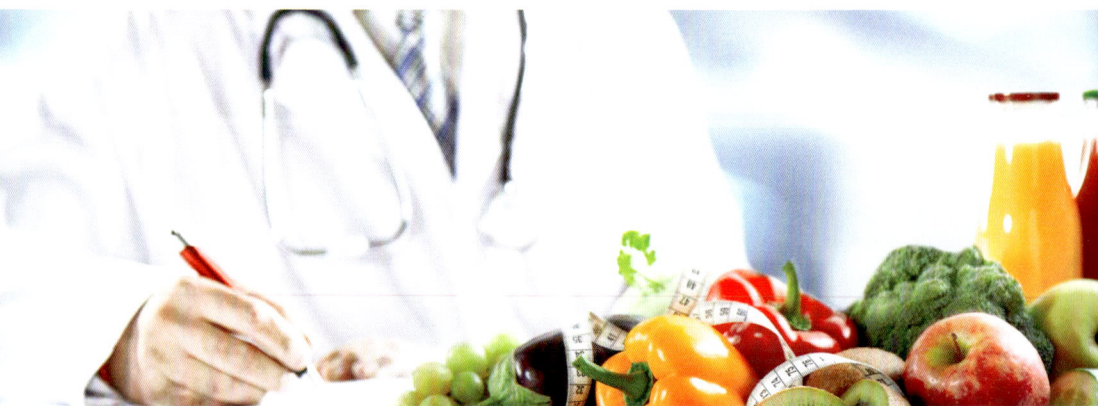

Ein persönlicher Ernährungsplan erleichtert dir den Start bei der Ernährungsumstellung.

AKTUELLE ERNÄHRUNGSTRENDS.

VEGETARISCH ABNEHMEN:
Fakten und Tipps

Mit vegetarischer Kost gelingt Abnehmen häufig leichter: Warum das so ist? Hier erfährst du es! Tipp: Der Verzicht auf Fleisch allein genügt meistens nicht.

Warum kann ein vegetarisches Leben beim Abnehmen helfen?

Wer sich vegetarisch ernährt, isst meistens automatisch mehr Lebensmittel mit einer geringen Energiedichte als jemand, der regelmäßig Fleisch und Wurstwaren isst. Gemüse und Obst sind unverarbeitet Lebensmittel mit einer geringen Energiedichte. Wenn du Gewicht verlieren möchtest, solltest du regelmäßig weniger Kalorien zu dir nehmen, als dein Körper verbraucht. Damit dir dabei nicht der Magen knurrt, solltest du Lebensmittel mit geringer Energiedichte wählen. Von ihnen kannst du nämlich größere Mengen essen: Das füllt den Magen und dennoch nimmst du vergleichsweise wenige Kalorien zu dir.

Einige Beispiele für die Energiedichte pflanzlicher Lebensmittel[1]:

- Apfel: 0,5 kcal/g
- Weintrauben: 0,7 kcal/g
- Gurke: 0,1 kcal/g
- Avokado: 2,2 kcal/g
- Kartoffeln: 0,7 kcal/g
- Linsen: 2,8 kcal/g

Selbstverständlich gibt es auch vegetarische Lebensmittel mit einer hohen Energiedichte, wie die bereits angeführten Avokados und Linsen zeigen. Aber auch Pumpernickel (1,8 kcal/g), Cornflakes (3,5 kcal/g) oder Olivenöl (9 kcal/g) schlagen mit deutlich mehr Kilokalorien zu Buche. Zudem kannst du Vegetarier*in sein und trotzdem gern Pommes frites (3,3 kcal/g), Camembert (4,1 kcal/g) oder Erdnussbutter (6,2 kcal/g) essen. Dass diese Lebensmittel – obwohl sie vegetarisch sind – kaum beim Abnehmen helfen werden, ist dir sicherlich bewusst.

Vor allem Menschen, die täglich zu mindestens einer Mahlzeit Fleisch oder Fleischprodukte essen, werden mit hoher Wahrscheinlichkeit von der Umstellung auf eine vegetarische Ernährung profitieren und leichter gesund abnehmen.

[1] Sämtliche folgende Werte zur Energiedichte: https://www.dge.de/wissenschaft/weitere-publikationen/fachinformationen/niedrige-energiedichte-bei-lebensmitteln-unterstuetzt-uebergewichtige-beim-abnehmen/

Warum vegetarische Ernährung allein zum Abnehmen nicht reicht

Einfach Vegetarier*in werden und automatisch abnehmen? Das genügt leider nicht. Denn wie du weiter oben gelesen hast, gibt es zahlreiche Lebensmittel, die vegetarisch sind und dennoch viele Kalorien enthalten – zum Beispiel Sahne, Käse und Butter. Auch Kuchen ist fleischlos, doch wenn du viel davon isst, wirst du kaum Gewicht verlieren. Der grundlegende Tipp ist daher, auf eine ausgewogene Ernährung zu achten. Dazu gehören auf jeden Fall viel Gemüse und Obst sowie Lebensmittel, die reich an komplexen Kohlenhydraten, Proteinen und hochwertigen Fetten (z. B. in Oliven- oder Leinöl, Walnüssen oder Avokados) sind. Schließlich willst du keine Mangelerscheinungen riskieren.

Abgesehen von der Ernährung spielen beim Abnehmen noch weitere Faktoren eine Rolle: Ausreichend Bewegung und Sport sowie möglichst acht Stunden Schlaf pro Nacht unterstützen die Gewichtsreduktion.

Hilfestellung beim vegetarischen Abnehmen: ein Ernährungsplan hilft weiter

Du möchtest es ausprobieren und dich vegetarisch ernähren? Wenn du den Darmtest gemacht hast, kannst du dir kostenlos einen Ernährungsplan erstellen lassen. Diesen passen unsere Ernährungswissenschaftler*innen an dein Ziel an – zum Beispiel eine Gewichtsreduktion. Sie berücksichtigen auch gerne eine bestimmte Ernährungsweise, etwa eine vegetarische Ernährung.

Probiere einmal den einwöchigen Plan aus, der Rezepte für Frühstück, Mittag und Abendessen beinhaltet: Vielleicht ist vegetarisches Essen zum Abnehmen tatsächlich eine Option für dich. Wenn du dir nicht durch allzu viel Verzicht die Motivation nehmen willst, kannst du auch erst einmal als Flexitarier*in starten: Bei dieser Ernährungsform verzichtest du an mehreren Tagen pro Woche bewusst auf Fleischprodukte und tastest dich auf diese Weise langsam an eine überwiegend pflanzliche Ernährung heran.

Vegane Ernährung: Welche Lebensmittel sind erlaubt, welche nicht?

Veganer*innen lehnen grundsätzlich alle tierischen Lebensmittel ab und ernähren sich rein pflanzlich. Auf dem Speiseplan finden sich in der Regel viel Obst und Gemüse, Getreideprodukte, Hülsenfrüchte, Samen und Nüsse. Aber auch vegane Ersatzprodukte halten immer öfter Einzug in die Küchen veganer Haushalte.

Risiken einer veganen Ernährung – was ist zu beachten?

Wer sich ausgewogen vegan ernährt, nimmt weniger gesättigte Fettsäuren und Cholesterin zu sich, dafür umso mehr Ballaststoffe und sekundäre Pflanzenstoffe. Das wirkt sich positiv auf die Gesundheit aus. Ernährungswissenschaftler*innen warnen allerdings vor möglichen Mangelerscheinungen infolge einer unausgewogenen Ernährung.

TIPP: Einige Nähr- und Vitalstoffe werden von Ernährungsexperten*innen bei einer veganen Ernährung besonders kritisch gesehen: Dazu gehören zum Beispiel Vitamin B12, Jod, Eisen, Kalzium, Zink, Eiweiß, Omega-3-Fettsäuren und Vitamin D. Wenn du dich vegan ernährst und möglichen Nährstoffmängeln vorbeugen willst, solltest du deinen Speiseplan daher sehr sorgsam und vor allem vielfältig gestalten. Eine regelmäßige ärztliche Kontrolle der Blutwerte ist für Veganer*innen mit Mangelerscheinungen das A und O.

Vegan zu leben kann Vorteile für Gesundheit und Wohlbefinden haben

Viele Studien, beispielsweise der Weltgesundheitsorganisation (WHO), zeigen, dass eine vegane Ernährung mit Vorteilen verbunden ist. Allein der Verzicht auf fettes Fleisch wirkt sich fast immer positiv aus. Da die Ernährung von Veganer*innen auf Pflanzen basiert, landen vitaminreiches Gemüse, frischer Salat sowie hochwertige Fette und Proteine enthaltende Nüsse weitaus häufiger und regelmäßiger als bei einer Mischernährung auf dem Teller. Vegane Kost muss zudem keineswegs automatisch zu einer Mangelernährung führen, denn auch pflanzliche Kost ist reich an Nährstoffen Außerdem enthält sie viele Ballaststoffe und Mikronährstoffe, beispielsweise sekundäre Pflanzenstoffe, Antioxidantien sowie Vitamine und Mineralstoffe wie Magnesium, Kalium und Folsäure.

Proteine und Fette: Pflanzliche und tierische Quellen im Vergleich

Proteine sind die Grundbausteine unseres Körpers. Das gilt vor allem für die essenziellen – also unentbehrlichen – Aminosäuren. Fleisch und Milchprodukte gelten als Quelle Nummer eins für solche essenziellen Aminosäuren. Und Proteine sind in hohem Maße für den Muskelaufbau und Muskelerhalt notwendig. Insbesondere Sportler*innen befürchten daher, dass eine vegane Kost in dieser Hinsicht Nachteile bedeutet. Doch auch mit pflanzlichen Proteinen kannst du Muskelpakete aufbauen, sofern sie alle essenziellen Aminosäuren enthalten. Das ist beispielsweise bei Hülsenfrüchten, Nüssen, Vollgetreide, Sojaprodukten und einigen Gemüsesorten der Fall. Sie bieten sogar ein Gesundheitsplus: Pflanzliche Proteinquellen

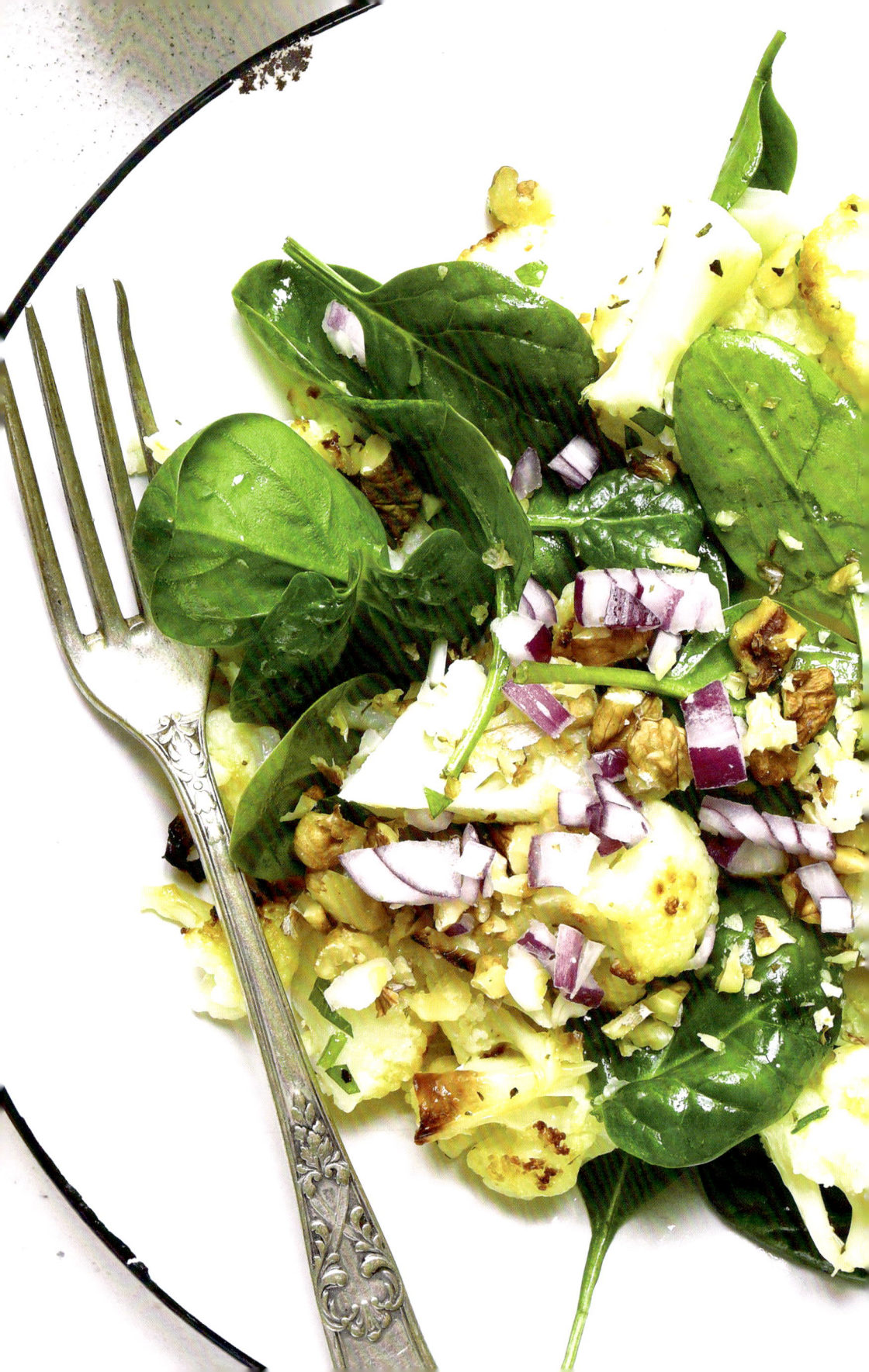

enthalten meist weniger Fett und Cholesterin als tierische. Ähnlich sieht es bei den Fetten aus. Pflanzliche Produkte enthalten deutlich mehr ungesättigte Fettsäuren. Diese guten Fette senken den Cholesterinspiegel. Davon ausgenommen sind allerdings gehärtete Pflanzenfette, wie sie beispielsweise in Margarine vorkommen.

Lebensstil vegan: Mögliche Nachteile der Ernährungsweise
Mangelndes Angebot an veganen Medikamenten

Kranke Veganer*innen stecken in einem Dilemma: Zahlreiche Arzneimittel sind nicht vegan. Einige gepresste Tabletten enthalten Kuhmilchlaktose und Kapselhüllen häufig Gelatine.

Gefahr eines Vitamin-B12-Mangels

Kann man den Nährstoffbedarf durch vegane Ernährung decken? Hierbei gibt es Pro- und Contra-Argumente. Pflanzliche Kost ist zwar reich an Nährstoffen, doch einige Mikronährstoffe sind nur in geringen Mengen enthalten oder in pflanzlicher Form schwerer verwertbar. Dies gilt beispielsweise für Eisen. Die Deutsche Gesellschaft für Ernährung e. V. (DGE) hält eine vegane Ernährung für Schwangere, Stillende, Säuglinge, Kinder und Jugendliche daher für nicht empfehlenswert.

Das Problem löst du, indem du durch Nahrungsergänzungsmittel einem Nährstoffmangel vorbeugst und dein Blut regelmäßig untersuchen lässt. Achte insbesondere auf eine ausreichende Versorgung mit Vitamin B12. Denn leider kommt das Vitamin nur in tierischen Produkten hinreichend vor. Mit spezieller Zahnpasta und anderen Vitamin-B12-Präparaten können Veganer*innen jedoch einem Defizit vorbeugen.

Ungesunde Ersatzprodukte

Nicht wenige Veganer*innen vermissen knackige Bockwürste und saftige Steaks. Das hat auch die Lebensmittelindustrie erkannt und eine breite Palette an Fleischersatzprodukten entwickelt. Damit Konsistenz, Geschmack und Farbe dem Original nahekommen, enthalten diese Produkte allerlei Farb- und Konservierungsstoffe, Aromen sowie viel Salz und Fett. Diese Kunstprodukte sind daher alles andere als gesund. Alternativ kannst du Seitan-Würstchen mit gesünderen Zutaten selbst herstellen.

AKTUELLE ERNÄHRUNGSTRENDS.

WIE GESUND IST VEGAN?
Wichtige Fakten

**Ist vegane Ernährung gesund oder nicht? Dazu gibt es viele Ansichten.
Wir scheiden gute von schlechten Argumenten und geben Ernährungstipps.**

Ab jetzt vegan: Tipps für die Umstellung
Die Umstellung auf vegane Kost fällt vielen nicht leicht. Hier findest du wichtige Infos und Tipps zum Thema vegane Ernährung für Anfänger*innen.

Ab jetzt vegan – Umstellung leicht gemacht
Immer Menschen entscheiden sich, vegan zu leben. Die Umstellung auf den kompletten Verzicht auf tierische Lebensmittel fällt vielen allerdings nicht leicht. Eine rein vegane Ernährung bedeutet insbesondere für Anfänger*innen, die sich noch nie mit dem Thema beschäftigt haben, eine große Herausforderung. Welche Lebensmittel sind eigentlich vegan? Welches Essen deckt meinen Nährstoffbedarf? Welche gesundheitlichen Folgen kann eine reine Pflanzenkost haben? Diese und noch viele weitere Fragen werden in deinem Kopf kreisen. Unsere Infos und Tipps erleichtern dir den Umstieg.

Erster Schritt: Finde heraus, was dein Körper wirklich braucht
Es ist wichtig, dass du dich als künftige/r Veganer*in intensiv mit dem Thema Ernährung beschäftigst. Um dich gesund und ausgewogen vegan zu ernähren, ist vor deiner Umstellung ein wenig Recherche nötig. Nur so weißt du, auf welche lebenswichtigen Nährstoffe du demnächst achten solltest. Zwar ist pflanzliche Kost nährstoffreich, doch sie kann nicht alle wichtigen Vitamine, Spurenelemente und Mineralien abdecken. Manche sind auch nur in geringer Dosis enthalten oder für den Körper schwerer verwertbar. Zu den kritischen Nähr- und Vitalstoffen bei einer veganen Ernährung zählen vor allem Vitamin B12, Vitamin D, Eisen, Jod, Zink, Kalzium und Omega-3-Fettsäuren.

Informiere dich, welche Nährstoffe in welchen pflanzlichen Lebensmitteln enthalten sind. So kannst du einen abwechslungsreichen Speiseplan zusammenstellen und mögliche Mängel durch vegane Ernährung vermeiden. Es ist empfehlenswert, etwa ein Jahr nach deiner Ernährungsumstellung deine Blutwerte beim Hausarzt überprüfen zu lassen, um ein Nährstoffdefizit auszuschließen. Entscheidest du dich dafür, als Veganer*in zu leben und dauerhaft deine Ernährung umzustellen, solltest du auch später alle ein bis zwei Jahre dein Blut von einem Arzt untersuchen zu lassen.

Anfängliche Verdauungsprobleme vermeiden
Eine vegane Ernährung bedeutet für Anfänger*innen nicht nur den plötzlichen Verzicht auf Lebensmittel, die man zuvor gerne und regelmäßig gegessen hat. Auch der Körper muss sich zunächst einmal an die reine Pflanzenkost gewöhnen. Viele frisch gebackene Veganer*innen leiden anfangs häufig unter Blähungen, Bauchschmerzen und einem Völlegefühl nach dem Essen. Dies hat einen einfachen Grund: Bei einer vollwertigen veganen Ernährung nimmst du deutlich mehr Ballaststoffe auf als bei Mischkost, denn pflanzliche Nahrung wie Hafer oder Gemüse ist reich an Ballaststoffen.

Zudem muss sich deine Darmflora erst an die neue Ernährungsweise anpassen, denn auch die Darmbakterien fütterst du nun mit neuer Kost. Ernähre dich also nicht von jetzt auf gleich vegan, damit während der Umstellung keine Verdauungsprobleme auftreten. Vielmehr ist es empfehlenswert, den Körper langsam an die reine Pflanzenkost zu gewöhnen. Kommt es zu Problemen, lindern mitunter auch Kräutertees und Flohsamenschalen deine Beschwerden. Daneben können dir auch probiotische Nahrungsmittel helfen. Achte in jedem Fall auf deinen Darm.

Nährstoffe in der veganen Ernährung
Es gibt einige wichtige Nährstoffe auf die du als Veganer*in bei der Ernährung achten solltest. Lies hier, welche das sind und wie du sie optimal aufnimmst.

Nährstoffe in der veganen Ernährung
Veganer*innen lassen bei ihrer Ernährung alle tierischen Produkte weg. Das ist an und für sich nicht ungesund. Im Gegenteil: Veganer*innen ernähren sich häufig bewusster. Allerdings fallen dadurch auch einige wichtige Nährstoffquellen weg. Wenn du jedoch bei der Ernährung auf ein paar Grundsätze achtest, kannst du diese Nährstoffe bei veganer Ernährung gut abdecken.

Auf Vollkornprodukte setzen
Setze bei Getreideprodukten wie Brot, Gebäck, Frühstücksflocken oder Pasta auf Vollkornprodukte. Sie enthalten mehr Nährstoffe als solche aus weißem Mehl.

Vollkornprodukte sind reich an Eisen, Zink, Vitamin B2 und Proteinen, da zu ihrer Herstellung das gesamte Korn verwendet wird. Zu den Getreiden gehören:
- Weizen
- Gerste
- Roggen
- Dinkel
- Hafer
- Reis
- Hirse
- Teff

Buchweizen, Quinoa und Amaranth gehören nicht zu den Getreiden, sind aber ähnlich nährstoffreich.

Proteinquellen mischen

An pflanzlichem Protein gibt es bei der veganen Ernährung an und für sich keinen Mangel. Allerdings enthalten einzelne pflanzliche Lebensmittel meist nicht alle essenziellen Aminosäuren, die der Mensch zu sich nehmen muss. Damit du als Veganer*in diese wichtigen Nährstoffe optimal aufnimmst, solltest du verschiedene pflanzliche Proteinquellen kombinieren. Du musst die proteinhaltigen Lebensmittel nicht unbedingt zusammen essen. Es reicht aus, wenn du sie über den Tag verteilt aufnimmst.

Besonders proteinreich sind:
- Hülsenfrüchte wie Bohnen, Linsen, Erbsen oder Kichererbsen
- Tofu und Tempeh
- Vollkorngetreide
- Nüsse und Samen

Gesunde Fette essen

Der Körper kann Omega-3-Fettsäuren nicht selbst herstellen, du musst sie deshalb mit der Nahrung aufnehmen. Man unterscheidet drei Formen: alpha-Linolensäure (ALA), Docosahexaensäure (DHA) und Eicosapentaensäure (EPA). ALA steckt vor allem in pflanzlichen Quellen, DHA und EPA hingegen ausschließlich in fettem Seefisch. Der Körper kann aus ALA bis zu einem gewissen Grad DHA und EPA selbst herstellen.

Lebensmittel, die reich an ALA sind, sollten nicht auf dem veganen Speiseplan fehlen. Dazu zählen:
- Leinsamen
- Chiasamen
- Hanfsamen
- Walnüsse
- Leinöl
- Rapsöl

Grünes Gemüse essen

Als Veganer*in solltest du dich einmal durch den Regenbogen essen, denn jedes Obst und Gemüse liefert wertvolle Vitamine und Mineralstoffe.

Grünes Gemüse nimmt dabei eine besondere Stellung ein, weil es zwei der bei Veganer*innen häufig fehlenden Nährstoffe liefert: Eisen und Kalzium.
Zu den grünen Gemüsesorten zählen beispielsweise:

- Brokkoli
- Schwarzkohl
- Grünkohl
- Spinat
- Mangold

Das meiste aus eisenhaltigen Lebensmitteln herausholen

Der menschliche Körper kann Eisen aus pflanzlichen Quellen nicht so gut verwerten wie das tierische. Um als Veganer*in diesen Nährstoff abzudecken, musst du deinem Stoffwechsel etwas unter die Arme greifen. Ein einfacher Trick ist, eisenhaltige Lebensmittel mit Vitamin C zu kombinieren. Trinke ein Glas O-Saft zu deinen Frühstückshaferflocken, schneide eine halbe Paprika über deine Spinatpfanne oder mache ein Zitronendressing zu deinem Salat.

TIPP: Du solltest außerdem darauf achten, dass du eisenhaltige Lebensmittel nicht zusammen mit solchen verzehrst, die die Eisenaufnahme hemmen können. Dazu gehören beispielsweise Kaffee, schwarzer Tee oder Rotwein. Du solltest sie besser mit etwas zeitlichem Abstand vor oder nach den Mahlzeiten genießen.

Algen ausprobieren

Eine wichtige Quelle für Jod sind Fisch und Milchprodukte. Als Veganer*in solltest du deshalb besonders darauf achten, jodiertes Speisesalz zu verwenden. Eine weitere gute Jodquelle sind Algen, zum Beispiel Noriblätter, wie man sie auch für Sushi verwendet. Aber aufgepasst: Einige Sorten können sehr viel Jod enthalten. Ein Blick auf die Verpackung hilft: Die Hersteller geben normalerweise an, wie viel du problemlos von den Algen essen kannst.

Selenhaltige Lebensmittel essen

Selen gehört zu den essenziellen Spurenelementen, die dein Körper unbedingt braucht. Theoretisch enthalten auch Obst und Gemüse diesen Nährstoff. Allerdings hängt der Gehalt immer davon ab, wie viel Selen sich in den Böden befindet. In Europa sind die Böden eher selenarm. Achte deshalb darauf, regelmäßig selenhaltige Lebensmittel zu dir zu nehmen. Dazu gehören Paranüsse, aber auch verschiedene Kohlsorten, Zwiebeln, Knoblauch, Pilze und Hülsenfrüchte.

Vegane Ernährung: Welche Mängel haben Veganer*innen zu befürchten?

Die vegane Ernährungsweise liegt im Trend. In einer Befragung im Jahr 2016 gaben etwa 1,3 Millionen Deutsche an, dass sie vegan leben[2]. Im Jahr 2008 waren es nur rund 80.000. Im Vergleich zu Vegetarier*innen lehnen Veganer*innen alle tierischen Lebensmittel ab, also auch Milchprodukte, Eier und Honig. Sie ernähren sich rein pflanzlich. Wer sich für diese Ernährungsweise entscheidet, schränkt seine Auswahl an Lebensmitteln stark ein. Dennoch muss eine vegane Ernährung keineswegs einen Mangel an bestimmten Nährstoffen nach sich ziehen.

Symptome einer Mangelerscheinung durch vegane Ernährung

Im Zuge einer veganen Ernährung auftretende Mängel zeigen sich schleichend. Bevor sich Beschwerden bemerkbar machen, zehrt der Körper von seinen Vitaminspeichern, zum Beispiel in der Leber und den Fettzellen. Wenn alle Quellen erschöpft sind, kommt es zu Mangelerscheinungen.

Die Symptome können hier sehr unterschiedlich sein – je nachdem, welchen Nährstoff du deinem Körper zu wenig zugeführt hast. Häufig zeigen sich:
- Ermüdungs- und Erschöpfungserscheinungen
- Stimmungsschwankungen mit dem Hang zur Depression
- Appetitlosigkeit oder ein gesteigerter Appetit
- Muskelschmerzen
- Brüchige Haare und Nägel
- Verminderte körperliche Ausdauer
- Schwindelgefühle

Diese Symptome müssen allerdings nicht zwangsläufig durch eine vegane Ernährung hervorgerufen sein, sondern haben in vielen Fällen auch andere Ursachen. Wenn du als Veganer*in den Verdacht auf einen Nährstoffmangel hast, lasse deine Blutwerte untersuchen. Besonders häufig betroffen von Mangelerscheinungen durch eine vegane Ernährung sind Menschen mit einem erhöhten Nährstoffbedarf, wie Frauen während der Schwangerschaft

---

[2] https://www.skopos-group.de/news/13-millionen-deutsche-leben-vegan.html

und Stillzeit, Kinder sowie Senioren*innen mit eingeschränkter Resorptionsfähigkeit. Ernährungswissenschaftler*innen raten diesen Risikogruppen von einer rein veganen Ernährung ab.

Fazit: Die Mischung macht's

Zahlreichen Zivilisationskrankheiten, die häufig mit einer sehr fleischlastigen Ernährung einhergehen, wie Herz-Kreislauf-Erkrankungen, Diabetes, Arthrose, Gicht, Übergewicht und Bluthochdruck lässt sich durch eine vegane Ernährung vorbeugen. Auch der Erhalt einer gesunden Darmflora kann durch eine vegane Ernährung unterstützt werden. Der komplette Verzicht auf tierische Lebensmittel birgt jedoch auch Risiken. Nimmst du nicht genügend Nährstoffe über deine vegane Ernährung auf, können Mangelerscheinungen die Folge sein. Daher musst du bei dieser Ernährungsweise besonders auf eine ausgewogene Mischung auf deinem Teller achten. Unbeschwert vegan: Vitamin-B12-Mangel und andere Vitaminmängel vermeiden Mangelerscheinungen gehören zu den Risiken einer veganen Ernährung. Die wohl größte Gefährdung für Veganer*innen stellt ein Mangel an Vitamin B12 dar. B12 ist ein essenzielles Vitamin, das großen Einfluss auf die Gesundheit des Nervensystems hat. Ein Mangel kann zu Blutarmut oder langfristigen Nervenschädigungen führen. Da es fast nur in einigen tierischen Lebensmitteln vorkommt, ist es empfehlenswert, Vitamin B12 bei einer veganen Ernährung über angereicherte Lebensmittel oder Nahrungsergänzungsmittel aufzunehmen, um Mangelerscheinungen vorzubeugen. Neben den B-Vitaminen sollten Veganer*innen auch andere Vitamine im Auge behalten.

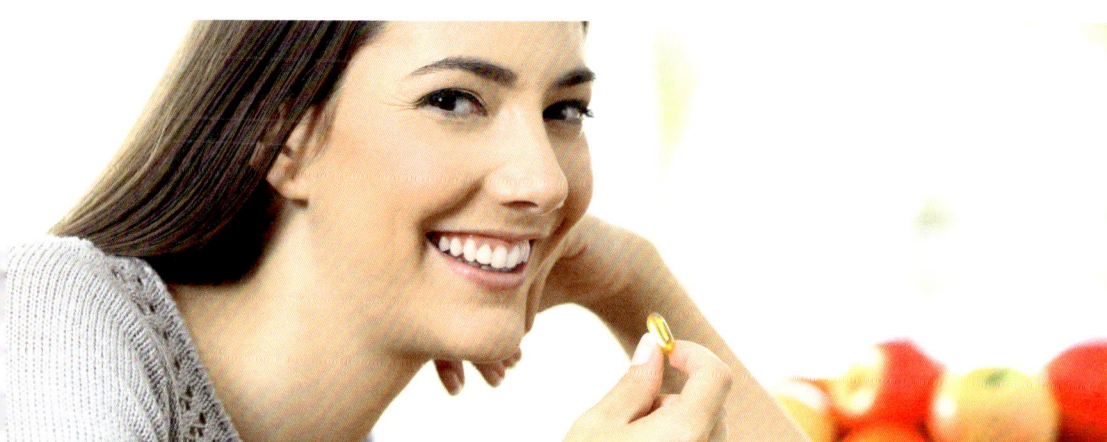

Vegane Ernährung: B-Vitamine sind wichtig.

AKTUELLE ERNÄHRUNGSTRENDS.

VEGANE ERNÄHRUNG:
Vitamine, die du täglich brauchst

Ob Mischköstler*in, Vegetarier*in oder Veganer*in: Vitamine sind essenziell für eine ausgewogene Ernährung und fördern Wachstum, Vitalität und Wohlbefinden. Unser Körper kann Vitamine (bis auf wenige Ausnahmen) nicht selbst herstellen, sondern muss sie über die Nahrung aufnehmen.

Man unterscheidet zwischen wasserlöslichen und fettlöslichen Vitaminen. Zu den wasserlöslichen gehören die B-Vitamine (außer B12) und Vitamin C. Vitamin A, D, E und K sind fettlösliche Vitamine, die der Körper nur zusammen mit Fett aufnehmen kann. Im Gegensatz zu den fettlöslichen Vitaminen kann der Körper wasserlösliche Vitamine nicht speichern. Eine kontinuierliche Aufnahme über die Nahrung ist daher unabdingbar. Eine Ausnahme hierbei bildet Vitamin B12, das der menschliche Körper in größeren Mengen einlagern kann.

Vitamin-B-Komplex – worauf Veganer*innen achten sollten
Die Aufgaben der B-Vitamine sind sehr vielfältig und komplex. Unter anderem unterstützen sie die Hormonbildung, beeinflussen die Durchblutung und sind an verschiedenen Stoffwechselprozessen beteiligt.

Der Vitamin-B-Komplex umfasst acht Vitamine:
- Vitamin B1 (Thiamin): ist wichtig für den Energie- und Kohlenhydratstoffwechsel und sorgt für starke Nerven
- Vitamin B2 (Riboflavin): ist an Stoffwechsel- und Entgiftungsprozessen beteiligt und unterstützt gesunde Haare, Haut und Nägel
- Vitamin B3 (Nicotinsäure): spielt eine entscheidende Rolle für den Fett- und Cholesterinstoffwechsel, fördert die Gesundheit der Haut und des Nervengewebes
- Vitamin B5 (Pantothensäure): fördert die Zellregeneration und ist wichtig für die Wundheilung
- Vitamin B6 (Pyridoxin): unterstützt den Aminosäurestoffwechsel sowie die Bildung von Neurotransmittern und Hämoglobin
- Vitamin B7 (Biotin, auch als Vitamin H bekannt): ist essenziell für gesunde Haut, Haare und Nägel

- Vitamin B9 (Folsäure): unterstützt das Zellwachstum und die Zellteilung und ist wichtig für alle Wachstumsprozesse
- Vitamin B12 (Cobalamin): ist entscheidend für die Blutbildung, Zellteilung und Regeneration von Nervenzellen

Folgen eines Vitamin-B-Mangels

Aufgrund der komplexen Aufgaben der B-Vitamine sind die Mangelsymptome sehr breit gefächert. Mögliche Mangelerscheinungen sind zum Beispiel Müdigkeit, Appetitlosigkeit, erhöhte Infektanfälligkeit und Stimmungsschwankungen. Da auch das Nervensystem unter einer Unterversorgung an Vitamin B leidet, gehören zudem Schmerzen und Empfindungsstörungen zu häufigen Mangelerscheinungen. Weitere Symptome sind Entzündungen an Haut und Schleimhäuten.

TIPP: Für eine ausreichende Vitaminzufuhr empfiehlt die Deutsche Gesellschaft für Ernährung (DGE) fünf Portionen Obst und Gemüse am Tag. Das entspricht ungefähr 400 g Gemüse und 250 g Obst. Eine Schwierigkeit für Veganer*innen bildet das Vitamin B12, da es fast ausschließlich in tierischen Lebensmitteln enthalten ist. Um keinen Mangel zu riskieren, ist es ratsam, mit B12 angereicherte Lebensmittel zu essen – wie Margarine – oder zu entsprechenden Nahrungsergänzungsmitteln zu greifen. Es gibt sogar Präparate mit dem gesamten Vitamin-B-Komplex – speziell für Veganer*innen.

Nicht nur ein Problem für Veganer*innen: Vitamin D

Egal, ob Fleischesser*in oder Veganer*in – ein Vitamin-D-Mangel kann bei jeder Ernährungsweise auftreten. Dein Körper ist in der Lage, aus den Vorstufen des Vitamins, die du über die Nahrung aufnimmst, wirksames Vitamin D zu synthetisieren. Außerdem kann er mithilfe von Sonneneinstrahlung (UV-B) Vitamin D bilden. Vitamin D benötigst du für starke Zähne und Knochen sowie ein intaktes Immunsystem. Symptome einer Unterversorgung sind unter anderem eine erhöhte Infektanfälligkeit, eine vermehrte Neigung zu Allergien, Müdigkeit und Depressionen.

Um als Nicht-Veganer*in oder Veganer*in einem Vitamin-D-Mangel vorzubeugen, sind längere Spaziergänge und Aufenthalte im Freien sehr zu empfehlen. Zusätzlich kannst du mit angereicherten Lebensmitteln oder Nahrungsergänzungsmitteln deinen Bedarf decken. Als besonders empfehlenswert gelten Vitamin-D3-Präparate. Wurden diese bis vor einigen Jahren noch aus Tierfett gewonnen, gibt es sie mittlerweile auch vegan. Vitamin D3 wird hierbei aus Flechten hergestellt.

Bei höheren Dosierungen von Vitamin D3 wird eine zusätzliche Einnahme von Vitamin K2 empfohlen, das als veganes Präparat ebenfalls erhältlich ist.

Omega-3-Fettsäuren: Sinnvolle Ergänzung

Bei den Omega-3-Fettsäuren unterscheidet man drei Arten:
1. **Alpha-Linolensäure:** Kommt vor allem in pflanzlichen Quellen vor, zum Beispiel in Walnüssen, Lein- oder Hanfsamen
2. **Docosahexaensäure (DHA):** Kommt ausschließlich in tierischen Quellen wie fettem Seefisch vor
3. **Eicosapentaensäure (EPA):** siehe DHA

Dein Körper kann aus Alpha-Linolensäure bis zu einem gewissen Grad selbst DHA und EPA herstellen. Ergänzend kannst du als Veganer*in Omega-3-Fettsäuren als Nahrungsergänzungsmittel zu dir nehmen. Laut der European Food Safety Authority (efsa) sind bis zu 250 Milligramm pro Tag angemessen. Hier musst du allerdings aufpassen, denn viele Präparate enthalten Fischöl. Die vegane Variante besteht aus Algenöl. Auf der Verpackung ist angegeben, ob das Nahrungsergänzungsmittel vegan ist oder nicht.

Vitaminmangel durch unzureichende Resorption im Darm

Ein Vitaminmangel kann nicht nur auftreten, weil du dich vegan ernährst. Vitamine werden im Darm aus der Nahrung aufgenommen beziehungsweise resorbiert und anschließend dem Kreislauf zugeführt. Ist der Darm aus der Balance, ist die Wahrscheinlichkeit von Mangelerscheinungen durch einen Vitaminmangel sehr hoch. Dies tritt häufig bei chronischen Durchfällen auf, in Folge entzündlicher Darmerkrankungen oder aufgrund einer durch Antibiotika geschädigten Darmflora. Um herauszufinden, ob die Ursache für deinen Vitaminmangel in deinem Darm liegt, empfiehlt sich eine Darmflora-Analyse. Mit einem Darmtest bekommst du Aufschluss über Schwachstellen deiner Darmflora. Außerdem kannst du dir anhand der Testergebnisse einen individuellen Ernährungsplan erstellen lassen. Mit diesem kannst du dir sicher sein, dass du eine ausgewogene Menge an verschiedensten Nahrungsmitteln aufnimmst und somit kein Risiko eines Vitaminmangels besteht.

Die Darmflora füttern

Damit du die Nährstoffe aus veganen Lebensmitteln optimal aufnehmen kannst, solltest du auf eine gesunde Darmflora achten. Der Darm ist von zahlreichen

Mikroorganismen besiedelt, die verschiedene Aufgaben erfüllen. Unter anderem können sie dabei helfen, Nahrung besser zu verdauen und die für Veganer*innen wichtigen Nährstoffe für den Körper verfügbar zu machen.

Deine Darmflora kannst du auf zwei Arten füttern. Probiotische Lebensmittel enthalten die wichtigen Mikroorganismen. Dazu gehören zum Beispiel Sauerkraut, Kimchi, Tempeh, Kombucha und andere fermentierte Lebensmittel. Präbiotika sind unverdauliche Ballaststoffe, die den Mikroorganismen in deinem Darm als Futter dienen. Sie kommen zum Beispiel in Zwiebeln, Knoblauch, Chicorée, Schwarzwurzeln und Bananen vor.

Dir fehlen Ideen, wie du diese Nahrungsmittel in deinen Speiseplan einbauen sollst? Wir erstellen dir einen individuellen Ernährungsplan, der auf den Testergebnissen deiner Darmanalyse beruht. So kannst du sicherstellen, dass dein Darm das bekommt, was er benötigt.

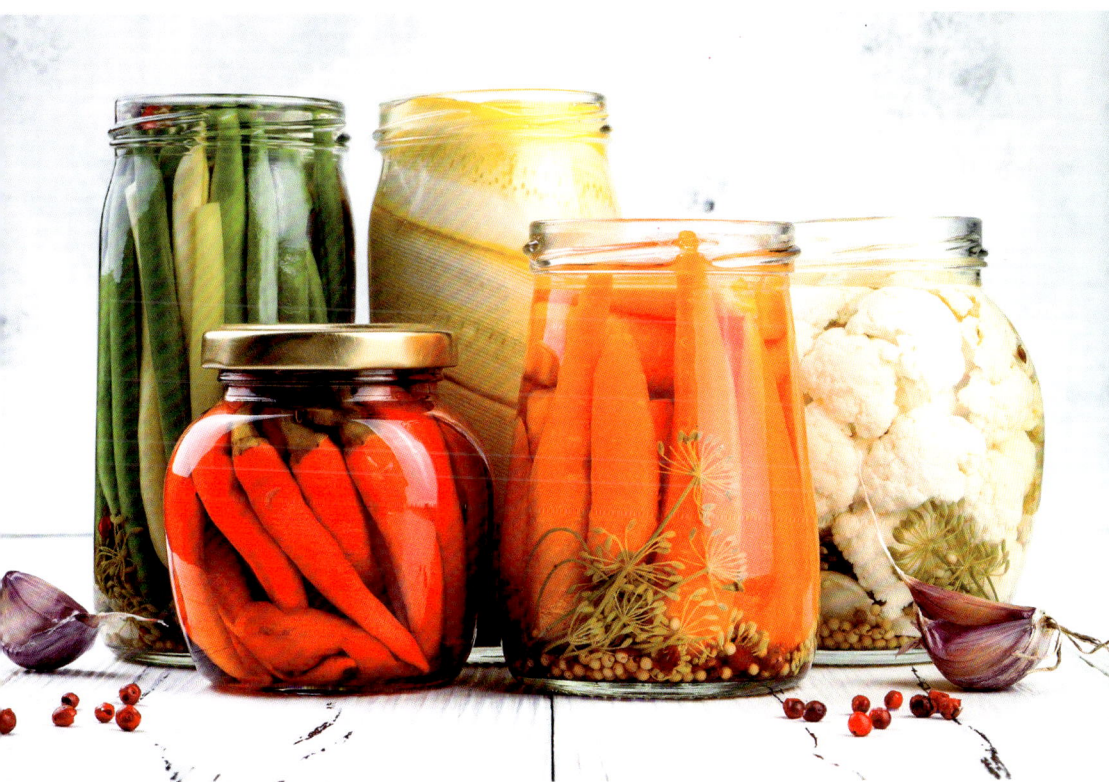

Fermentiertes Gemüse ist reich an Laktobazillen. Eine Wohltat für den Darm!

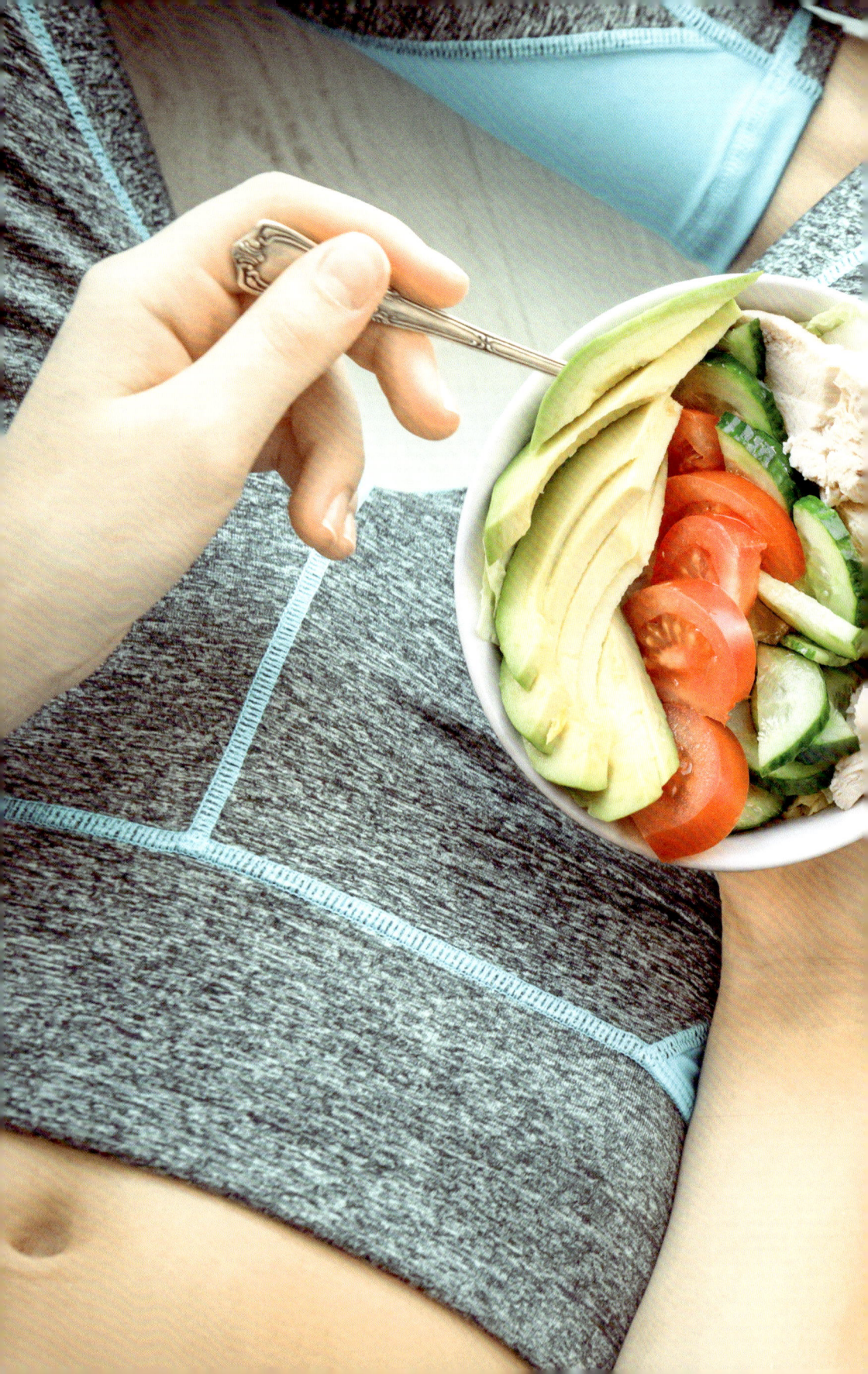

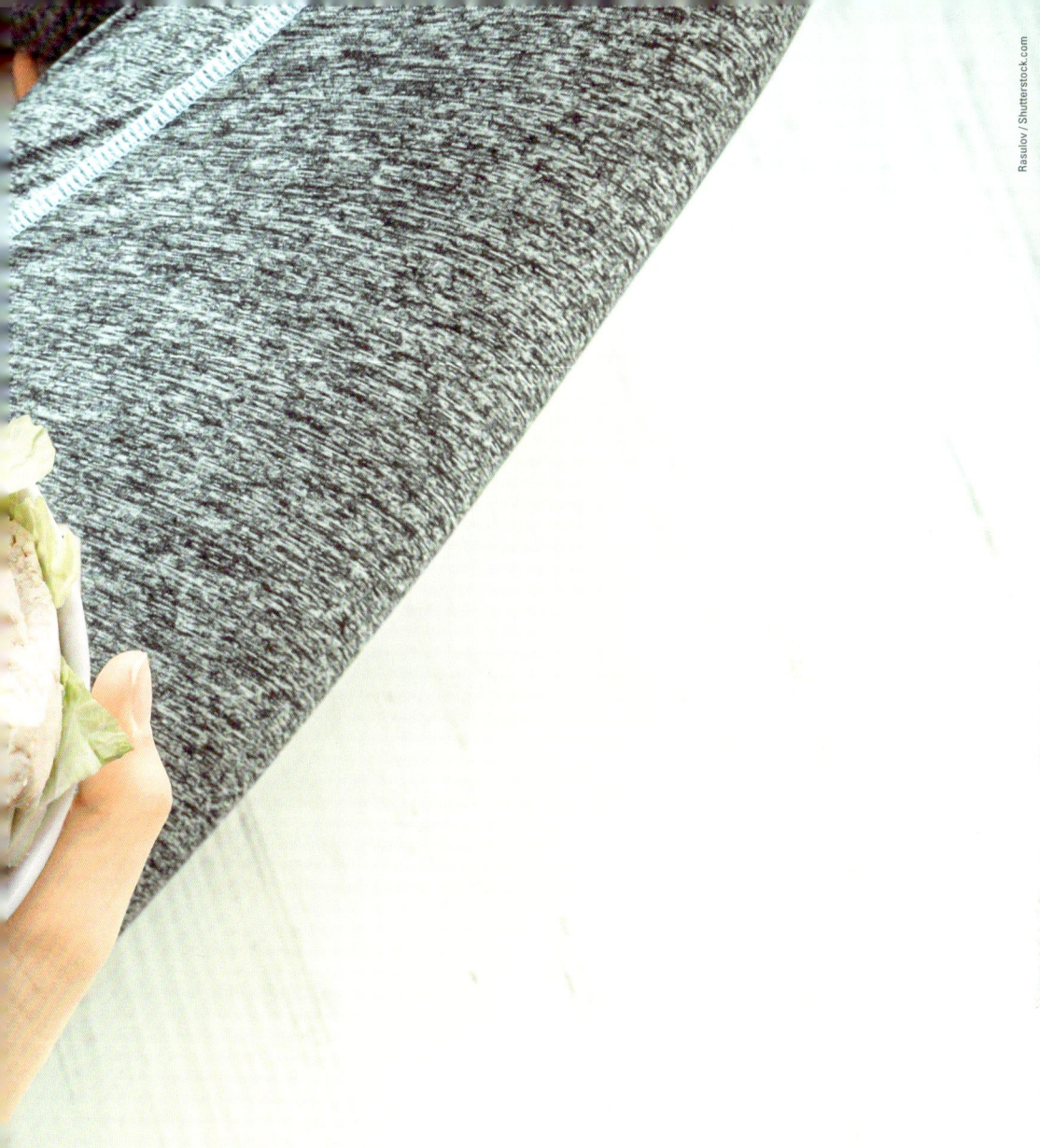

FITTER WERDEN MIT
einem gesunden Darm.

FITTER WERDEN MIT EINEM GESUNDEN DARM.

SPORT: SCHNELLER MUSKELAUFBAU
so einfach geht's

Belastungsintensität, Erholungsphasen und Ernährung: Erfahre hier, wie du mit einem gesunden Zusammenspiel dieser Parameter schnell Muskeln aufbauen kannst.

Schneller Muskelaufbau – so erzielst du sichtbare Erfolge
Muskelmasse verdankst du dem Anpassungsprozess deines Körpers: Forderst du ihn über seine bisherigen Leistungsgrenzen hinaus, reagiert er mit Muskelaufbau. Die richtige Belastungsintensität ist somit für einen schnellen Muskelaufbau entscheidend. Worauf du dabei achten solltest, erfährst du hier.

Muskelaufbau: Wie lange dauert es, bis sich erste Erfolge einstellen?
Die richtige Kombination aus Krafttraining und Erholungsphasen ist essenziell für den schnellen Muskelaufbau. Denn bei ausreichendem Trainingsreiz entstehen Mikrorisse im Muskel, die du danach häufig als Muskelkater spürst. In der Erholungsphase nach dem Krafttraining repariert dein Körper die beschädigten Fasern und verdickt sie, um sie für ähnliche Belastungen in der Zukunft zu stärken. Bei Anfängern führt schon eine geringe Belastung zu dieser Anpassungsreaktion. Mit Krafttraining kannst du also relativ schnell deutliche Fortschritte erzielen: Erste Erfolge stellen sich bereits nach etwa sechs Wochen ein.

Schnell Muskeln aufbauen mit der richtigen Trainingsplanung
Der erste Schritt zum Muskelaufbau ist das Erstellen eines Trainingsplans. Als Anfänger trainierst du am besten zweimal pro Woche, Fortgeschrittene können bis zu fünfmal wöchentlich trainieren. Dazwischen liegen Ruhetage. Ideal sind 30 bis 60 Minuten Training pro Einheit. In einem Trainingstagebuch kannst du die trainierten Muskelgruppen, die Art der Übung, die Gewichte, die Anzahl der Wiederholungen und Sätze sowie die Dauer des Trainings festhalten. Wiederholtes, regelmäßiges und abwechslungsreiches Training führt am schnellsten zu sichtbarem Muskelaufbau. Deinen Trainingsplan solltest du daher alle sechs bis acht Wochen umstellen. Andere Trainingsgeräte, Grifftechniken oder ein verändertes Tempo sorgen für Variation: So erhalten die Muskeln wieder neue Reize.

Muskelaufbau beschleunigen und richtig trainieren
Für ein deutliches Muskelwachstum sind hohe Trainingsintensitäten erforderlich. Nach einer Trainingseinheit sollte die belastete Muskulatur eine Ruhezeit von 24 bis 48 Stunden bekommen. Währenddessen regeneriert sich der beanspruchte Muskel, seine Nährstoffdepots werden aufgefüllt und er wächst. Nach circa zwei bis drei Tagen kann er wieder trainiert werden. Tipp: Mit einem Cool-down aus leichtem Ausdauertraining sowie einer durchblutungsfördernden Dusche nach dem Krafttraining lässt sich die Regeneration beschleunigen. Ausreichend Entspannung sowie mindestens sieben Stunden Schlaf pro Nacht helfen außerdem beim schnellen Muskelaufbau.

Schneller Muskelaufbau für Anfänger: Ganzkörpertraining
Wenn du als Anfänger zweimal wöchentlich trainierst, solltest du bei jedem Training alle Muskelgruppen gleichmäßig beanspruchen. Trainierst du dreimal pro Woche oder häufiger, kannst du bei jedem Training andere Muskelgruppen beanspruchen: So kann sich jeder Muskel ausreichend regenerieren, bis er wieder beansprucht wird.

Ein Training mit dem eigenen Körpergewicht fordert keinen Muskel isoliert, sondern stets ganze Muskelgruppen. Beispiele für einfache und effektive Übungen mit dem eigenen Körpergewicht sind:
- Liegestütze
- Ausfallschritte
- Kniebeugen
- Sit-ups

Für das Bewegungstempo kannst du dich an folgenden Richtwerten für Liegestütze orientieren: Nimm dir zwei bis vier Sekunden für die Abwärtsbewegung, ein bis zwei Sekunden für die Halteposition und zwei bis vier Sekunden für die Aufwärtsbewegung. Ein intensiver Satz mit maximal 15 Wiederholungen genügt bereits als Anreiz für das Muskelwachstum; mit der Zeit kannst du dich auf drei bis sechs Sätze pro Übung steigern. Zwischen den Sätzen legst du eine ein- bis dreiminütige Pause ein.

Für Fortgeschrittene: Schnell Muskeln aufbauen mit freien Gewichten
Fortgeschrittene können nach professioneller Anleitung auch freie Gewichte wählen, die mehrere Muskeln gleichzeitig anregen: Hanteltraining und Kabelzüge eignen sich auch für das regelmäßige Training zu Hause. Alle Bewegungen sollten

stets langsam, vollständig und mit Kraft statt mit Schwung ausgeführt werden. Wichtig ist das optimale Gewicht: Es sollte einen wirksamen Reiz auf die Muskulatur ausüben, ohne das Verletzungsrisiko zu erhöhen. Das passende Gewicht ermittelst du über die Anzahl der möglichen Wiederholungen: Schaffst du weniger als acht Wiederholungen, ist das Gewicht zu hoch für dich. Sind mehr als 12 Wiederholungen möglich, kannst du ein schwereres Gewicht wählen.

Muskelaufbau fördern: Mit der richtigen Ernährung
Auch die Ernährung ist für den Muskelaufbau wichtig. Die grundlegenden Nährstoffe für Muskelwachstum sind Proteine. Vor allem Anfänger, die schnell Muskeln aufbauen wollen, sind auf eine ausreichende Proteinzufuhr angewiesen: Empfohlen werden zwischen 1,3 und 1,5 Gramm Protein täglich pro Kilogramm Körpergewicht (für fortgeschrittene Kraftsportler bis zu 2 Gramm Protein pro Kilogramm Körpergewicht). Optimal ist eine Kombination aus tierischen Proteinen aus Fisch oder fettarmen Milchprodukten und pflanzlichen Proteinen aus Soja, Getreide, Hülsenfrüchten und Nüssen.

Komplexe Kohlenhydrate liefern dir Energie und erhöhen die Leistungsfähigkeit für das Krafttraining. Achte darauf, vollwertige, möglichst unverarbeitete Nahrungsmittel zu essen, die deinem Körper ausreichend Ballaststoffe, Vitamine und Mineralstoffe liefern. Diese Nährstoffe sind vor allem in Vollkornprodukten sowie frischem Obst und Gemüse enthalten.

Mit einem Darmtest erhältst du ganz leicht einen umfassenden Überblick über deine aktuelle Nährstoffversorgung. Schicke dazu einfach eine kleine Stuhlprobe an das Labor: Die Auswertung deiner Probe liefert einen detaillierten Einblick in deine individuelle Kalorienverwertung, Vitaminsynthese, Immunstärke und die generelle Bakterienverteilung in deinem Darm. Basierend auf dieser Analyse erhältst du individuelle Ernährungsempfehlungen. Das kann dir helfen, deine Ernährung deinem Trainingsziel anzupassen, und deine allgemeine Gesundheit und Leistungsfähigkeit zu verbessern.

FITTER WERDEN MIT EINEM GESUNDEN DARM.

HIGH PROTEIN:
Muskelaufbau durch Proteinzufuhr

Eine hohe Proteinaufnahme fördert den Muskelaufbau. Was es mit dem High-Protein-Prinzip auf sich hat und worauf du achten solltest.

High Protein: Muskelaufbau mit gezielter Eiweißzufuhr unterstützen
Proteine, also Eiweiße, gehören zu den wichtigsten Bausteinen des Körpers. Sie bestehen aus verschiedenen lebensnotwendigen Aminosäuren, die das Immunsystem stärken und zudem wesentlich am Prozess des Muskelwachstums beteiligt sind. Daher legen vor allem Kraftsportler Wert auf eine Ernährung mit einem hohen Anteil an Eiweiß. Wie das High-Protein-Prinzip den Muskelaufbau unterstützt, erfährst du hier.

Wie hängen Proteinaufnahme und Muskelaufbau zusammen?
Krafttraining verlangt dem Körper einiges ab. Daher sollten vor allem Anfänger auf eine hohe Proteinaufnahme achten. Ein leichter Kalorienüberschuss von etwa 300 Kalorien pro Tag ist dafür ideal. Diese zusätzliche Energie benötigt der Körper, um die Anforderungen des Trainings zu bewältigen und die Muskulatur mit Nährstoffen zu versorgen.

TIPP: Muskeln wachsen nur, wenn sie einem ausreichend starken Belastungsreiz ausgesetzt werden. Dies passiert beim Krafttraining mit Gewichten oder bei Eigengewichtsübungen (Bodyweight Exercises). Das eigentliche Wachstum findet aber nicht während des Trainings statt, sondern danach, in der Regenerationsphase. Dann läuft nämlich ein Anpassungsprozess in der Muskulatur ab, der eine Reaktion auf den Belastungsreiz ist: Die Muskelfasern verdicken sich, und hierfür benötigen sie Aminosäuren. Folglich unterstützt eine hohe Proteinaufnahme nach dem Training den Körper beim Muskelaufbau.

Welche Proteinzufuhr ist optimal?
Protein ist nicht gleich Protein: Die Qualität von Eiweißen lässt sich anhand ihrer biologischen Wertigkeit bestimmen. Sie gibt an, wie gut der Organismus das aufgenommene Eiweiß verwerten kann. Je mehr körpereigenes Protein er aus dem zugeführten Eiweiß gewinnt, desto höher ist die biologische Wertigkeit.

Tierisches Protein aus Fleisch, Eiern oder Milchprodukten kann der Körper zwar gut aufnehmen, allerdings sind diese Lebensmittel häufig reich an **gesättigten Fettsäuren** und **Cholesterin**. Pflanzliche Proteine, die in Gemüse, **Hülsenfrüchten** oder Getreide vorkommen, enthalten dagegen gesunde ungesättigte **Fettsäuren** und sind überwiegend cholesterinfrei. Außerdem liefern sie viele Ballaststoffe, die die Verdauung fördern und zu einem gesunden Darm beitragen.

Muskelaufbau funktioniert am besten mit einer ausgewogenen Kombination aus pflanzlichen und tierischen Eiweißen. Gute pflanzliche Eiweißquellen sind beispielsweise Soja, Amaranth, Quinoa, Leinsamen, Hülsenfrüchte und Nüsse. Unter den tierischen Eiweißlieferanten sind Fisch, Eier, fettarme Milchprodukte sowie mageres Fleisch empfehlenswert.

Gibt es eine maximale Proteinaufnahme pro Tag?
Wie viel Protein du täglich zu dir nehmen solltest, hängt von deinem Körpergewicht, deinem Stoffwechseltyp und deiner Aktivität ab. Die Empfehlung lautet, nicht mehr als 0,8 Gramm Eiweiß pro Kilogramm Körpergewicht zu verzehren. Ist die Proteinaufnahme zu hoch, kann das auf lange Sicht zur Gewichtszunahme führen.

Insbesondere Menschen mit einer Nierenerkrankung sollten die maximale Proteinaufnahme pro Tag nicht überschreiten. Wenn sie mehr zu sich nehmen, kann sich das je nach Krankheitsbild schädlich auf das Stoffwechselorgan auswirken. Betroffene sollten daher mit einem Arzt Rücksprache über die optimale Proteinmenge halten.

High Protein: So einfach geht's
Wenn du mithilfe einer erhöhten Proteinaufnahme deinen Muskelaufbau beschleunigen möchtest, solltest du eine ausgewogene und gesunde Ernährung nicht vernachlässigen. Um gesundheitliche Schäden zu vermeiden, besprich dein Vorhaben vorher mit einem Arzt. Um deinen Körper bei einer eiweißreichen Ernährung ausreichend mit Energie zu versorgen, sind etwa 5 bis 6 Mahlzeiten pro Tag in einem Abstand von 2 bis 3 Stunden empfehlenswert.

Morgens stehen komplexe Kohlenhydrate wie Haferflocken oder Vollkornprodukte mit etwas Obst auf dem Speisplan. Vor dem Training stellst du deinem Körper mit einer Handvoll Nüssen Energie zur Verfügung. Nach dem Training unterstützt du

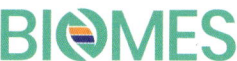

Anzeige

Dein Darmflora Selbsttest für zu Hause: **INTEST**.pro

✓ Darmbeschwerden verstehen
✓ Immunschwächen erkennen
✓ Gewichtsprobleme reduzieren
✓ inkl. personalisiertem Ernährungsplan
✓ JETZT DEINEN DARM ERFORSCHEN!

www.BIOMES.world

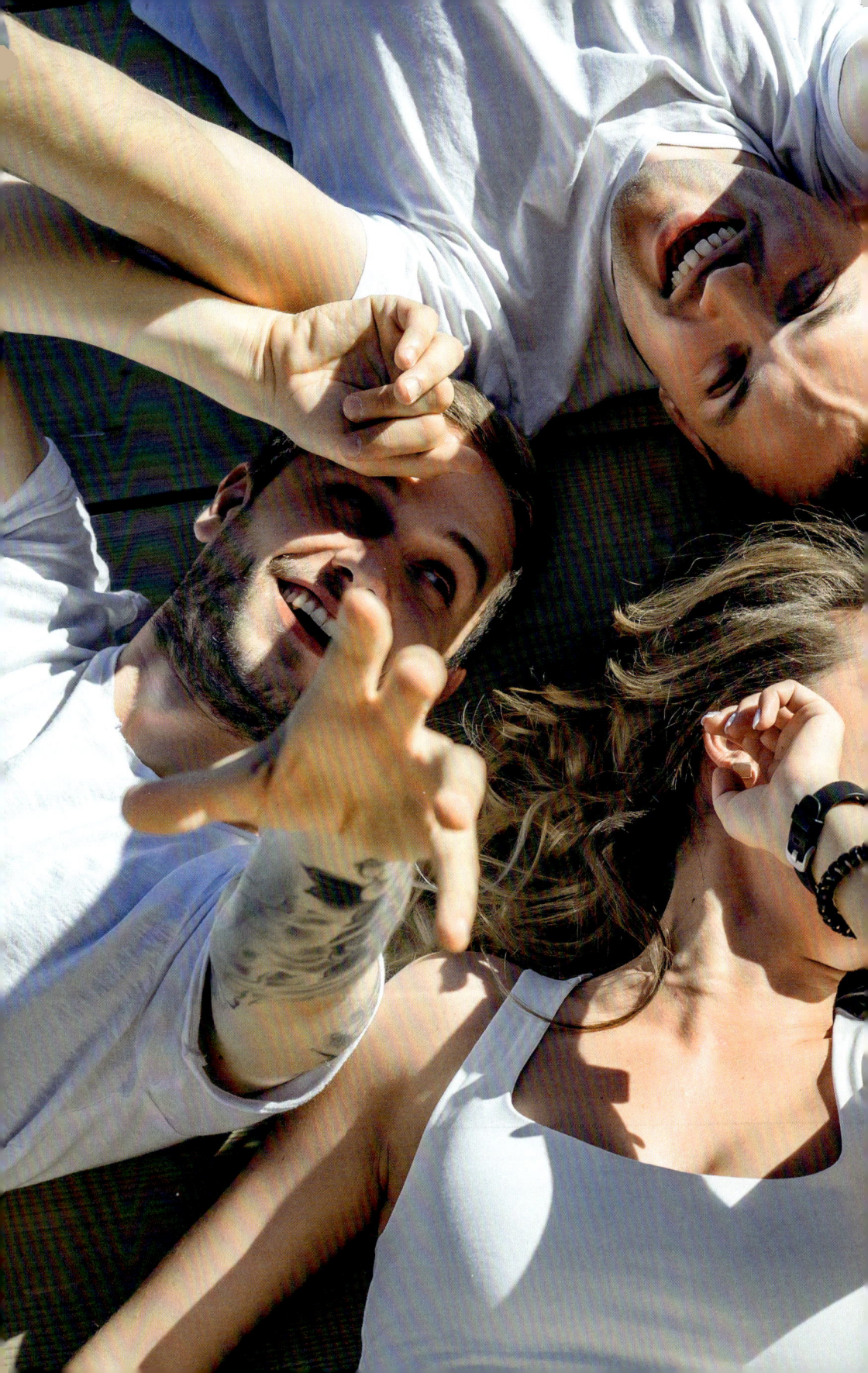

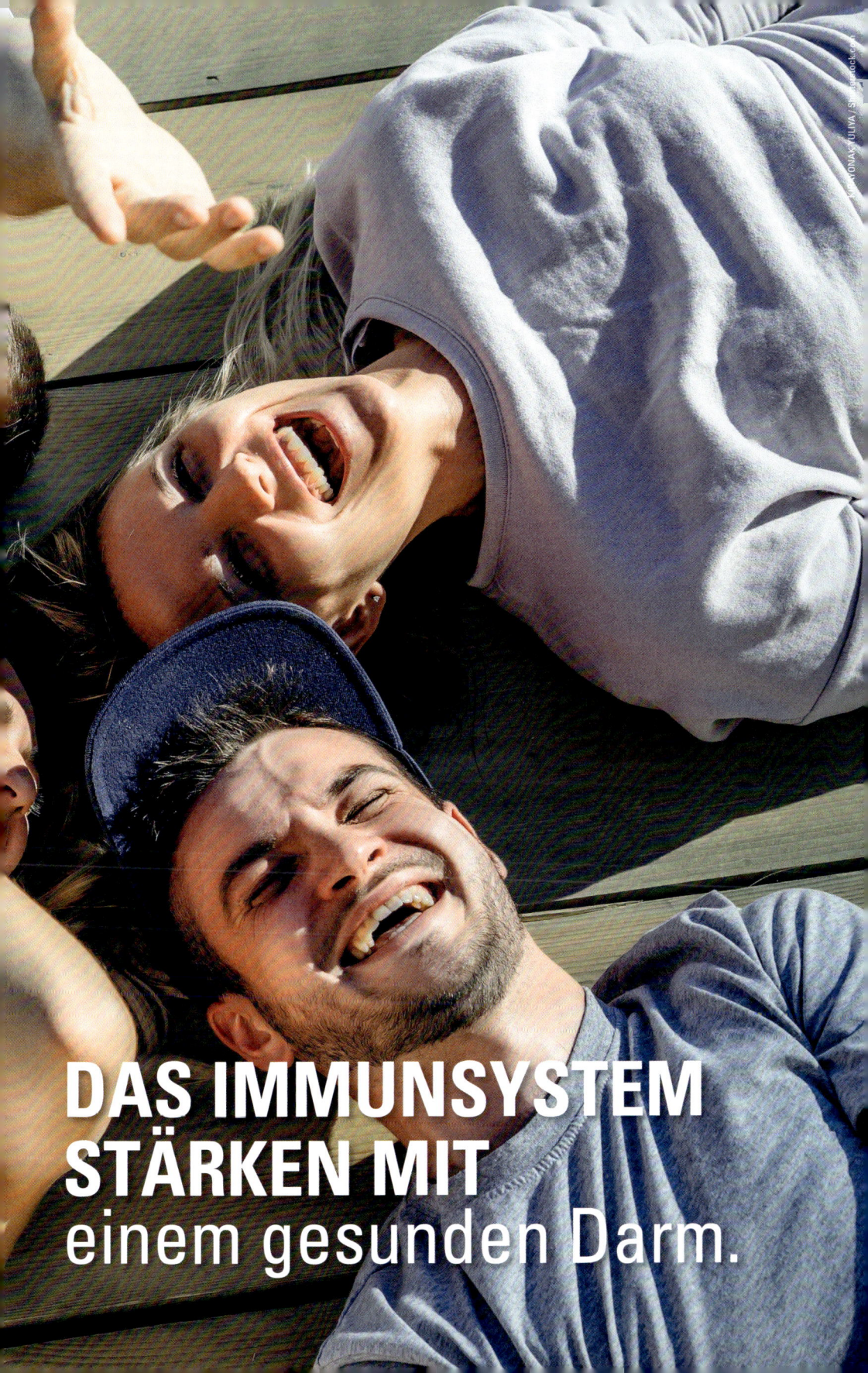

DAS IMMUNSYSTEM STÄRKEN MIT EINEM GESUNDEN DARM.

IMMUNSYSTEM:
Mögliche Krankheiten auf einen Blick

Wenn die Abwehr streikt: Auch unser Immunsystem ist nicht vor Fehlern gefeit. Welche Immunsystem-Erkrankungen gibt es und was kannst du gegen diese tun?

Wenn die Abwehrkräfte nicht mehr richtig abwehren
Unser Immunsystem sorgt dafür, dass wir nicht krank werden. Was aber, wenn das Immunsystem selbst erkrankt? Diese Immunsystem-Krankheiten stellen deine Abwehr auf den Kopf.

So hochkomplex dein Immunsystem ist, so hochsensibel ist es auch. Schon bei kleinen Fehlern und Störungen kann es ins Straucheln geraten.

Die Folgen:
- Es ist zu schwach: Seine Schutzaufgaben bleiben auf der Strecke – sehr zur Freude von Krankheitserregern.
- Es reagiert über: Selbst auf harmlose Reize spricht es an.
- Es bekämpft sich selbst: Es reagiert auf körpereigene Substanzen.
- Es wird überlistet: Krebs entsteht.

Die häufigsten Immunsystem-Krankheiten
Tritt eines der vier Szenarien ein, können die Fehler der Abwehrkräfte mit unangenehmen Begleiterscheinungen einhergehen oder gar schwerwiegende Folgen haben.

Szenario 1: Dein Immunsystem ist geschwächt
Wenn dein natürlicher Schutzschild schwächelt, macht er unfreiwillig den Weg frei für Eindringlinge wie Viren, Pilze und Bakterien: Schlechte Nachrichten für deinen Organismus, denn deine Infektanfälligkeit steigt. Erkältungen, Grippe, Zahnfleisch- und Blasenentzündungen sowie Herpes können sich anbahnen. Und nicht selten sind sie gekommen, um zu bleiben. Haben deine Abwehrkräfte den Krankheitserregern nicht viel entgegenzusetzen, ziehen sich die Beschwerden oft über Wochen oder Monate hin.

Szenario 2: Dein Immunsystem übertreibt es etwas
Eine Überreaktion des Immunsystems kann sich beispielsweise in einer Allergie äußern. Dein Körper schlägt Alarm bei eigentlich harmlosen Substanzen wie Pollen, Hausstaub oder Katzenhaaren. Sobald er mit dem vermeintlichen Übeltäter in Berührung kommt, juckt die Nase, tränen die Augen oder kratzt der Hals. Schlimmstenfalls schnüren sich sogar die Atemwege zu oder das Gesicht schwillt an.

Szenario 3: Auch bei Autoimmunerkrankungen reagiert der Körper über
Anders als bei der Allergie läuten die Alarmglocken hier aber nicht bei fremden, sondern bei körpereigenen Substanzen. Mit anderen Worten: Dein Körper bekämpft sich selbst. Dies ist zum Beispiel bei Multipler Sklerose der Fall. Die Myelinscheiden der Nervenzellen sind dem Körper dabei irrtümlich ein Dorn im Auge. Weitere Immunsystem-Erkrankungen, bei denen unsere Abwehrkräfte gegen uns selbst vorgehen, sind unter anderem rheumatoide Arthritis oder systemischer Lupus erythematodes.

Szenario 4: Normale Zellen entwickeln sich zu Tumorzellen
Wenn körpereigene Zellen sich verändern und von der Norm abweichen, kann Krebs entstehen. Das Immunsystem ist zwar nicht gänzlich machtlos gegen solche kranken Zellen – denn eine Aufgabe ist es, alte und geschädigte körpereigene Zellen zu entfernen – doch manchmal wird es von den Tumorzellen überlistet. Sie verändern ihre Struktur so, dass sie nicht mehr als Gefahr wahrgenommen werden. Der Körper behandelt sie wie ganz normale, gesunde Zellen und lässt sie wachsen und gedeihen.

Immunsystem-Krankheiten – die angeborene und erworbene Immunschwäche
Vereinzelt kommt der Mensch schon mit einer Immunschwäche zur Welt. Durch einen angeborenen Defekt im Immunsystem – besser bekannt als „angeborene Immunschwäche" – haben Betroffene mit einer generellen Abwehrschwäche zu kämpfen. Schon als Kinder sind sie anfälliger für Infekte. Zudem fallen Erkrankungen oft länger und schwerer aus als bei gesunden Gleichaltrigen.

Häufiger als die angeborene tritt die erworbene Immunschwäche auf. Das bekannteste Beispiel ist AIDS (Acquired Immunodeficiency Syndrome): Sogenannte HI-Viren befallen gesunde Abwehrzellen und reagieren auf eigentlich harmlose Erreger mit schweren Infektionen.

Der Allgemeinzustand und seine Rolle bei Immunsystem-Erkrankungen
Manche Erkrankungen des Immunsystems lassen sich nicht beeinflussen, andere aber sehr wohl. Gerade bei Immunschwächen spielt die allgemeine körperliche Verfassung eine zentrale Rolle. Nicht umsonst klingen typische Beschwerden wie chronische Müdigkeit, erhöhte Infektanfälligkeit, Haarausfall sowie Konzentrationsschwäche oft von selbst wieder ab, sobald sich der Körper stabilisiert.

TIPP: Mediziner raten zu Therapiemethoden wie ausreichend Bewegung, Stressreduktion, viel trinken, frische Luft und natürlich zu einer ausgewogenen Ernährung. Bekommt dein Körper nicht genug davon, zeichnen sich die Mängel schnell in deinem Immunsystem ab. Besonders häufig zu beobachten ist dies bei Untergewicht. Durch eine Mangelernährung fehlt es dem Körper an Ressourcen, um ausreichend Immunzellen und Antikörper für eine vernünftige Immunantwort zu produzieren. Du fühlst dich müde und abgeschlagen und dein Immunsystem ist anfälliger für Krankheiten.

Hinweis: Untergewicht bedeutet nicht immer gleich Magersucht oder Bulimie. Auch an den Darmbakterien kann es liegen, wenn du einfach nicht zunimmst.

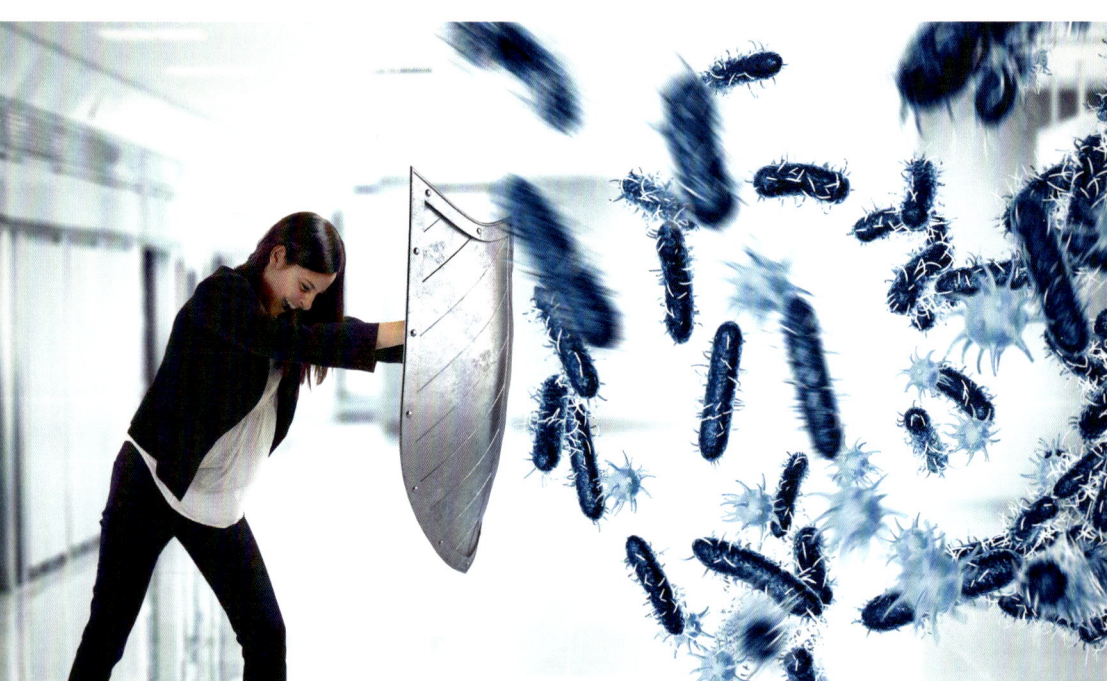

Ein gesunder Darm ist wichtig für eine gut funktionierende körpereigene Immunabwehr.

DAS IMMUNSYSTEM STÄRKEN MIT EINEM GESUNDEN DARM.

IMMUNSCHWÄCHE:
Ursachen und Symptome

Eine Immunschwäche kann jeden treffen. Doch wie äußert sich ein schwaches Immunsystem und was sind die Ursachen dafür?

Immunschwäche: Wenn die Abwehr streikt

Eigentlich ist das Immunsystem sehr widerstandsfähig. Doch es kommt gelegentlich vor, dass es Krankheitserregern, die es normalerweise problemlos abwehren könnte, nichts entgegensetzen kann. Ursache dafür ist oft eine Immunschwäche. Doch wie entsteht eine solche Immunschwäche und welche Symptome deuten auf ein schwaches Immunsystem hin? Die Antworten darauf findest du hier.

Schwaches Immunsystem: Die größten Feinde der Abwehrkräfte

Es kann vielerlei Gründe dafür geben, dass das Immunsystem geschwächt ist. Angeborene Immundefekte sind relativ selten und lassen sich, da sie genetisch bedingt sind, nur schwer behandeln. Eine ursächliche Behandlung ist hier meist nur in Form einer Stammzellentherapie möglich. Auch bestimmte Viren können zu einer irreversiblen Schwächung des Immunsystems führen – so beispielsweise der HI-Virus. Am häufigsten wird das Immunsystem aber schlicht durch einen ungesunden Lebensstil geschwächt. Wer unter viel Stress, wenig Schlaf und einem Mangel an Nährstoffen leidet, der strapaziert seine Abwehrkräfte. Dasselbe gilt für Umweltfaktoren wie Kälte und Nässe. Nicht umsonst gelten die tristen Herbst- und Wintermonate als Haupterkältungszeit. Eine solche Schwächung des Immunsystems ist jedoch nur zeitlich begrenzt und man kann ihr vorbeugen.

Ein weiterer Grund für ein geschwächtes Immunsystem kann das Alter sein. Die Abwehrkräfte von Babys und Kleinkindern sind beispielsweise noch nicht vollständig entwickelt, weswegen sie ein höheres Erkrankungsrisiko als Erwachsene haben. Und auch ältere Menschen leiden oft unter einem schwachen Immunsystem. Da der Körper eines Erwachsenen im Laufe der Zeit immer weniger Antikörper und Immunzellen produziert, kommt es im Alter häufiger zu einer Immunschwäche. Auch Schwangere sind oft von einem schwachen Immunsystem betroffen. Der Körper benötigt schließlich nicht nur zusätzliche Energie für die Entwicklung des Embryos, sondern muss zudem eine Vielzahl an hormonellen und körperlichen

Veränderungen innerhalb kürzester Zeit bewältigen. Das fordert auch die Abwehrkräfte heraus. Daher sollten gerade die oben genannten Personengruppen ihr Immunsystem stärken und mit einer gesunden und ausgewogenen Ernährung, Stressreduzierung und ausreichend sportlicher Betätigung etwas für ihre Abwehrkräfte tun.

Was deutet auf ein schwaches Immunsystem hin?
Genauso vielfältig wie die Ursachen können auch die Symptome eines geschwächten Immunsystems sein. Typische Anzeichen sind beispielsweise ständige Müdigkeit und Erschöpfung sowie eine hohe Anfälligkeit für Infekte.

Neben klassischen Erkältungserscheinungen wie Halsschmerzen, Schnupfen, Fieber und Husten können auch folgende Symptome auf eine Immunschwäche hindeuten:
- Herpes
- verzögerte Wundheilung
- allergische Reaktionen
- Zahnfleischentzündungen
- Konzentrationsstörungen
- Haarausfall und Hautirritationen

Das Problem der Infektanfälligkeit
Ob trockene Haut, hartnäckige Herpesbläschen oder ständige Abgeschlagenheit – jedes Symptom einer Immunschwäche macht Betroffenen das Leben schwer. Aufgrund der verminderten Abwehrfähigkeit kann der Körper Krankheitserreger wie Bakterien, Viren, Pilze und Parasiten nicht ausreichend bekämpfen. Dadurch können diese leichter in den Organismus eindringen und Infektionskrankheiten verursachen.

Zu den häufigsten solcher Infektionen zählen:
- Grippe
- Blasenentzündungen
- Durchfallerkrankungen
- Erkältungen
- Zahnfleischentzündungen
- Lungenentzündungen

Zwei wichtige Verbündete: Das Immunsystem und der Darm
Die Darmgesundheit beeinflusst das Immunsystem ganz wesentlich. Schließlich befinden sich mehr als zwei Drittel der körpereigenen Abwehrzellen und Millionen von Mikroorganismen in deinem Darm. Diese sorgen nicht nur dafür, dass dein Stoffwechsel reibungslos funktioniert, sondern sie sind auch für dein Immunsystem

von zentraler Bedeutung. Zum einen wehren die Immunzellen Krankheitserreger ab, zum anderen sorgen Darmbakterien dafür, dass sich körperfremde, krankmachende Zellen nicht so leicht festsetzen können.

Unter den Millionen von Darmbakterien finden sich sowohl gute als auch schlechte Bakterien. Gute Bakterienstämme wie Lactobazillen und Bifidobakterien sind entscheidend an der Verdauung und Verstoffwechselung von Nährstoffen beteiligt und wirken zudem als Barriere gegen Krankheitserreger. Schlechte, pathogene Bakterien, wie einige E.-coli-Stämme sind hingegen eine Belastung für den Körper. Sie können bei einer Immunschwäche zu schwerwiegenden Erkrankungen führen.

Daher ist es insbesondere für Menschen mit einem schwachen Immunsystem äußerst sinnvoll, den Bakterienhaushalt ihrer Darmflora im Blick zu behalten und der Darmgesundheit mehr Aufmerksamkeit zu schenken.

Mikrobiota: Das Immunsystem über den Darm stärken

Gerät der Bakterienhaushalt in deinem Darm aus dem Gleichgewicht, kann das zu einer Immunschwäche führen. Krankheitserreger haben dann leichtes Spiel. Infolgedessen leidest du häufiger an Erkältungen, grippalen Infekten oder auch an Blasen- oder Zahnfleischentzündungen.

TIPP: Wenn sich solche Anzeichen eines schwachen Immunsystems häufen, kann es daher ratsam sein, die Mikrobiota deiner Darmflora untersuchen zu lassen. Mithilfe der Darmanalyse bekommst du ein aussagekräftiges Profil des Bakterienhaushalts in deiner Darmflora.

Der Test zeigt das Zahlenverhältnis der unterschiedlichen Arten von Bakterien in deinem Darm an und erlaubt Rückschlüsse darauf, ob möglicherweise eine Dominanz pathogener Bakterien die Ursache für deine Beschwerden ist. Ausgehend von deinen Testergebnissen bekommst du anschließend einen auf dich zugeschnittenen Ernährungsplan, der dir dabei helfen kann, deine Darmflora wieder ins Gleichgewicht zu bringen und deinem schwachen Immunsystem auf die Sprünge zu helfen.

DAS IMMUNSYSTEM STÄRKEN MIT EINEM GESUNDEN DARM.

IMMUNSYSTEM:
Wissenswertes zur Funktion

Das Immunsystem ist von wesentlicher Bedeutung, wenn es darum geht, den Körper vor Krankheitserregern zu schützen. Hier erfährst du mehr.

Immunsystem: Lebenswichtige Funktion

Das Immunsystem ist unser Schutzschild gegen Krankheitserreger – eine leistungsstarke Barriere, oder vielmehr ein Wächter, der schädliche Bakterien, Viren, Pilze, Keime und Parasiten erkennt und bekämpft, wenn diese in den Körper eindringen. Deshalb ist es auch so wichtig, dass das Immunsystem stets gesund ist und richtig funktioniert.

Ein schläfriger oder kranker Wächter kann uns schließlich schlechter verteidigen. Das Immunsystem ist aber nicht nur von Bedeutung, wenn es darum geht, Eindringlinge abzuwehren. Es muss auch Feinde im Inneren erkennen – zum Beispiel, wenn sich gesunde Körperzellen krankhaft verändern und in Krebszellen verwandeln.

Abwehr ist Teamwork!

Aber ist es wirklich nur ein Wächter? Nur ein System? Nein. Das wäre zu einfach. In Wirklichkeit ist der Aufbau des Immunsystems überaus komplex. Das liegt zum einen daran, dass es sich nicht in einem einzigen Organ verorten lässt. Vielmehr setzt es sich aus mehreren eigenständigen Systemen bzw. (lymphatischen) Organen zusammen, die sich über den gesamten Körper verteilen.
Zum anderen besteht das Immunsystem sowohl aus angeborenen Komponenten, der sogenannten unspezifischen Immunabwehr, als auch aus erworbenen bzw. erlernten Komponenten – der sogenannten spezifischen Immunabwehr.

Der Aufbau des Immunsystems

Im Alltag kommt jeder mit einer Vielzahl an Erregern in Kontakt. Aufgabe deines körpereigenen Abwehrsystems ist es zu verhindern, dass diese deinem Organismus schaden und dich krank machen. Es sorgt dafür, dass eindringende Bakterien und Viren erkannt und ausgeschaltet werden. Die wichtigsten Informationen zum Aufbau des Immunsystems und seiner Funktionsweise erhältst du hier.

Immunsystem: Definition

Das Immunsystem ist – einfach erklärt – das Abwehrsystem des Körpers. Es sorgt dafür, dass Krankheitserreger wie Bakterien und Viren, Pilze, Keime und Parasiten, die in den Körper gelangen, bekämpft werden und eine Infektion verhindert wird. Beim Immunsystem handelt es sich jedoch nicht um ein eigenständiges Organ. Es setzt sich vielmehr aus zahlreichen Bestandteilen zusammen: Zu diesen zählen unter anderem Organe wie die Haut, die Milz und der Darm. Gemeinsam mit weiteren körpereigenen Systemen schützen diese den Organismus vor Krankheiten.

Doppelte Abwehr, doppelter Schutz

Das Immunsystem bekämpft Krankheitserreger auf zwei Arten. Diese ergänzen sich gegenseitig und sorgen für einen umfassenden Schutz. Es gibt die unspezifische, angeborene Abwehr und die spezifische, erworbene Abwehr. Im Zusammenspiel sorgen beide dafür, dass das Immunsystem seine Funktion erfüllen kann.

Immunsystem: Was ist das unspezifische, angeborene Abwehrsystem?

Das unspezifische Immunsystem ist von Geburt an aktiv und in der Lage, eine Vielzahl an Erregern im Körper unschädlich zu machen. Dabei bedient sich das System sowohl zellulärer als auch nicht-zellulärer (humoraler) Mechanismen. Zu den zellulären Mechanismen zählen die sogenannten Fresszellen, die Fremdkörper und Schädlinge aufnehmen, in ihrem Innern zerkleinern und dadurch zerstören. Die humorale Abwehr (vom Lateinischen „humor" für Flüssigkeit) nutzt hingegen körpereigene gelöste Stoffe wie Enzyme, die sich in Körperflüssigkeiten befinden und antibakteriell wirken. Darüber hinaus gehört das sogenannte Komplementsystem zur unspezifischen Abwehr. Dabei handelt es sich um ein enzymatisches System der Leber, das eindringende Fremdzellen auflösen kann.

Immunsystem: Was ist das spezifische, erworbene Abwehrsystem?

Gegen bestimmte Erreger kann das Immunsystem zusätzlich spezifische Abwehrzellen bilden, sobald es das erste Mal mit ihnen in Kontakt kommt. Dieses sogenannte spezifische Abwehrsystem ist somit nicht von Geburt an aktiv, sondern entwickelt sich erst. Kommt der Körper erstmalig mit einem Krankheitserreger in Kontakt, gegen den die spezifische Abwehr gezielt Abwehrzellen entwickeln kann, produziert der Organismus Immunzellen (B- und T-Lymphozyten).

Diese Antikörper sind immer für einen Erregertypus „maßgeschneidert".
Sie können sich an die Erreger binden und diese damit direkt zerstören. Mitunter sorgt die Anbindung der Antikörper aber auch dafür, dass die unspezifische Abwehr die Erreger leichter unschädlich machen kann. Gleichzeitig bildet der Organismus Gedächtniszellen für diesen speziellen Erreger aus. Kommt es zu einer erneuten Infektion, kann der Körper den Erregertypus sofort erkennen und die spezifischen Antikörper wesentlich schneller produzieren. Aufbau des Immunsystems: Diese Systeme sind an der Abwehr beteiligt Damit der Körper eine Immunreaktion auf Erreger wie Bakterien, Viren oder Pilze zeigt, müssen diverse Körpersysteme und Organe zusammenarbeiten.

Zu den Bestandteilen des Immunsystems gehören:
- Haut und Schleimhäute
- Mandeln
- Thymus
- Lymphsyste
- Milz
- Knochenmark
- Darm

Jedes dieser Organe und Systeme ist am Aufbau des Immunsystems beteiligt und hat eine spezifische Funktion. Die Haut und die Schleimhäute bilden die erste Barriere gegen Krankheitserreger und schützen den Körper bestmöglich vor dem Eindringen von Erregern. An den Gaumen- und Rachenmandeln kommen Bakterien, die den Mundraum erreicht haben, erstmals mit Immunzellen in Kontakt. Der Thymus (eine Drüse oberhalb des Herzens) ist maßgeblich an der Entwicklung der Abwehrzellen beteiligt. Er sorgt beispielsweise dafür, dass die Lymphozyten körpereigene und körperfremde Zellen voneinander unterscheiden können. Das Lymphsystem ist für den Abtransport von Krankheitserregern zuständig.

Darüber hinaus ist die Milz ein wesentlicher Bestandteil des Immunsystems: Sie ist für den Abbau von alten roten Blutkörperchen zuständig und speichert die Fresszellen des unspezifischen Abwehrsystems. Zudem sorgt sie für die Vermehrung der Lymphozyten, die anschließend im Thymus reifen. Das Knochenmark ist für den Aufbau des Immunsystems ebenfalls entscheidend: Dort werden sowohl die roten und weißen Blutkörperchen gebildet als auch die für die Blutstillung bzw. -gerinnung entscheidenden Blutplättchen (Thrombozyten). Von dort aus gelangen die entsprechenden Zellen in andere für die Vermehrung und Reifung zuständige Organe und sorgen insgesamt für ein starkes Immunsystem. Der Darm ist ein wichtiger Mitspieler!

Zu den wichtigsten Bestandteilen des Immunsystems gehören außerdem der Darm und die Darmflora. Rund zwei Drittel aller antikörperbildenden Immunzellen befinden sich dort und sorgen für eine effektive Abwehr körperfremder Eindringlinge. Die Abwehrzellen des Darms markieren und zerstören die Erreger und speichern Informationen zu Fremdzellen, um in Zukunft schneller auf diese reagieren zu können. Darüber hinaus sorgen Bakterien der Darmflora dafür, dass sich Krankheitserreger nicht so leicht ansiedeln können. Eine intakte und ausgewogene Darmflora hilft offenbar dabei, uns vor der Entstehung von Darm- und Autoimmunerkrankungen zu schützen. Ferner wird angenommen, dass eine gesunde Darmflora Erkrankungen wie Adipositas und Diabetes Typ 2 sowie kardiovaskulären Erkrankungen (Herz und Kreislauf) aktiv entgegenwirkt. Ebenso soll sie Fettstoffwechselstörungen und sogar bestimmten Krebsvarianten vorbeugen.

Die Darmflora steht sogar im Verdacht, zumindest einige Symptome von Autismus zu beeinflussen. Sollten diese Annahmen zutreffen, ließe sich über das individuelle Mikrobiom eine gezielte Krankheitsprävention betreiben und das Immunsystems wirksam bei seinen Aufgaben unterstützen. Ein gesunder Darm ist also notwendig für ein funktionierendes Abwehrsystem.

Training ist wichtig!
Wir besitzen von Geburt an eine unspezifische Immunabwehr als Basisschutz, doch reagiert dieser, wie sein Name schon besagt, auf eindringende Keime eben auch nur unspezifisch. Die körpereigenen Fresszellen (z. B. Makrophagen und Granulozyten) sind zwar talentierte Generalisten mit großem Hunger, aber keine geschulten Spezialisten und erwischen deshalb nicht immer alle körperfremden Eiweißstoffe. Einige Krankheitserreger können dann die erste Verteidigungslinie des Körpers überwinden.

Durch Training wird das Immunsystem aber immer schlagkräftiger und lernt, sich gegen neue Angreifer zu verteidigen. Hier kommt die spezifische Immunabwehr ins Spiel. Sie ergänzt unsere angeborenen Fähigkeiten um eine entscheidende Komponente: Innerhalb von vier bis sieben Tagen nach einem Angriff bilden wir Immunzellen, die sogenannten B- und T-Lymphozyten. Diese greifen nur bestimmte Erreger gezielt an. Die Verteidiger erkennen Ihre Gegenspieler anhand von Eiweißstoffen auf deren Oberfläche, den sogenannten Antigenen. Dabei handelt es sich um körperfremde Eiweißstoffe, die den Körper zur Bildung von Antikörpern anregen.

Gemeinsam stark!
Ein wirksamer Schutz des Organismus vor der Vielfalt der Angreifer beruht also auf einer möglichst exakten Koordination der Verteidiger und schlichtweg auf Teamwork bis auf die zellulare Ebene. Jeder Spieler muss seinen Beitrag leisten, um den Erfolg zu sichern und ständig im Training bleiben. Idealerweise wir das Immunsystem dabei unterstützt durch regelmäßige körperliche Betätigung (Sport) und eine gesunde, ausgewogene Ernährung. Denn diese Faktoren haben einen entscheidenden Einfluss auf unsere körpereigene Abwehr und können das Immunsystem nachhaltig stärken.

Tipp: Probiere es doch mit einem Mannschaftssport und/oder koche gemeinsam mit Freunden! So setzt du das Teamwork auf zellularer Ebene auch außerhalb des Körpers fort und tust deinem Immunsystem etwas Gutes.

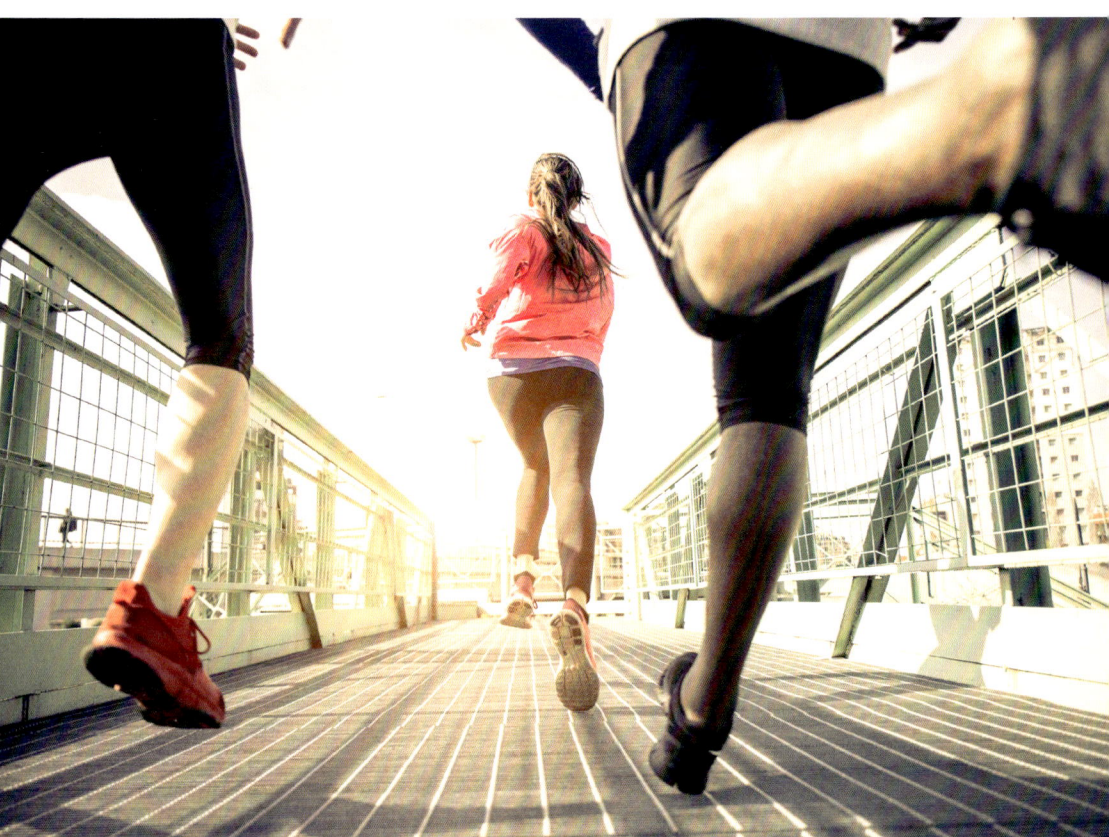

Dein Immunsystem und dein Darm brauchen Bewegung - am besten an der frischen Luft.

DAS IMMUNSYSTEM STÄRKEN MIT EINEM GESUNDEN DARM.

IMMUNSYSTEM TESTEN:
Den Abwehrkräften auf der Spur

Dein Immunsystem muss jeden Tag Höchstleistungen vollbringen. Während die Abwehrkräfte der meisten Menschen ihren Job zuverlässig erfüllen, klagen andere Menschen häufig über gesundheitliche Probleme. Ob Magen-Darm-Infekte, Erkältungskrankheiten oder Erschöpfungserscheinungen – wenn du oft unter solchen Beschwerden leidest, könnte ein schwaches Immunsystem ursächlich dafür sein. Mithilfe verschiedener Untersuchungen kann man das Immunsystem testen lassen und so mögliche Ursachen identifizieren.

Lässt sich das Immunsystem überhaupt untersuchen?

Während es vergleichsweise einfach ist, das gesundheitliche Befinden von Organen wie Nieren, Herz, Lunge oder Leber zu untersuchen, ist es relativ schwierig, die Funktionsfähigkeit des Immunsystems zu überprüfen. Das liegt primär daran, dass es sich beim Abwehrsystem nicht um ein einzelnes Organ handelt. Vielmehr sind am Aufbau des Immunsystems diverse Organe und Funktionssysteme des Körpers beteiligt, die sich gegenseitig ergänzen und gemeinsam dafür sorgen, dass der Organismus effektiv gegen Bakterien, Viren, Pilze und Parasiten vorgehen kann. Die Schaltzentrale für das Immunsystem ist zweifellos der Darm. Denn dort laufen zentrale Prozesse ab, die darüber entscheiden, wie sehr sich dein Körper gegenüber Krankheitserregern behaupten kann.

Aber auch die Milz, das lymphatische System, der Thymus und das Knochenmark sind tragende Säulen des Immunsystems. Alle beteiligten Systeme einzeln auf deren immunologische Leistungsfähigkeit zu untersuchen, wäre sehr aufwendig. Schließlich ist gerade das gute Zusammenspiel aller Komponenten ausschlaggebend für eine starke Abwehr. Dennoch lässt sich mittels diverser Untersuchungen prüfen, ob das Immunsystem eventuell nicht so effektiv arbeitet wie gewünscht.

Immunsystem testen mit labortechnischen Verfahren

Wer häufig mit gesundheitlichen Problemen zu kämpfen hat, sollte sich nicht scheuen, einen Arzt oder eine Ärztin aufzusuchen, um das Immunsystem untersuchen zu lassen. Zu den wichtigsten Untersuchungen gehören das große Blutbild sowie der zelluläre Immunstatus und die Analyse der Immunglobuline.

Wann sollte man das Immunsystem prüfen lassen?
Ein grippaler Infekt ist noch lange kein Grund, sich Sorgen zu machen. Im Durchschnitt erkrankt hierzulande jeder Mensch zweimal im Jahr an einem Infekt. Hochkonjunktur haben Bakterien und Viren vor allem in der kalten Jahreszeit. Dann treten Erkältungskrankheiten gehäuft auf. Die regelmäßige Begegnung mit erkrankten Menschen am Arbeitsplatz oder in der Bahn sorgt zudem dafür, dass du permanent mit Krankheitserregern in Kontakt kommst. Selbst das stärkste Immunsystem kommt da irgendwann an seine Grenzen. Es gibt jedoch Symptome, die darauf hindeuten, dass dein Immunsystem geschwächt ist.

Wenn du mehrere der folgenden Anzeichen an dir feststellen kannst, solltest du ärztlichen Rat einholen und gegebenenfalls dein Immunsystem testen lassen.
- hohe Anfälligkeit für Infekte (Erkältungskrankheiten, Magen-Darm-Infekte usw.)
- ständige Müdigkeit und Erschöpfung
- Hautreizungen, Herpeserkrankungen
- Konzentrationsstörungen
- eingeschränkte Wundheilung
- Haarausfall

Immunsystem prüfen mit dem Darmtest
Der Darm erfüllt zentrale Aufgaben bei der Immunabwehr. Immerhin befinden sich rund 70 % aller antikörperbildenden Immunzellen dort. Darüber hinaus sorgt eine Vielzahl an Bakterien in der Darmflora dafür, dass sich eindringende Krankheitserreger gar nicht erst dort ansiedeln können. Um diese wichtigen Funktionen zu erfüllen, ist es notwendig, dass sich dein Mikrobiom im Gleichgewicht befindet und du mehr gute als schlechte Darmbakterien in deinem Darm beherbergst.

Damit du erfährst, wie es um die mikrobielle Zusammensetzung deiner Darmflora steht, empfiehlt sich ein Darmtest. Über die labortechnische Analyse einer winzigen Stuhlprobe von dir erhältst du wertvolle Informationen darüber, wie sich deine Darmflora zusammensetzt und wie es um deine Darmgesundheit steht. Auf diese Weise kannst du auch dein Immunsystem testen.

Anschließend stellt dir das Labor einen Ernährungsplan zusammen, der optimal auf deine persönlichen Bedürfnisse abgestimmt ist und dir hilft, deine Darmflora und damit dein Immunsystem zu stärken.

TIPP: Immunsystem mit einer Kur stärken
Dein körpereigenes Abwehrsystem erfüllt tagtäglich lebenswichtige Aufgaben: Stärken kannst du dein Immunsystem gezielt mit einer Kur.

Dein Immunsystem mit einer Kur fördern
Wenn Krankheitserreger in deinen Körper eindringen, ist dein Immunsystem ge-fragt: Es macht die Keime unschädlich und schützt dich so vor Infektionen. An dieser Arbeit sind zahlreiche Organe und Zellen beteiligt. Normalerweise ist das Immunsystem sehr schlagkräftig. Doch verschiedene Faktoren können es schwächen. Mit einer gezielten Immunsystem-Kur stärkst du dein körpereigenes Abwehrsystem.

Immunsystem stärken mit einer Kur: Wann ist das sinnvoll?
Es gibt viele Ursachen für ein geschwächtes Immunsystem. Häufig liegt ein Zusammenspiel von Umweltschadstoffen, einseitiger Ernährung, chronischem Stress, Mangel an Bewegung und zu wenig Sonnenlicht vor. Alkohol, Nikotin und einige Medikamente wie Antibiotika können das Abwehrsystem ebenfalls nachhaltig angreifen. Nicht all diese Faktoren kannst du aktiv beeinflussen.

Deswegen kann es sinnvoll sein, ein geschwächtes Immunsystem mit einer Kur zu unterstützen – besonders dann, wenn du dich abgeschlagen fühlst, zu Erkältungen neigst oder über eine längere Zeit Antibiotika einnehmen musstest. Eine Immunsystem-Aufbaukur bedeutet, über einige Wochen hinweg die Immunabwehr mit Nahrungsergänzungsmitteln zu stärken. Diese Gelegenheit kannst du nutzen, um den Einstieg in einen möglichst gesunden Lebenswandel anzugehen.

Wie funktioniert eine Immun-Aufbaukur?
Eine wichtige Rolle bei der Immunabwehr spielt der Darm. Über 100 Billionen Bakterien besiedeln die Darmschleimhaut. Dort produzieren sie lebenswichtige Enzyme, unterstützen die Nährstoffaufnahme und neutralisieren Schadstoffe und Keime, die du mit der Nahrung aufnimmst. Der Darm reguliert damit bis zu 80 % aller Immunantworten des gesamten Organismus. Ist die Darmflora aus dem Gleichgewicht geraten, kann das die Immunabwehr signifikant beeinträchtigen.

Tipp: Es lohnt sich, den Immun-Aufbau mit einer Kur anzugehen: Damit kannst du gezielt und konzentriert eine ausgeglichene Darmflora aufbauen und erhalten.

Darmreinigung
Das Ziel der Aufbaukur ist es, dass deine Darmflora ihre Funktionen und Aufgaben optimal erfüllen kann. Dazu zählt auch die Immunabwehr. Als erster Schritt ist eine Darmreinigung ratsam. Zu diesem Zweck nimmst du schonende, natürliche Abführmitteln ein oder du machst eine Darmspülung, eine sogenannte Colon-Hydro-Therapie. Dabei wird dein Darm mit mehreren Litern Flüssigkeit gründlich ausgespült.

Aufbau der Bakterienstämme
Im nächsten Schritt werden gezielt bestimmte Bakterienstämme unterstützt oder zugeführt, um das Milieu im Darm zu verbessern. Unsere Wissenschaflter*innen haben dazu Analytik-basierte Nahrungsergänzungsmittel entwickelt, die auf die individuellen Schwachstellen der Darmflora eingehen, wie beispielsweise häufige Durchfälle, Immun- oder Gewichtsprobleme und vieles mehr.

Nach der Aufbaukur: Immunsystem im Alltag stärken
Du kannst im Alltag einiges tun, um dein Immunsystem zu stärken und zu unterstützen. Eine ausgewogene, vitalstoffreiche Ernährung ist eine wichtige Grundlage für eine aktive Immunabwehr. Dazu zählen vor allem Gemüse, Obst, Nüsse und hochwertige Öle, damit du ausreichend Vitamine und weitere Nährstoffe zu dir nimmst. Auch Ballaststoffe sollten einen festen Platz auf deinem Teller bekommen, da sie wichtiges Futter für deine Darmbakterien sind.

Zusätzlich kannst du probiotische Nahrungsmittel wie Joghurt oder Kefir essen, um deine Darmflora zu unterstützen. Kefir enthält unter anderem eine Reihe von guten Milchsäurebakterien wie Lactobacillus casei oder Lactobacillus bulgaricus, Vitamin A, viele B-Vitamine sowie Vitamin C und D, Mineralstoffe und Spurenelemente wie Jod, Eisen und Calcium. Probiotische Lebensmittel kannst du natürlich auch unterstützend während deiner Immun-Aufbaukur auf deinen Speiseplan setzen.

Vor einer Immunsystem-Kur: Den Status quo herausfinden
Bevor du eine Darmsanierung mit einer Immun-Aufbaukur durchführst, solltest du erst einmal herausfinden, was genau dein Darm braucht. So lassen sich mögliche Schwachstellen in deiner Darmflora und damit auch in deiner Immunabwehr erkennen. Darauf aufbauend kann dir ein persönlichen Ernährungsplan zusammengestellt werden, der dir bei einer Ernährungsumstellung hilft. Eine Kur für das Immunsystem kann auf diese Weise nachhaltig Erfolg bringen.

DAS IMMUNSYSTEM STÄRKEN MIT EINEM GESUNDEN DARM.

MIT DER RICHTIGEN ERNÄHRUNG
das Immunsystem stärken

Wer gut isst, der fühlt sich auch gut – und bleibt meist auch länger gesund. Denn mit einer ausgewogenen Ernährung hilfst du deinem Immunsystem.

Dein Immunsystem stärken: Mit ausgewogener Ernährung

„Du bist, was du isst", „An apple a day keeps the doctor away", „Iss dich gesund" – die Ernährung und das Immunsystem hängen eng miteinander zusammen. Wenn du einige einfache Ernährungsregeln befolgst, unterstützt du dein Immunsystem ganz wesentlich. Was zeichnet eine das Immunsystem stärkende Ernährung aus?

Full-Time-Job „Immunsystem"

24 Stunden am Tag, sieben Tage die Woche – rund um die Uhr ist dein Immunsystem für dich im Einsatz. Ob im Blut oder in den Schleimhäuten – deine Abwehrzellen sind überall und immer einsatzbereit. Sobald sie einen Fremdkörper im Organismus registrieren, schlagen sie Alarm und eilen zum Ort des Geschehens. Damit dein Immunsystem möglichst gut arbeiten kann, solltest du dich gesund und fit halten: Bewegung, Sauerstoff und wenig Stress sind ein guter Anfang.

Ebenso wichtig ist die richtige Ernährung für dein Immunsystem. Vitamine, Spurenelemente und Pflanzenstoffe stärken deine Abwehrkräfte und ermöglichen es deinem Immunsystem, dauerhaft stabil zu arbeiten. Denn bekommt dein Immunsystem nicht die Nährstoffe, die es braucht, wird es dadurch schwächer.

Vitamine, das Abwehr-Plus für das Immunsystem

Vitamine sind für den menschlichen Körper lebenswichtig und wir nehmen sie über unsere Nahrung auf. Für das Immunsystem sind insbesondere Vitamin C und Vitamin B wichtig.

Vitamin C

Die meisten das Immunsystem stärkenden Lebensmitteln zeichnen sich durch einen hohen Gehalt an Vitamin C aus. Vor allem in Stresssituationen oder bei Hitze, Nässe und Kälte hilft dieses Vitamin dem angeschlagenen Körper. Für Männer wird eine tägliche Menge von 110 Milligramm Vitamin C empfohlen, für Frauen 95 Milligramm.

Kündigt sich ein grippaler Infekt an, heißt es schnell zu sein: Zwei bis drei Gramm Vitamin C täglich können es vielleicht schaffen, die Symptome zu lindern und die Infektdauer zu verkürzen.

Um dein Immunsystem zu stärken, solltest du folgende Vitamin-C-haltige Lebensmittel regelmäßig essen:
- Kiwi
- Orange
- Zitrone
- Papaya
- Sanddorn
- schwarze Johannisbeere
- Kohl
- Brokkoli
- Paprika

Vitamin B
Wenn du dein Immunsystem über die Ernährung stärken möchtest, kommst du um die B-Vitamine nicht herum. Vor allem Vitamin B6, B12 und B9 unterstützen deine Abwehrkräfte.

Deine Vitamin-B6-Speicher kannst du mit Kartoffeln, Linsen, Spinat und Bananen auffüllen. Vitamin B9 ist in großer Menge in Feldsalat, roten Bohnen, Kichererbsen sowie Grün- und Rosenkohl enthalten. Vitamin B12 steckt vor allem in Eiern, Fleisch, Fisch, Austern, Käse und Sanddorn.

Eisen und Zink, das Power-Duo unter den Spurenelementen
Eisen mischt vor allem bei der Blutbildung und beim Sauerstofftransport mit, ist aber auch für die Immunabwehr bedeutsam. Daher ist ein ausgewogener Eisenhaushalt so wichtig. Bei vielen Frauen und allgemein bei Menschen, die sich vegan oder vegetarisch ernähren, liegt dieser oft unter dem empfohlenen Richtwert.

Mit den richtigen Lebensmitteln lässt sich aber einem Mangel vorbeugen. Viele davon (wenn auch nicht alle) eignen sich auch für eine fleischfreie Ernährung:
- Kichererbsen
- Hirse
- Pistazien
- Linsen
- Spinat
- Fenchel
- Kalbs- und Rindsleber

Dein Immunsystem stärken kannst du auch mit Lebensmitteln mit hohem Zinkgehalt. Dieses Spurenelement ist maßgeblich an der körperlichen Abwehrreaktion beteiligt – die bei einem Zinkmangel entsprechend schwächeln kann.

Mit diesen Lebensmitteln lässt du es erst gar nicht so weit kommen:
- Haferflocken
- Paranüsse
- Buchweizen
- Linsen
- weiße Bohnen
- Kürbiskerne

Pflanzenstoffe: Die natürliche Ernährung für das Immunsystem

Sekundäre Pflanzenstoffe wie Carotinoide, Bitterstoffe und Flavonoide dienen der Pflanze als Schutzschild gegen Krankheitserreger und Fressfeinde. Zugleich wirken sie am pflanzlichen Zellschutz mit. Einen ähnlichen Effekt haben sie beim Menschen.

Daher sollte eine das Immunsystem stärkende Ernährung immer auch diese Früchte und Gemüsesorten enthalten:
- Kirschen
- Beeren
- Äpfel
- Birnen
- Sellerie
- Tomaten
- Zwiebeln
- Chicorée
- Auberginen

Bauchsache: Der Darm als wesentlicher Bestandteil des Immunsystems

Der Darm kann mehr als Nahrung zu verwerten: 70 % unserer Immunzellen befinden sich in unserem Verdauungstrakt und es spielen sich knapp 80 % unserer Abwehrreaktionen in Dick- und Dünndarm ab. Damit gilt er als Hauptakteur in der Immunabwehr unseres Körpers.

Und je gesünder dein Darm ist, desto leistungsfähiger sind deine Abwehrkräfte. Wer sein Immunsystem mit der Ernährung stärken will, sollte deshalb auch immer seine Darmflora im Blick haben. Mit der Darmanalyse ist das ganz einfach. Das Test-Kit liefert dir alles, damit du diskret bei dir zu Hause eine kleine Stuhlprobe nehmen kannst. Vom Labor erhältst du daraufhin einen detaillierten Report über den Zustand deiner Darmflora.

TIPP: Wenn du jetzt noch die Handlungsempfehlungen für eine das Immunsystem stärkende Ernährung befolgst und dich an den Ernährungsplan hältst, den die Ernährungswissenschaftler*innen auf dich zugeschnitten haben, dann hast du die Basis für ein leistungsstarkes Immunsystem geschaffen und deine Abwehrkräfte wesentlich gesteigert.

DAS IMMUNSYSTEM STÄRKEN MIT EINEM GESUNDEN DARM.

IMMUNSYSTEM STÄRKEN:
Kinder brauchen Zeit

Das kindliche Immunsystem entwickelt sich im Lauf der ersten Lebensjahre. Wie du das Immunsystem deines Kindes stärken kannst? Verraten wir dir!

Das Immunsystem stärken: Davon profitieren Kinder

Das menschliche Immunsystem ist äußerst komplex – es dauert daher einige Jahre, bis es sich vollständig entwickelt hat. Zu Beginn seines Lebens wird das Ungeborene noch über die mütterliche Plazenta mit Antikörpern versorgt; diese Versorgung setzt sich später über die Muttermilch fort. Im Laufe des ersten Lebensjahres lässt der Schutz jedoch langsam nach. Zu diesem Zeitpunkt ist das eigene Immunsystem des Kindes allerdings noch nicht vollständig aufgebaut. Die frühe Kindheit ist daher von vielerlei Infekten geprägt, mit ihnen geht eine Stärkung des Immunsystems einher.

Das Immunsystem zu stärken, bedeutet bei Kindern also, viel Geduld zu haben. Erfahre hier, wie du dein Kind auf seinem Weg unterstützen kannst.

Der Aufbau des Immunsystems bei Kindern: Ein langer Weg

Während der Schutz der mütterlichen Antikörper nachlässt, beginnt der kindliche Organismus, eigenständig Antikörper für die spezifische Abwehr zu produzieren. Diese Immunabwehr wird erst durch direkte Auseinandersetzung mit Krankheitserregern erlernt. Das Fernhalten des Kindes von jeglicher „Gefährdung" ist also nicht empfehlenswert: Kinder brauchen den Kontakt zu unterschiedlichen Erregern, um ein starkes Immunsystem aufbauen zu können.

Impfungen helfen dabei, dass der Körper sich gegen schwerwiegende Erkrankungen wehren kann. Um das Immunsystem zu stärken, ist es bei Kleinkindern daher empfehlenswert, alle notwendigen und empfohlenen Impfungen durchzuführen.

Ist mein Kind infektanfällig – oder ist das normal?

Insbesondere beim Spielen haben Kinder engen Kontakt untereinander – daher ist bei ihnen die Ansteckungsgefahr höher als bei Erwachsenen. Im Kindergarten oder in der Schule sorgen gemeinsam genutztes Spielzeug oder liegengelassene

Taschentücher für eine schnelle Verbreitung von Krankheitserregern. In den ersten vier Lebensjahren gelten daher bis zu zwölf einfache Atemwegskrankheiten jährlich als normal. Das kann zwar mitunter beschwerlich sein, stärkt aber nachhaltig das Immunsystem der Kinder. Die gute Nachricht ist also: Die Anzahl der Infekte nimmt ab, je älter das Kind wird. Im Schnitt sind Kinder tatsächlich deutlich öfter krank als Erwachsene. Als infektanfällig gelten sie aber erst dann, wenn Krankheiten häufiger als zehn bis zwölf Mal im Jahr auftreten, sehr lange anhalten oder mit Komplikationen einhergehen.

TIPP: Das Immunsystem bei Kindern stärken – so geht's:
Es ist weder möglich noch besonders sinnvoll, Kinder vor allen Erkrankungen zu schützen. Mit einigen einfachen Maßnahmen kannst du allerdings viel dazu beitragen, das Immunsystem deines Kindes nachhaltig zu stärken.

Frische Luft stärkt die Abwehrkräfte
Trockene Heizungsluft kann im Winter die Schleimhäute reizen. Bakterien und Viren dringen in ausgetrocknete Schleimhäute leichter ein – sorge daher nach Möglichkeit für ein gutes Raumklima. Die Luftfeuchtigkeit sollte in den Innenräumen mindestens 30 % betragen, und die Raumtemperatur bei rund 22 Grad liegen. Stoßlüften – am besten mehrmals täglich – trägt zu einer guten Luftfeuchtigkeit bei. Auch über einen täglichen Spaziergang an der frischen Luft freuen sich die Schleimhäute deines Kindes. Frischer Sauerstoff, Bewegung und Sonnenlicht regen die Durchblutung an, fördern die Produktion von Vitamin D, entlasten das Lymphsystem und stärken die Immunabwehr.

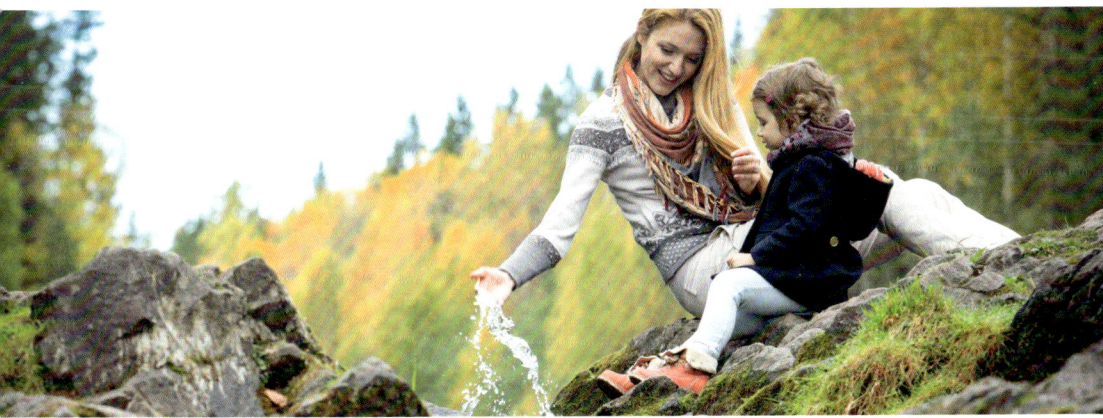

So oft wie möglich raus in die Natur - das stärkt das Immunsystem!

Hygiene beugt Krankheiten vor

Regelmäßiges Händewaschen kann Ansteckungen verhindern – **vor allem nach Kontakt mit Erkrankten oder der Benutzung von öffentlichen Verkehrsmitteln.** Antibakterielle Seifen oder Desinfektionsmittel sind allerdings für die regelmäßige persönliche Hygiene nicht empfehlenswert: Sie schaden der natürlichen körpereigenen Bakterienbarriere.

Abwechslungsreiche Ernährung anbieten

Eine ausgewogene Ernährung sollte das Kind mit reichlich Nährstoffen, Vitaminen, pflanzlichem Eiweiß und Ballaststoffen versorgen – in der Regel ist dann keine zusätzliche Gabe von Nahrungsergänzungsmitteln notwendig.

- Vitamin A ist essenziell am Aufbau der Schleimhäute beteiligt.
- Vitamin C lässt weiße Blutkörperchen effektiver arbeiten.
- Vitamin E wirkt sich positiv auf die Aktivität der Abwehrzellen aus.
- Pflanzliches Eiweiß wird für die Bildung von Antikörpern im Blut gebraucht.
- Ballaststoffe sind essenziell für die Darmflora.

Die Darmflora unterstützen

Insgesamt über 100 Billionen Bakterien leben im menschlichen Darm. Sie produzieren lebenswichtige Enzyme, unterstützen die Nährstoffaufnahme und neutralisieren Schadstoffe und Keime, die mit der Nahrung aufgenommen werden. Möchtest du das Immunsystem deines Kindes stärken, solltest du also auch an den Darm denken.

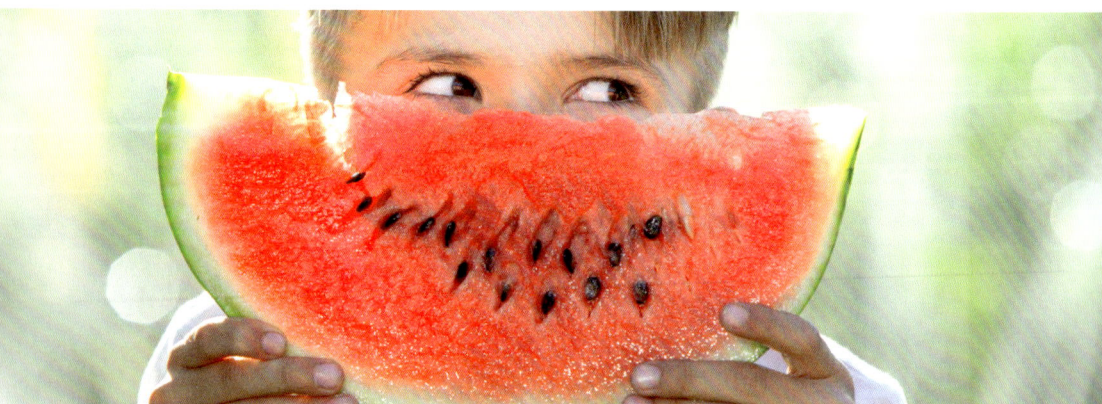

Ein gesunder Darm ist wichtig, denn der Darm ist unser größtes Immunorgan.

DAS IMMUNSYSTEM STÄRKEN MIT EINEM GESUNDEN DARM.

DAS BESTE FÜRS BABY:
Immunsystem stärken

Antikörper schützen dein Baby von Geburt an, ein vollwertiges Immunsystem muss sich bei Neugeborenen aber erst entwickeln. So unterstützt du den Prozess.

Das Beste fürs Baby: Immunsystem von Anfang an stärken

Am Anfang ihres Lebens sind Säuglinge noch durch mütterliche Antikörper geschützt. Dieser Schutz nimmt im Laufe des ersten Lebensjahres langsam ab – zu diesem Zeitpunkt ist Babys Immunsystem allerdings noch nicht vollständig aufgebaut. Erfahre hier, wie du das Immunsystem deines Babys am besten stärken und unterstützen kannst.

Das Immunsystem von Neugeborenen: Von Anfang an geschützt

Bereits während der Schwangerschaft entwickelt sich das kindliche Immunsystem – vollständig schützen kann es das Kind jedoch noch nicht. Ab dem vierten Schwangerschaftsmonat wird das Kind daher über die Plazenta mit zusätzlichen Antikörpern von der Mutter versorgt. Sie bieten ihm einen ersten Schutz und unterstützen das Immunsystem auch in den ersten Monaten nach der Geburt. Weitere wichtige Abwehrstoffe gibt die Mutter über die Muttermilch an das Kind weiter.

Von Geburt an verfügt das Kind also über ein „unspezifisches Immunsystem": Das attackiert alle Keime, die die anatomischen Barrieren des Körpers – also Schleimhäute, Flimmerhärchen oder Magensäure – überwunden haben. Körpereigene Fresszellen nehmen diese Keime auf und bauen sie ab. Eine spezifische Abwehr gegen ganz bestimmte, gefährliche Erregertypen existiert jedoch zu diesem frühen Zeitpunkt noch nicht. Erst rund drei Monate nach der Geburt beginnt die Entwicklung des „spezifischen Immunsystems". Mit jeder Krankheit, die das Baby erlebt, wächst nun das immunologische Gedächtnis. Säuglinge brauchen jetzt den Kontakt zu unterschiedlichen Erregern, um ein starkes Immunsystem aufbauen zu können. Auch die ersten Impfungen werden nun durchgeführt, um Abwehrreaktionen gegen schwerwiegende Erkrankungen zu ermöglichen.

Das Immunsystem stärken: Babys brauchen maßvollen Schutz

Bei entsprechendem Kontakt zu natürlichen Keimen und Umweltfaktoren kann sich also ein starkes Immunsystem entwickeln. Es ist daher weder möglich noch besonders sinnvoll, Kinder vor allen Infektionsrisiken zu schützen. Umgekehrt solltest du natürlich keine unnötigen Risiken eingehen: Einige Krankheiten, die für Erwachsene lediglich unangenehm sind, können einem Baby schnell gefährlich werden. Der Flüssigkeitsverlust bei einer Magen-Darm-Grippe kann beispielsweise gravierende Auswirkungen haben. Den Kontakt zu entsprechend Erkrankten solltest du daher unbedingt vermeiden. Außerdem ist es ratsam, das Kind zusätzlich durch Impfungen zu schützen. Im Detail informiert dich dazu dein Kinderarzt.

Das Immunsystem von Säuglingen: Alles beginnt mit dem Darm

Mütter haben biologisch bedingt einen entscheidenden Einfluss auf die Darmflora ihres Babys – und eine intakte Darmflora stärkt das Immunsystem. Die Darmflora des Kindes entsteht tatsächlich erst mit der Geburt. Während das Kind den Geburtskanal passiert, nimmt es die Bakterien der Mutter auf – und die Bakterien-Besiedelung des Darmes beginnt. Als erstes wachsen die Bifidus- und Milchsäurebakterien im kindlichen Darm heran. Sie stärken die Darmschleimhaut und wehren erste Krankheitserreger ab. Unter dem Einfluss der Umwelt und mit der Erweiterung der Nahrung differenziert sich die Darmflora schließlich immer weiter aus, bis ein vollständiges, individuelles Mikrobiom entstanden ist – und das ist essenziell für ein starkes Immunsystem.

TIPP: Das Mikrobiom produziert lebenswichtige Enzyme, unterstützt die Nährstoffaufnahme und neutralisiert Schadstoffe und Keime, die mit der Nahrung aufgenommen werden. Der Darm beheimatet immerhin 80 % der körpereigenen Abwehrzellen.

Babys Immunsystem von Anfang an stärken: Mit ganzheitlicher Ernährung

Insbesondere für werdende Mütter ist es wichtig, das Gleichgewicht der eigenen Darmbakterien aufrechtzuerhalten. Sofern aus medizinischer Sicht keine andere Empfehlung ausgesprochen wird, solltest du dich während deiner Schwangerschaft und Stillzeit daher möglichst ausgewogen ernähren. Eine besonders vitaminreiche, mineralstoff- und ballaststoffhaltige Ernährung tut deiner Darmflora gut – und legt damit auch den Grundstein für ein gesundes Immunsystem deines Kindes. Unterstützend kannst du während der Schwangerschaft probiotische Nahrungsergänzungsmittel einnehmen. Es macht daher Sinn; während der Schwangerschaft die Darmflora der Mutter optimal zu pflegen und mittels Darmtest zu checken, wie es um die Darmflora bestellt ist.

Muttermilch: Mehr als nur Babynahrung

Was macht Muttermilch so besonders? Ganz einfach: Sie enthält zahlreiche Nährstoffe, die direkt in den kindlichen Verdauungstrakt übergehen und dort die Bildung nützlicher Darmbakterien begünstigen. So ist Muttermilch weit mehr als nur Babynahrung. Sie steuert auch die bakterielle Besiedlung der Darmflora des Babys – gerade in den ersten Wochen nach der Geburt.

Im Laufe der Stillzeit verändert sich die Zusammensetzung der Muttermilch und damit auch die bakterielle Besiedlung des Babydarms. So enthält sie zum Beispiel Oggliosaccaride – das sind Zuckermoleküle, die potenzielle Schädlinge im Magen-Darm-Trakt binden. Zugleich wirkt Muttermilch beim Aufbau des kindlichen Immunsystems mit. Denn sie enthält direkt nach der Geburt einen beachtlichen Anteil an bioaktiven Proteinen. Durch diese erhält der Säugling eine Art „Leihimmunität" gegen schädliche Keime – so lange, bis sein eigenes Immunsystem die Abwehr selbst übernehmen kann.

Übrigens: Je mehr Muttermilch-Mahlzeiten sich das Neugeborene schmecken lässt, desto besser sein Schutzfilm mit mütterlichen Darmbakterien.

Wenn das Mikrobiom aus der Balance gerät

Eine falsch besiedelte Darmflora kann bei Säuglingen ebenso wie bei Erwachsenen weitreichende Folgen haben: Sind die Darmschleimhäute nicht mit einer starken bakteriellen Schutzschicht bedeckt, haben es Giftstoffe und Krankheitserreger leicht.

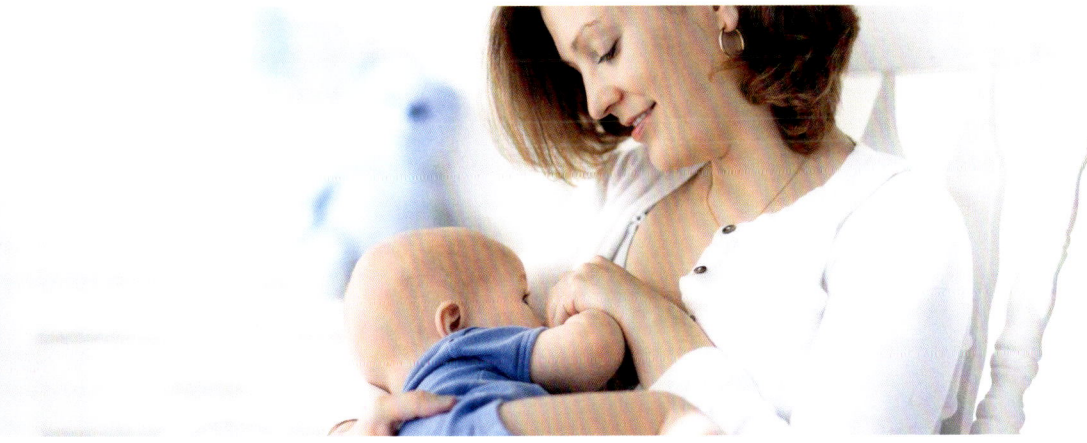

In der Stillzeit kann sich das Immunsystem und die Darmflora am besten entwickeln.

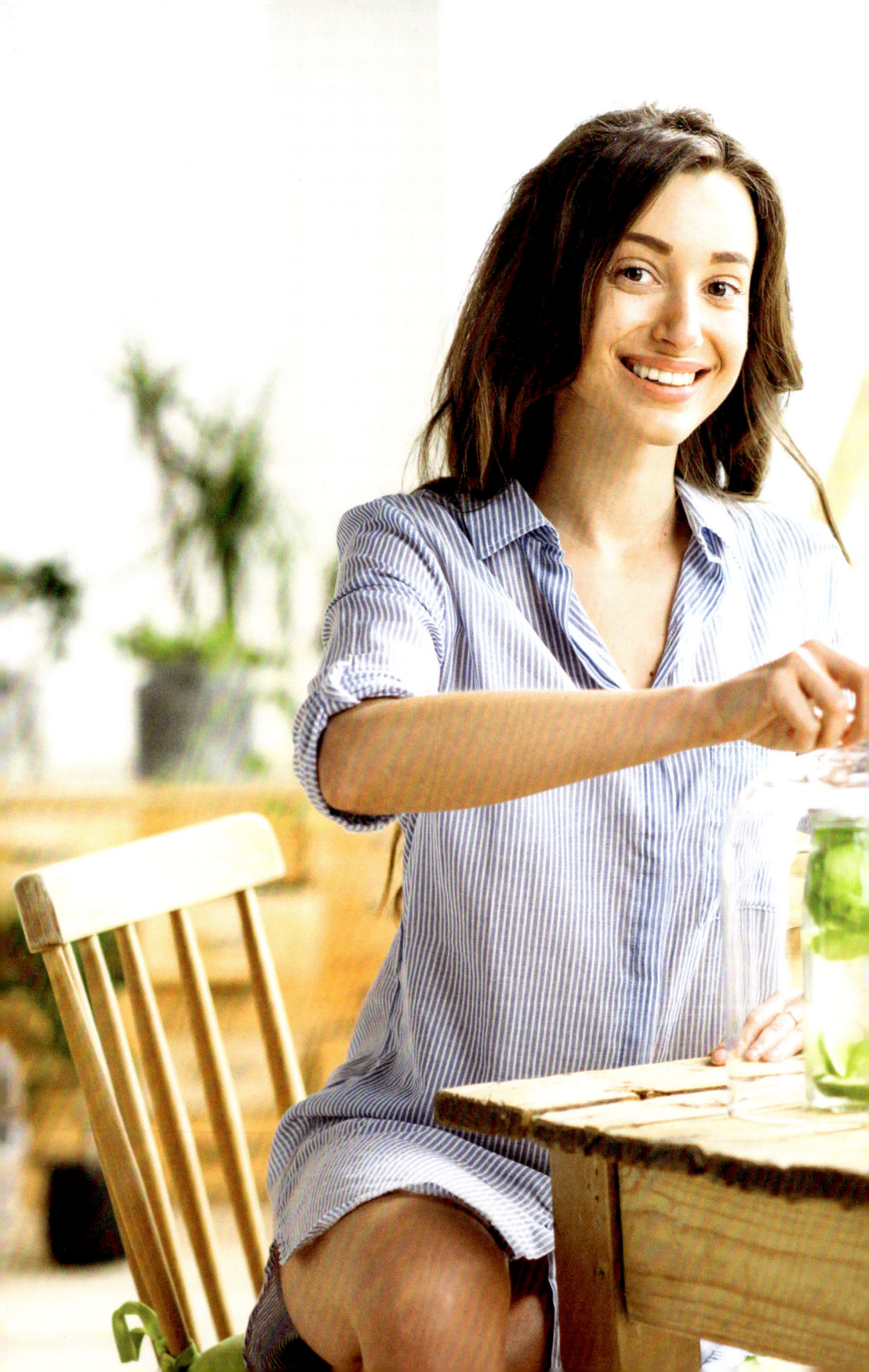

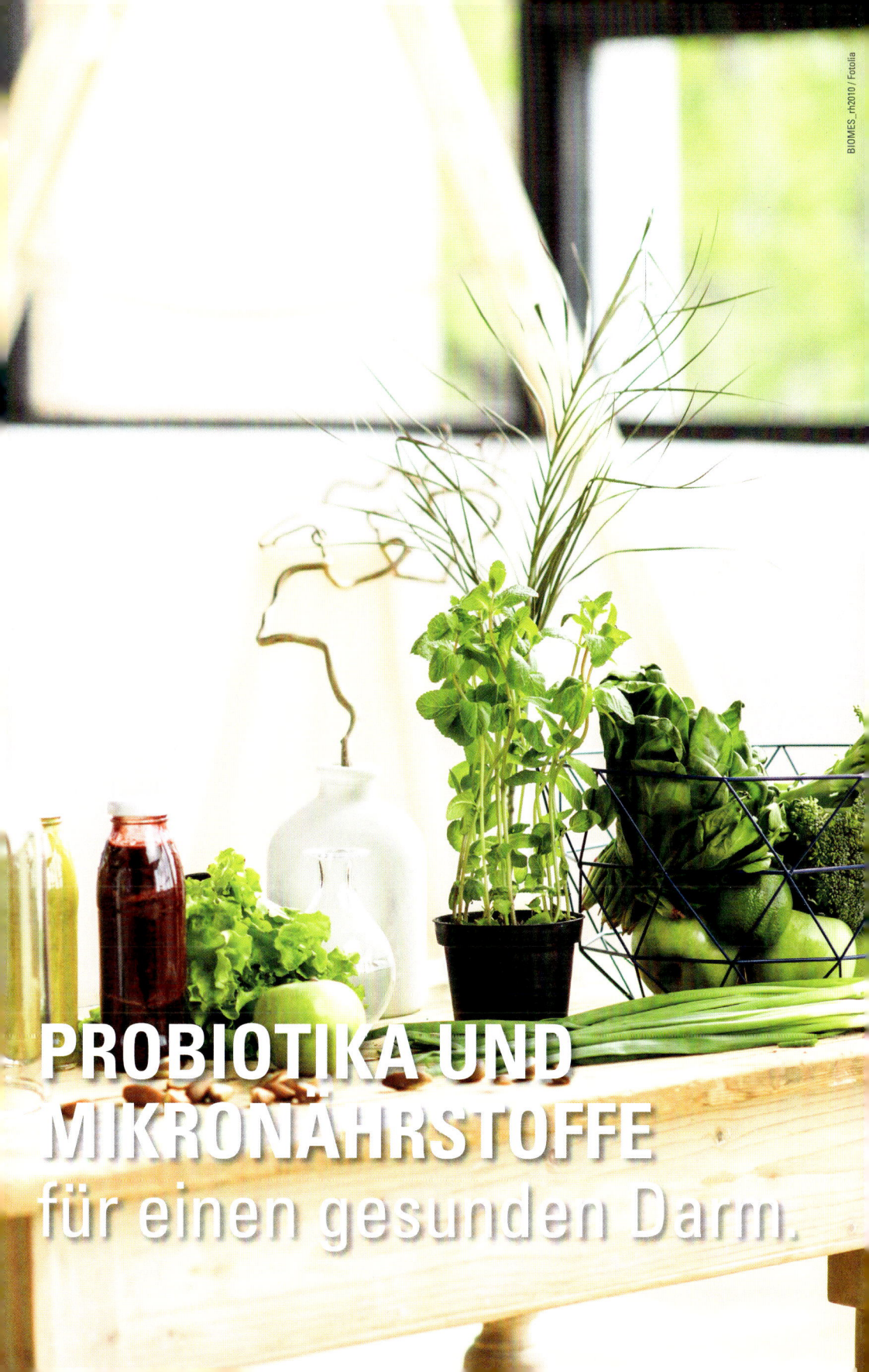

PROBIOTIKA UND MIKRONÄHRSTOFFE.

PROBIOTIKA:
Was ist das und wie kann es dir helfen?

Ein Probiotikum ist eine lebende, nützliche Bakterienkultur. In probiotischen Nahrungsergänzungsmitteln stecken demzufolge viele lebende Mikroorganismen.

Probiotika: Was ist das?
Probiotika sind lebende Bakterien, die du über die Nahrung aufnimmst. Sie können aus verschiedenen Bakterienkulturen und -stämmen bestehen. Probiotika fördern die mikrobielle Vielfalt und können sich damit positiv auf deinen Darm auswirken. Entscheidend ist, dass sie leben und damit aktiv und vermehrungsfähig sind.

Wie können Probiotika der Darmflora helfen?
Deine Darmflora besteht aus unzähligen Bakterien und Mikroorganismen – ihre Gesamtheit nennt sich intestinale Mikrobiota. Probiotika enthalten ebensolche Bakterien, die dein Darm für seine vielfältigen täglichen Aufgaben benötigt. Probiotika haben eine positive Wirkung auf deinem Darm – im Gegensatz zu Antibiotika.

Schon anhand des Namens wird deutlich, dass Antibiotika eher die Gegenspieler zu Probiotika sind. Schließlich verschreibt ein Arzt ein Antibiotikum, um bestimmte krankheitserregende Bakterien abzutöten.

Genau daraus ergibt sich ein wichtiges Einsatzgebiet von Probiotika: während oder nach der Einnahme von Antibiotika. Denn Antibiotika arbeiten nie so genau, dass sie nur die Bakterien abtöten, die du nicht benötigst – sie erwischen auch immer nützliche Vertreter. Probiotika können das Defizit in deiner Darm-Mikrobiota jedoch wieder ausgleichen.

Was sind natürliche Probiotika?
Probiotische Bakterien kommen in deiner Nahrung ganz automatisch vor. Natürliche Probiotika sind beispielsweise Joghurt, Kefir, eingelegtes Gemüse oder Apfelessig. Denn sie alle enthalten Milchsäurebakterien, die wichtige Aufgaben in deinem Darm übernehmen. Unter anderem halten sie Fäulnisbakterien in Schach und produzieren Vitamine sowie Laktase (das Enzym, das Milchzucker abbaut).

Doch keine Sorge, du musst nicht ausschließlich Nahrung mit Milchsäurebakterien essen. Vor allem solltest du die vorhandenen, guten Bakterien ausreichend füttern. Eine Leibspeise deiner Darmbakterien sind unter anderem Ballaststoffe.

Probiotische Nahrungsergänzungsmittel bei erhöhtem Bedarf

In Form von speziell zusammengestellten probiotischen Bakterienkulturen kannst du – ergänzend zu natürlichen Probiotika – deinen Darmbakterien auf die Sprünge helfen. Probiotische Nahrungsergänzungsmittel enthalten verschiedene Bakterienstämme – je nachdem, was für ein Bedarf gerade besteht.

Diese Unterstützung für deinen Darm bietet sich vor allem dann an, wenn bereits ein starkes Ungleichgewicht vorherrscht oder wenn du in einer stressigen Situation bist. Für deinen Darm bedeutet beispielsweise eine Antibiotika-Therapie Stress pur. Mit einem probiotischen Nahrungsergänzungsmittel wie beugst du direkt dem vor, dass das Medikament zu viele deiner guten und nützlichen Bakterien abtötet. Über die Nahrung allein kannst du diese erhöhte Belastung für deine Darmflora kaum ausgleichen.

Stress kann aber auch eine Reise in ein fremdes Land mit ungewohntem Essen sein. Oder eine Schwangerschaft bei der sich sehr viel im Körper verändert. Dein Darm ist sensibel und kann schnell aus dem Gleichgewicht gebracht werden. Er pendelt sich zwar in der Regel von selbst wieder ein; aber ist das Ungleichgewicht erst einmal zu groß, kann ihm das mitunter schwerfallen.

Woher weiß ich, welches Probiotikum mir hilft?

Woher sollst du aber wissen, welche Bakterien deinem Darm fehlen und welche Probiotika ihm vielleicht helfen könnten? Mit der Darmanalyse kannst du ganz einfach und in aller Ausführlichkeit erfahren, was für Darmbakterien dein Innerstes besiedeln. Bestell ein Test-Kit, schick eine kleine Stuhlprobe ein und erhalte nach kurzer Zeit eine genaue Auswertung und Beurteilung deiner Darmflora.

Die Interpretation der Ergebnisse zeigt Dir auch, wie du deinem Darm konkret helfen und ihn stärken kannst.

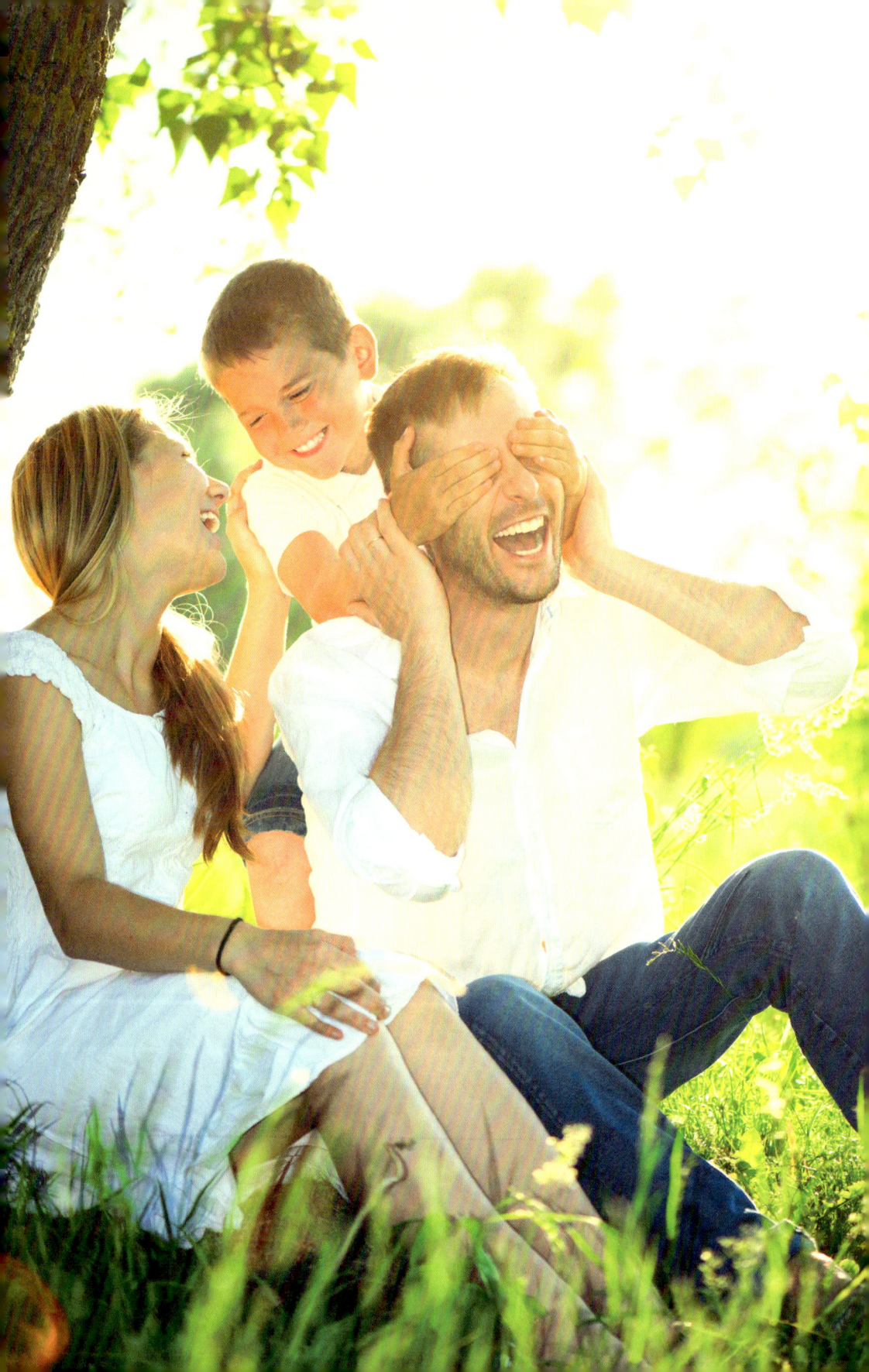

PROBIOTIKA UND MIKRONÄHRSTOFFE.

PROBIOTIKA FÜR EINE GESUNDE,
ausgeglichene Darmflora

Der Darmtrakt ist von einer Vielzahl unterschiedlicher Darmbakterien besiedelt. Die Summe aller Darmbakterien wird als Mikrobiom, Mikrobiota bzw. Darmflora bezeichnet. Die einzelnen Darmbakterienstämme besitzen entweder symbiotische oder pathogene Eigenschaften.

Die Darmflora (intestinale Mikrobiota) besteht aus Billionen von Mikroorganismen. Die natürlich symbiotische Beziehung zwischen Mensch und Bakterien ist essentiell für ein gesundes Leben. Beginnen pathogene, d.h. krankmachende Keime die Darmflora zu besiedeln, kann dies zu gesundheitlichen Problemen führen. Eine gesunde, ausgeglichene Darmflora ist entscheidend für die Lebensqualität. Aufgrund diverser endogener und exogener Faktoren (wie ungesunde Ernährungsgewohnheiten, Stress und Antibiotika) kann die Darmflora aus dem Gleichgewicht geraten. Folgen sind typische Verdauungsbeschwerden wie Blähungen, Gärungsprozesse, Stoffwechselstörungen, Infektionen oder allgemeines Unwohlsein.

Probiotika

Probiotika sind positiv wirkende Darmbakterien, die einen wichtigen Beitrag zu einer gesunden, ausgeglichenen Darmflora leisten. Ein Probiotikum (Mehrzahl Probiotika, lateinisch zusammengesetzt aus pro, d.h. „für" und altgriechisch „bios" d.h. Leben') ist eine Zubereitung, die lebensfähige Mikroorganismen enthält. Es zählt zu den Functional-Food-Produkten. In ausreichenden Mengen verzehrt, können Probiotika einen gesundheitsfördernden Einfluss auf den Wirtsorganismus haben. Zu den wichtigsten Probiotika zählen Laktobazillen und Bifidobakterien. Bifidobakterien machen rund 90 % der guten Darmbakterien aus. Sie bilden die Grundlage einer gesunden Darmflora. Durch die Umwandlung von Zucker in Milchsäure wird der Verdauungstrakt angesäuert und die Lebensbedingungen pathogener Mikroorganismen im Darm verschlechtert. Auch Laktobazillen zählen zu den guten probiotischen Milchsäurebakterien, die Zucker zu Milchsäure abbauen. Zugleich werden kurzkettige Fettsäuren (wie Butyrat) gebildet, die den Darmzellen der Mukosa als Hauptenergiequelle dienen. Jedes der Darmbakterien haben unterschiedliche Aufgaben im menschlichen Körper. Für eine gesunde und ausgeglichene Darmflora ist eine ausreichende Besiedelung mit spezifischen Keimen wichtig.

Ergänzende Mikronährstoffe für eine gesunde Darmflora

Unser Darm hat die Aufgabe Nährstoffe aus der Nahrung aufzunehmen und über die Darmschleimhaut in den Organismus weiterzugeben. Diese Aufgabe wird sehr wesentlich von unserer gesunden Darmflora übernommen. Unsere Darmflora benötigt für diese diffizile Arbeit jedoch ebenfalls eine ausreichende Versorgung mit entsprechenden Nährstoffen um die Besiedelung des Darmes und die Darmschleimhaut gesund zu halten.

Nachstehende Nährstoffe sind für ein ausgewogenes Mikrobiom wichtig. Probiotika sollten immer gemeinsam mit B-Vitaminen eingenommen werden, da diese das Wachstum der Milchsäurebakterien unterstützen. B-Vitamine sind zudem wesentlich an der Umwandlung von Nahrung in Energie beteiligt. Magnesium spielt in der Darmgesundheit durch das Zusammenspiel von Nerven und Muskeln eine wichtige Rolle. Ein Mangel an Magnesium führt zu Muskelschwäche und Bauchkrämpfen sowie zur allgemeinen Unruhe und Nervosität. Diese Unruhe, Stress und Nervosität kann sich wiederrum auf Magen und Darm auswirken. Zudem ist Magnesium als wichtiger CoFaktor an verschiedenen enzymatischen Verdauungsprozessen beteiligt und beugt Verstopfungen vor.

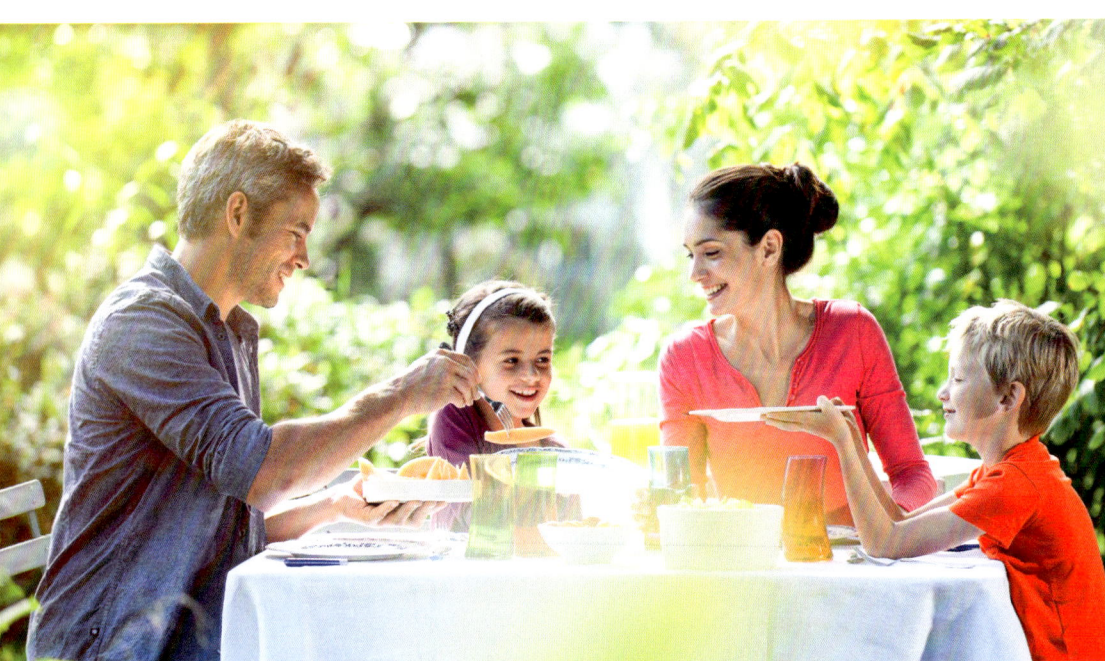

Mit einem gesunden Darm lässt sich das Leben genießen!

Ergänzende Mikronährstoffe und Probiotika für eine gesunde, ausgeglichene Darmflora:
- Zum Aufbau, Wiederherstellung und Erhaltung einer gesunden, ausgeglichenen Darmflora;
- Zur Stärkung des intestinalen Immun- und Abwehrsystems;
- In der Prävention von Unverträglichkeiten und Allergien;
- Zur Verhinderung der Ansiedelung pathogener Keime;
- Zur Prävention intestinaler und vaginaler Infekte;
- Zur Prävention und Therapie der Divertikulose und Divertikulitis;
- Zur Minimierung des Durchfallrisikos, Reduktion der Dauer und Schwere der Erkrankung;
- Zur Linderung der Symptome des Reizdarmsyndrom;
- Zur Unterstützung der Verdauungsprozesse: Motilitätssteigerung des Darms, Linderung von Verstopfung und Blähungen;
- Zur Verbesserte Aufnahme und Verwertung von Nährstoffen aus der Nahrung;
- Zur Biosynthese von Vitaminen (Vitamin B12, Vitamin B6 oder Vitamin K1);
- Zur Senkung des Cholesterinspiegels und gesteigerter Fettstoffwechsel.

Diese ergänzenden Nährstoffe sind wichtig:
Vitamin B1, Vitamin B2, Niacin, Pantothensäure, Vitamin B6, Biotin, Folsäure, Vitamin B12, Magnesium

Probiotische Bakterienmischung:
Lactobacillus helveticus, Lactobacillus reuteri, Lactobacillus paracasei, Bacillus coagulans, Lactobacillus rhamnosus, Bifidobacterium infantis, Bifidobacterium longum, Bifidobacterium bifidum, Bifidobacterium breve, Bifidobacterium lactis, Lactobacillus acidophilus, Lactobacillus casei, Lactobacillus plantarum, Lactobacillus salivarius, Lactobacillus bulgaricus; Aktive getrocknete Hefe (Saccharomyces cerevisiae var. boulardii).

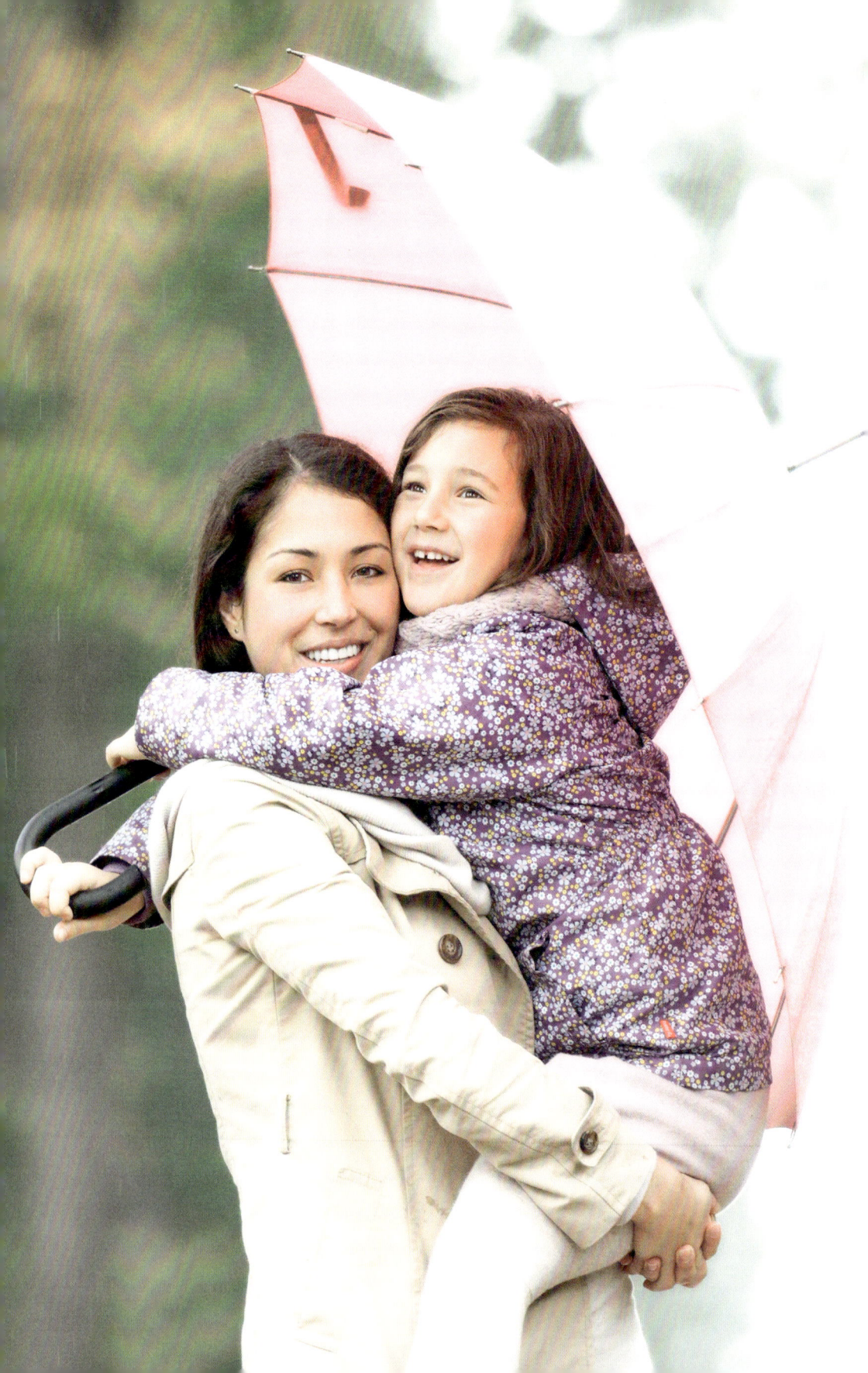

PROBIOTIKA UND MIKRONÄHRSTOFFE.

PROBIOTIKA ZUR STÄRKUNG
des Immunsystems

Hauptaufgabe des Immunsystems ist die körpereigene Abwehr von Krankheitserregern und Fremdstoffen. Das Abwehrsystem des Darms (sogenannte Darmbarriere) setzt sich dabei aus der Darmflora, der Darmschleimhaut und dem darmassoziierten Immunsystem (gut-associated lymphoid tissue, GALT) zusammen.

Das GALT stellt die größte Ansammlung von Immunzellen in unserem Körper dar. Rund 70 % der immunologisch aktiven Zellen befinden sich in der Darmschleimhaut (intestinalen Mukosa). Damit beherbergt der Darm das größte Immunkompartiment unseres Körpers.

Probiotika

Probiotika sind lebende Bakterien, die einen wichtigen Bestandteil einer gesunden Darmflora darstellen. Die bekanntesten Probiotika sind Laktobazillen und Bifidobakterien. Studien legen nahe, dass bestimmte Stämme der Gattungen Lactobacillus und Bifidobacterium nicht nur das Wachstum schädlicher Darmbakterien hemmen, sondern auch das Immunsystem stärken. Durch die Einnahme von Probiotika kann somit positiver Einfluss auf die gesunde Barrierefunktion der Darmwand und das Immunsystem genommen werden. Dies wirkt sich wiederum positiv auf die allgemeine Abwehrlage und bestimmte Krankheiten aus.

Die Bakterien der Darm-Mikrobiota bringen eine gesteigerte Permeabilität (Durchlässigkeit) der Darmschleimhaut wieder ins Gleichgewicht und optimieren die immunologische Barriere. Dadurch übernehmen sie eine essentielle Funktion in der Immunabwehr. Sie konkurrieren mit pathogenen Keimen um Nährstoffe und Andockstellen an der Darmwand und produzieren antibakterielle Substanzen, die das Wachstum anderer Bakterien hemmen. Durch die Verschiebung des pH-Wertes schaffen Bifidobakterien ungünstige Voraussetzungen für deren Wachstum.

Der Einsatz von Probiotika führt aber auch zu immunmodulatorischen Wirkungen außerhalb des Darms. Sie fördern die Funktionen des GALTs, also des darmassoziierten Immunsystems und führen so zur Aktivierung von Makrophagen und Beeinflussung des Zytokin-Profils. Makrophagen sind Teil des Immunsystems und gehören zu den sogenannten Fresszellen. Zytokine sind Mediatoren, die die Funktion der Zellen des Immunsystems regulieren. Jedes der **Darmbakterien** haben ganz unterschiedliche Aufgaben im menschlichen Körper. Für eine gesunde Immunabwehr ist eine ausreichende Besiedelung mit spezifischen **Keimen** wichtig.

Ergänzende Mikronährstoffe für eine gesunde und starke Immunabwehr

Jedes Probiotikum sollte auch B-Vitamine enthalten, weil diese die Milchsäurebakterien in ihrem Wachstum unterstützen. B-Vitamine sind aber essentiell für den Energiestoffwechsel (wie Vitamin B1, B2, B3, B6 und B12), das Nerven- und Immunsystem sowie die Regeneration der Darmschleimhaut.

Vitamin C unterstützt die normale Funktion des Immunsystems und verbessert den Energiestoffwechsel der Immunzellen. Eine Supplementierung von Vitamin C unterstützt die Funktion der Immunzellen und fördert auf humoraler Ebene die Antikörperproduktion. Bei chronisch entzündlichen Darmerkrankungen trägt Vitamin C zu einer Verringerung der Entzündungen der Darmschleimhaut bei und verringert das Wachstum schädlicher Darmbakterien und Pilze.

Vitamin D ist essentiell für unser Immunsystem. Es beeinflusst und steuert sowohl das angeborene, als auch das adaptive Immunsystem. Ein Mangel an Vitamin D zählt bei chronisch-entzündlichen Darmerkrankungen zu den häufigsten Mikronährstoffmängeln.

Calcium trägt zu einer normalen Funktion von Verdauungsenzymen bei. Da Vitamin D die Aufnahme und Verwertung von Calcium im Darm steuert, kann ein Vitamin D-Mangel auch einen Calcium-Mangel auslösen.

Beta-Carotin ist ein wichtiges Antioxidans mit Immun- und Zellschutz. Durch die antioxidative Wirkung schützt es die empfindlichen Darmzellen vor den Schäden durch freie Radikale.

Ergänzende Mikronährstoffe und Probiotika zur Stärkung des Immunsystems:
- Stärkung des körpereigenen Immun- und Abwehrsystems;
- Verhinderung der Ansiedelung pathogener Keime;
- Prävention und Linderung von Infekten und Entzündungen im Magen-Darm-Trakt;
- Herstellung und Erhaltung einer ausgeglichene Darmflora

Diese ergänzenden Nährstoffe sind wichtig:
Vitamin B1, Vitamin B2, Niacin, Pantothensäure, Vitamin B6, Biotin, Folsäure, Vitamin B12, Vitamin C, Vitamin D, Calcium

Probiotische Bakterienmischung:
Lactobacillus salivarius, Lactobacillus casei, Bifidobacterium bifidum, Bifidobacterium infantis, Bifidobacterium lactis, Streptococcus thermophilus, Lactobacillus paracasei, Lactobacillus plantarum, Lactobacillus rhamnosus, Lactobacillus helveticus, Lactobacillus reuteri, Lactobacillus acidophilus;
Aktive getrocknete Hefe (Saccharomyces cerevisiae var. boulardii), Beta-Carotin.

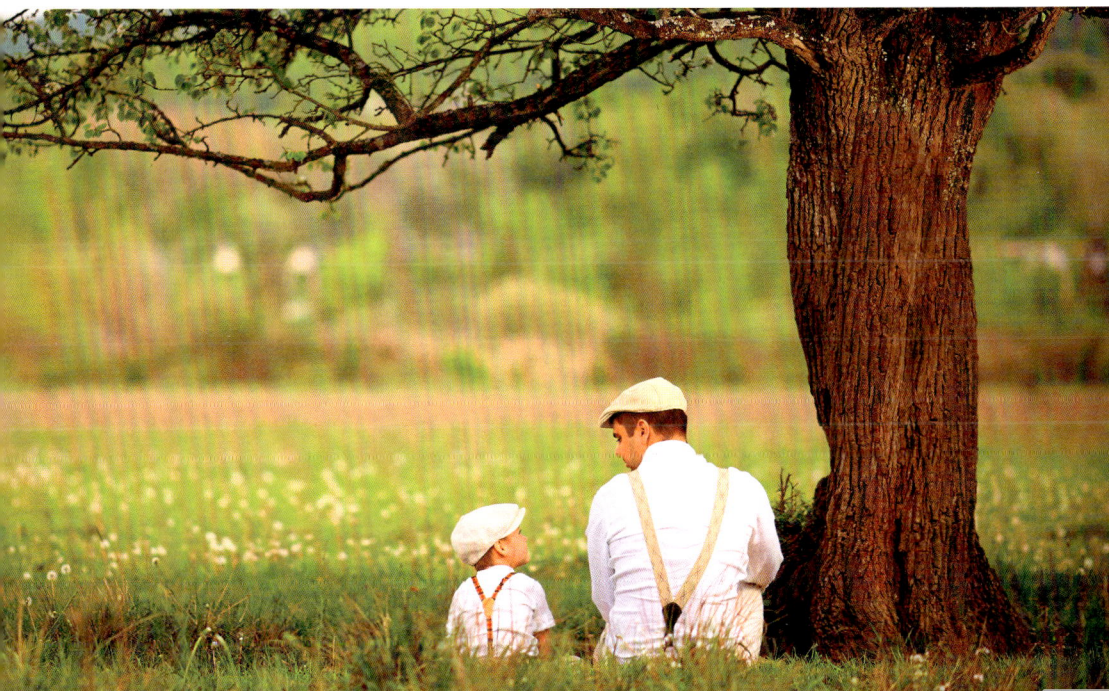

Der Darm ist das größte Immunorgan.

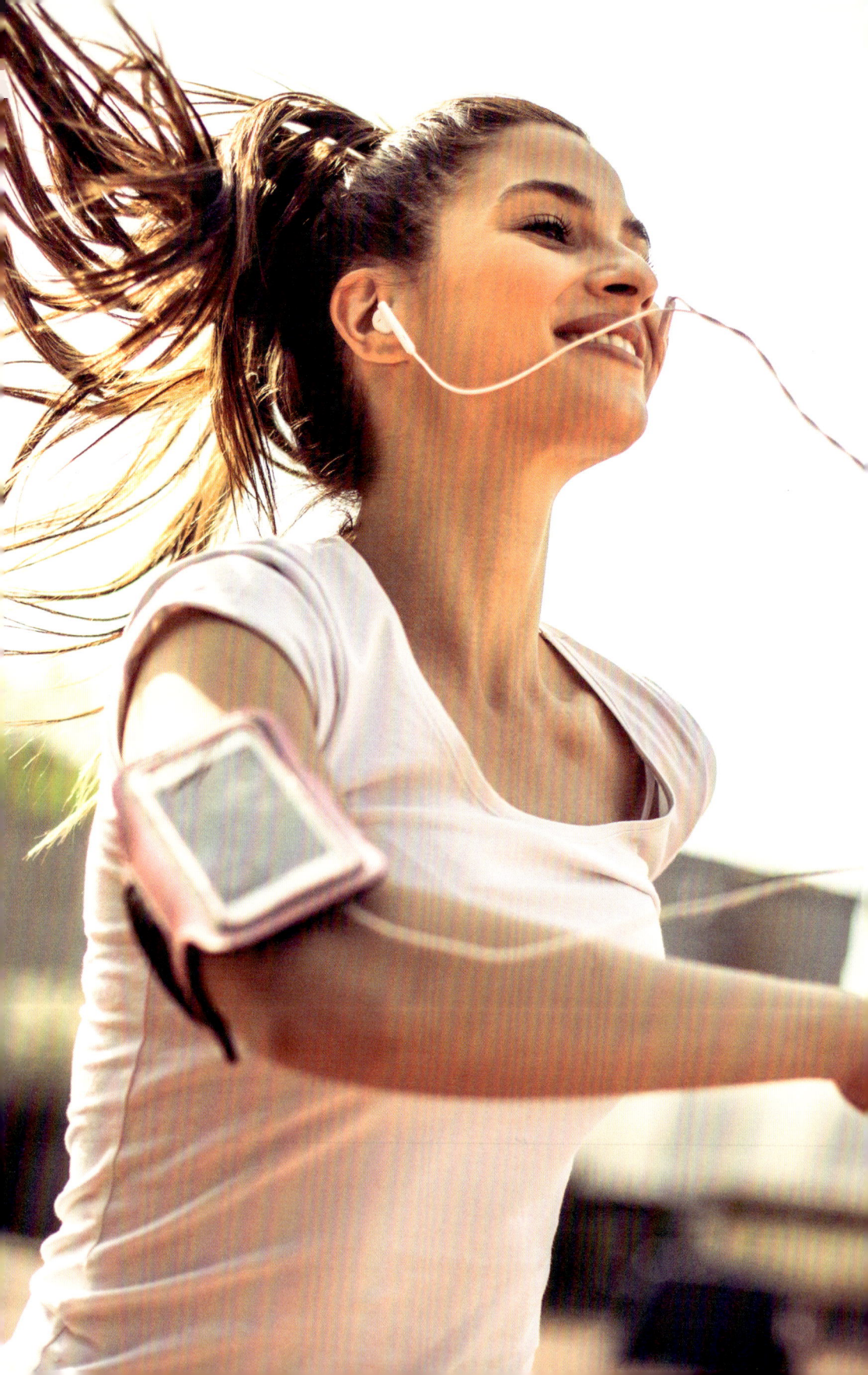

PROBIOTIKA UND MIKRONÄHRSTOFFE.

PROBIOTIKA ZUR NATÜRLICHEN
Gewichtsreduktion

In zahlreichen Studien wurde ein Zusammenhang zwischen Körpergewicht und individueller Darmflora belegt. Bei übergewichtigen Personen setzt sich die Darmflora überwiegend aus Bakterien aus der Familie der Firmicutes.

Je höher der Anteil der Firmicutes, desto höher war das gemessene Körpergewicht. Die Firmicutes-Bakterien sind in der Lage, die Nahrungsfette und Kohlenhydrate bestmöglich in Kalorien umzusetzen. Selbst schwerverdauliche Pflanzenstoffe (wie Gemüse und Salate) werden optimal verdaut. Firmicutes beeinflussen zudem das Sättigungsgefühl und den Appetit auf kalorienreiche Lebensmittel. Sie begünstigen damit eine unerwünschte Gewichtszunahme.

Bei normalgewichtigen Personen überwiegen hingegen Bakterien aus der Familie der Bacteroidetes. Bacteroidetes können Nahrungsfette und Kohlenhydrate nur schlecht verwerten. Sie verkapseln unverdaute Kohlenhydrate und Pflanzenstoffe und scheiden diese über den Stuhl wieder aus.

Für eine gesunde Verdauung werden beide Bakterienstämme im Verhältnis 1:1 benötigt. Dominieren Firmicutes gegenüber Bacteroidetes in der Darmflorasprich man von einer erhöhten Firmicutes-Bacteroidetes-Ratio, die eine Gewichtszunahme begünstigt. Bei übergewichtigen Personen kann die erwünschte Gewichtsreduktion durch die gezielte Einnahme bestimmter Probiotika gezielt verbessert werden.

Probiotika
Bifidobakterien und Lactobazillen tragen zur Herstellung und Erhaltung einer optimalen Firmicutes-Bacteroidetes-Ratio der Darmflora bei. Bifidobakterien verdrängen übermäßige Firmicutes-Bakterien. Bifidobakterien wandeln außerdem Ballaststoffe in kurzkettige Fettsäuren wie Buttersäure, Essigsäure und Propionsäure um. Diese wirken entzündungshemmend, ernähren die Darmschleimhaut und stärken die Darmbarriere. Damit wird die erwünschte Vermehrung der Bacteroidetes-Bakterien unterstützt. Bestimmte Milchsäurebakterien unterstützen eine vermehrte Ausscheidung von aufgenommenem Nahrungsfetten. Durch diese gehemmte Fettabsorption wird die tägliche Energiebilanz nicht belastet.

Probiotische Kulturen unterstützen die Bildung des Sättigungshormons GLP-1, das im Körper appetitregulierend wirkt und das Sättigungsgefühl fördert. GLP-1 soll darüber hinaus auch einen Einfluss auf den Fettstoffwechsel haben und die Gewichtsregulation unterstützen. ANGPTL4 ist ein körpereigenes Protein, das Fettablagerungen im Bauchbereich reduziert. Bestimmte Probiotika lassen den ANGPTL4-Spiegel ansteigen und beugen somit unerwünschten Fetteinlagerungen vor. Jedes der Darmbakterien haben ganz unterschiedliche Aufgaben im menschlichen Körper. Für eine ausgewogene Gewichtsbalance ist eine ausreichende Besiedelung mit nachstehenden Keimen wichtig.

Ergänzende Mikronährstoffe zur Gewichtsreduktion
Die ausreichende Versorgung relevanter Mikronährstoffe kann die Arbeit der Darmflorakeime wesentlich unterstützen.

Die Konjakwurzel (Teufelszunge) zeichnet sich durch ihren hohen natürlichen Gehalt an Glucomannan aus. Glucomannan ist einen natürlichen Ballaststoff mit einem geringen Kaloriengehalt und positiven Einfluss auf das natürliche Sättigungsgefühl. Glucomannan reguliert sanft die Verdauungstätigkeit, fördert das Wachstum der Milchsäurebakterien und wirken sich so positiv auf das Körpergewicht, die Blutfettwerte und die Cholesterinwerte aus. Es eignet sich daher ausgezeichnet für kalorienarme Diäten.

Unterstützend zu Reduktionsdiäten wird eine zusätzliche Einnahme der B-Vitamine B1, B2, B6, B9 und B12 empfohlen. B-Vitamine sind als Katalysatoren und Regulatoren in Form ihrer Coenzyme an allen Stoffwechselprozessen des Menschen beteiligt. Stressbedingte Heißhungerattacken werden reduziert.

Vitamin D fördert effektiv eine Gewichtsabnahme und zeigte zudem positive Effekte auf den Blutfettspiegel. Zahlreiche Studien zeigen, dass übergewichtige bzw. adipöse Personen oft einen signifikant niedrigen Vitamin D Spiegel aufweisen.

Ergänzende Mikronährstoffe und Probiotika zur natürlichen Gewichtsreduktion:
- Gewichtsreduktion
- Fettstoffwechselaktivierung
- Steigerung des Sättigungsgefühls 5) Senkung des Cholesterinspiegels
- Förderung und Erhalt einer optimalen Firmicutes- Bacteroidetes-Ratio

Diese ergänzenden Nährstoffe sind wichtig:
Vitamin B1, Vitamin B2, Vitamin B6, Folsäure, Vitamin B12, Vitamin D, Glucomannan

Probiotische Bakterienmischung:
Lactobacillus rhamnosus, Streptococcus thermophilus, Lactobacillus plantarum, Bifidobacterium breve, Lactobacillus gasseri, Bifidobacterium lactis.

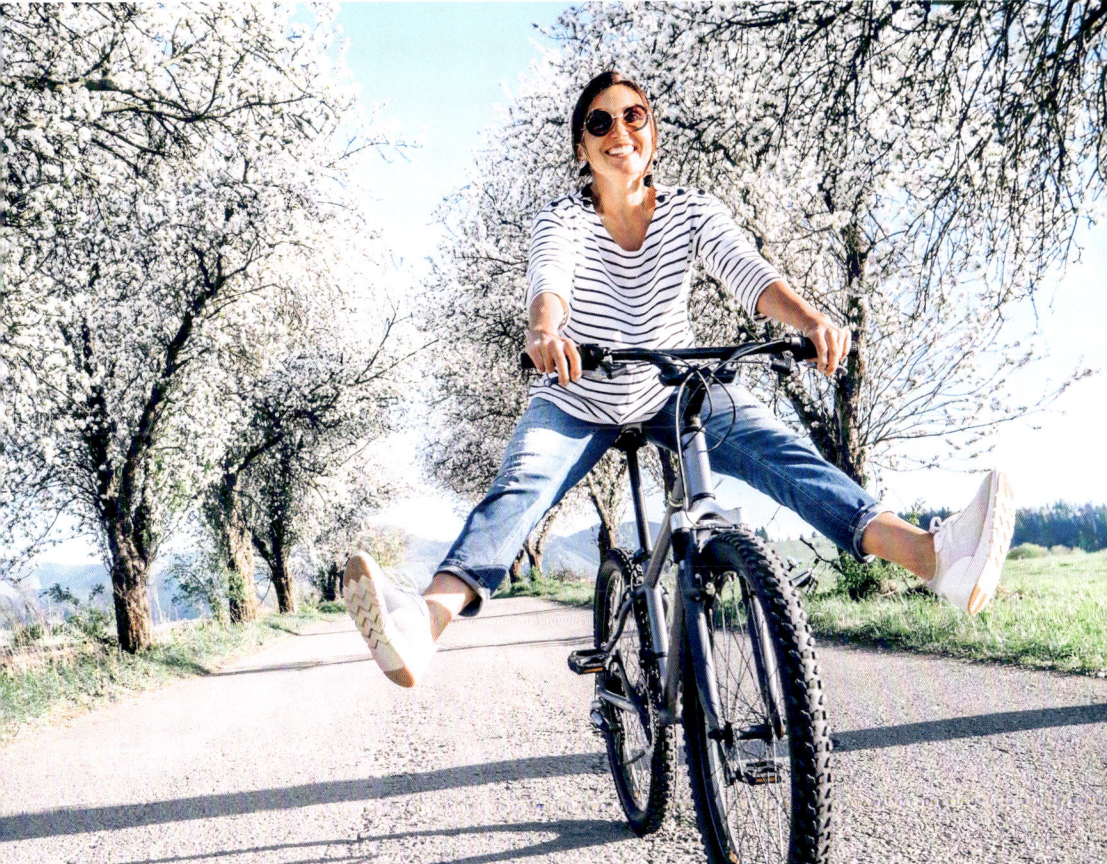

Bestimmte Darmbakterien sind wahre Abnehmhelfer.

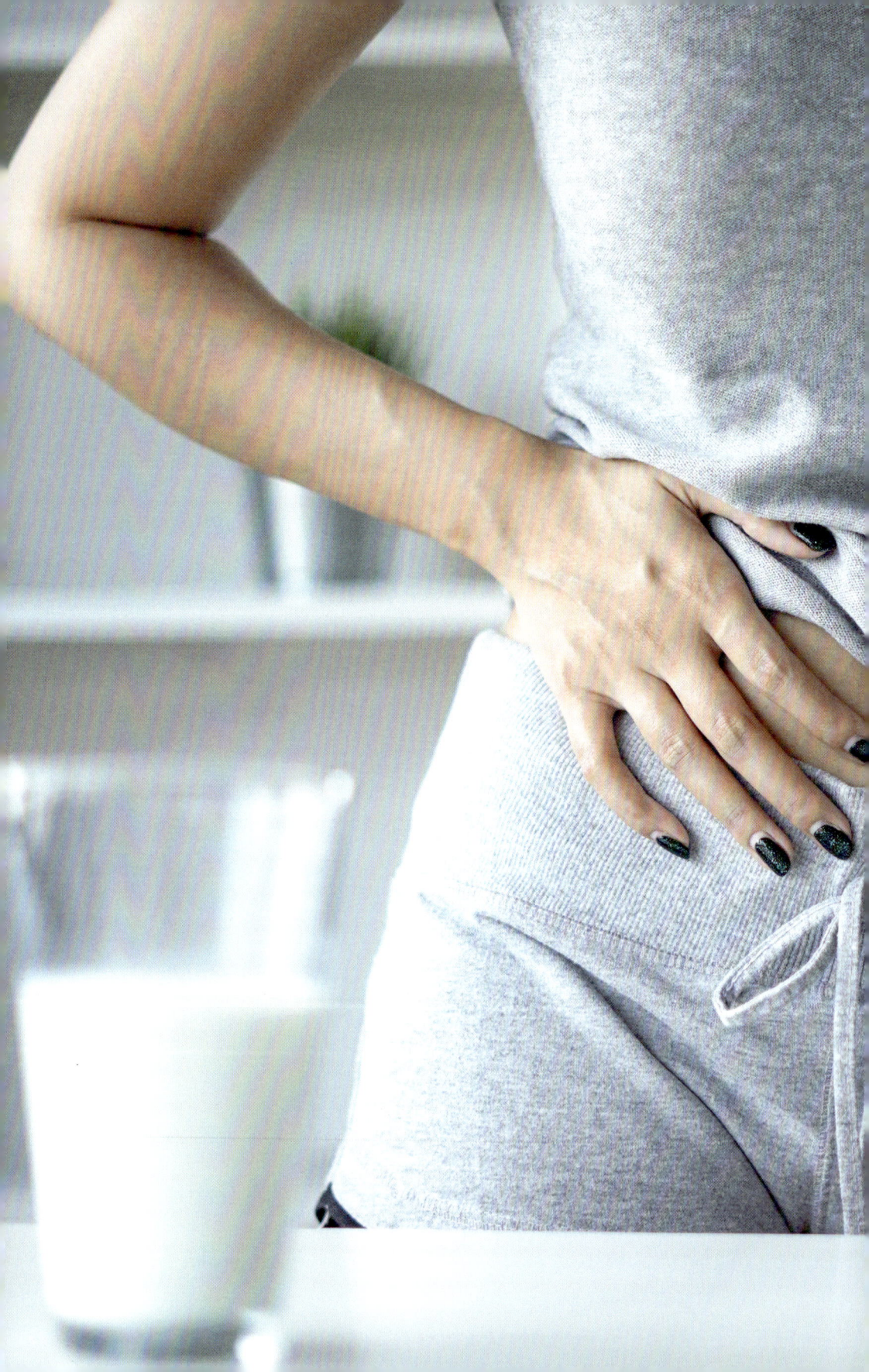

PROBIOTIKA UND MIKRONÄHRSTOFFE.

PROBIOTIKA
bei Nahrungsmittelunverträglichkeiten

Personen mit Nahrungsmittelunverträglichkeiten oder Nahrungsmittelintoleranzen sind nicht in der Lage bestimmte Nahrungsbestandteile (wie Laktose oder Fruktose) zu verdauen.

Im Unterschied zu Nahrungsmittelallergien, bei denen es zu einer überschießenden Immunantwort auf bestimmte Allergene in Fisch, Milch und Soja kommt, stellen Nahrungsmittelunverträglichkeiten per se keine Immunantwort des körpereigenen Immunsystems dar. Grund für Nahrungsmittelunverträglichkeiten ist ein Mangel an Verdauungsenzymen und Darmbakterien, die in der Lage sind, Laktose, Fruktose oder Gluten beschwerdefrei zu verdauen.

Laktoseintoleranz zählt zu den häufigsten Nahrungsmittelunverträglichkeiten

Personen mit Laktoseintoleranz können den über die Nahrung aufgenommen Milchzucker (Laktose) nicht oder nur unvollständig verdauen. Es fehlt das körpereigene Enzym Lactase, das im Dünndarm Laktose in die für Menschen verwertbaren Zuckerarten Glucose (Traubenzucker) und Galactose (Schleimzucker) aufspaltet. Wird Laktose nicht vollständig verdaut, gelangt sie in den Dickdarm und wird dort von Darmbakterien vergoren. Diese Gärungsprodukte führen zu Blähungen, Meteorismus und Durchfall. Bei einer Fruktosemalabsorption wird der über die Nahrung aufgenommene Fruchtzucker (Fruktose) im Dünndarm nicht vollständig verdaut. Der unverdaute Fruchtzucker gelangt in den Dickdarm und wird von den dort lebenden Darmbakterien vergoren. Es entstehen Gase und Fettsäuren die dann wiederum für Blähungen oder andere Störungen der Darmfunktion verantwortlich sind. Betroffen sind vor allem Lebensmittel mit hohen Fruchtzuckeranteil wie Bananen, Früchte und Honig.

Probiotika

Probiotika sind lebende Bakterien, welche einen wichtigen Bestandteil einer gesunden Darm-Mikrobiota darstellen. Die bekanntesten Probiotika sind Lactobazillen und Bifidobakterien. Eine Reihe von Studien zeigen, dass probiotische Bakterienkulturen die Funktion der Enzyme bei der Verdauung von Laktose und Fruktose im Darm unterstützen.

Ergänzende Mikronährstoffe zur Unterstützung bei Nahrungsmittelunverträglichkeiten

B-Vitamine unterstützen das Wachstum von Milchsäurebakterien in der Darmflora. B-Vitamine sind zudem wesentlich an der Umwandlung von Nahrung in Energie beteiligt und haben eine zentrale Funktion bei der Regeneration der Mukosazellen des Darms. Folsäure ist für das Immunsystem des Intestinaltraktes und die Zellregeneration der Mukosazellen der Darmschleimhaut von besonderer Bedeutung. Es reguliert den Eiweißstoffwechsel und den Energiestoffwechsel der Darmschleimhaut. Vitamin D spielt daher bei chronisch chronisch-entzündlichen Darmerkrankungen eine wichtige Rolle. Calcium trägt zu einer normalen Funktion der Verdauungsenzyme bei. Calcium trägt zudem zur Erhaltung oder Wiederherstellung eines ausgewogenen Säure-Basen-Haushalts des Körpers bei. Verdauungsstörungen im Darm aufgrund eines gestörten Säure-Basen-Verhältnisses werden wirksam vermieden. Zudem führt Laktoseintoleranz zu einer Calcium-Unterversorgung, weil Milch und Milchprodukte als wichtige Calcium-Lieferanten vermieden werden.

Ergänzende Mikronährstoffe und Probiotika bei Nahrungsmittelunverträglichkeiten:

- Laktoseintoleranz
- Fruktosemalabsorption
- Nahrungsmittelunverträglichkeiten
- Unterstützung der Verdauungsfunktion

Diese ergänzenden Nährstoffe sind wichtig:
Vitamin B1, Vitamin B2, Vitamin B6, Folsäure, Vitamin B12, Vitamin D, Calcium

Probiotische Bakterienmischung:
Lactobacillus bulgaricus, Lactobacillus acidophilus, Lactobacillus reuteri, Streptococcus thermophilus, Bifidobacterium longum, Bifidobacterium bifidum.

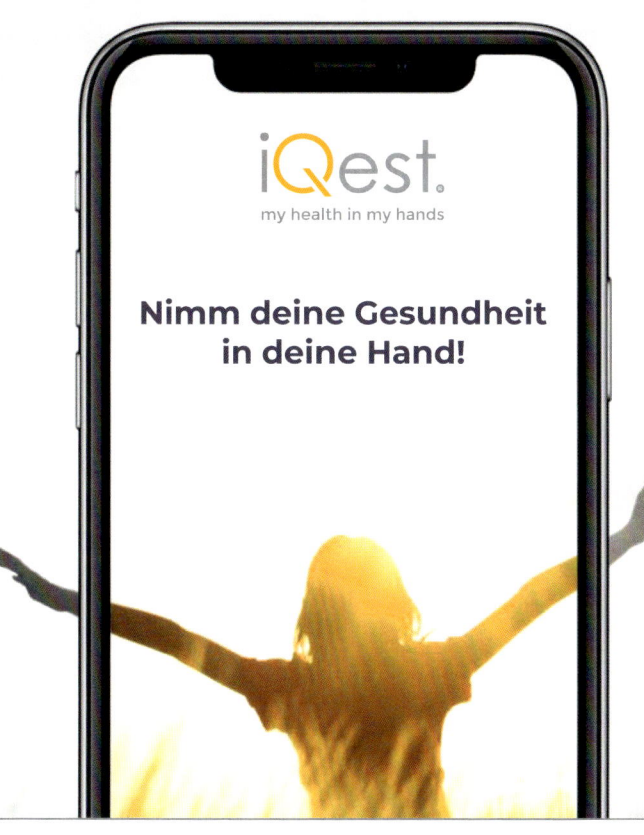

Starte jetzt.

Mach den Check: mit iQest simulieren, wie sich Lebensstile auf die Gesundheit auswirken können. Der iQest SIM Score zeigt dir das Ergebnis anhand von sieben Organsystemen.

Jetzt gratis testen
www.iqest.com

Expertenwissen - Nährstoffe - Services
Wir zeigen dir Wege, deine Gesundheit aktiv zu gestalten.

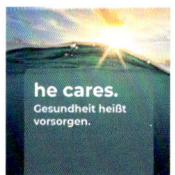
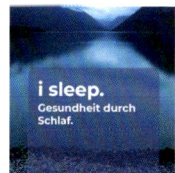
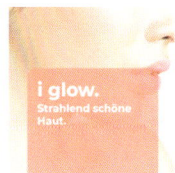
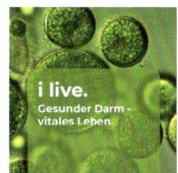

www.iqest.com

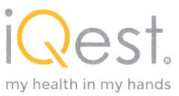

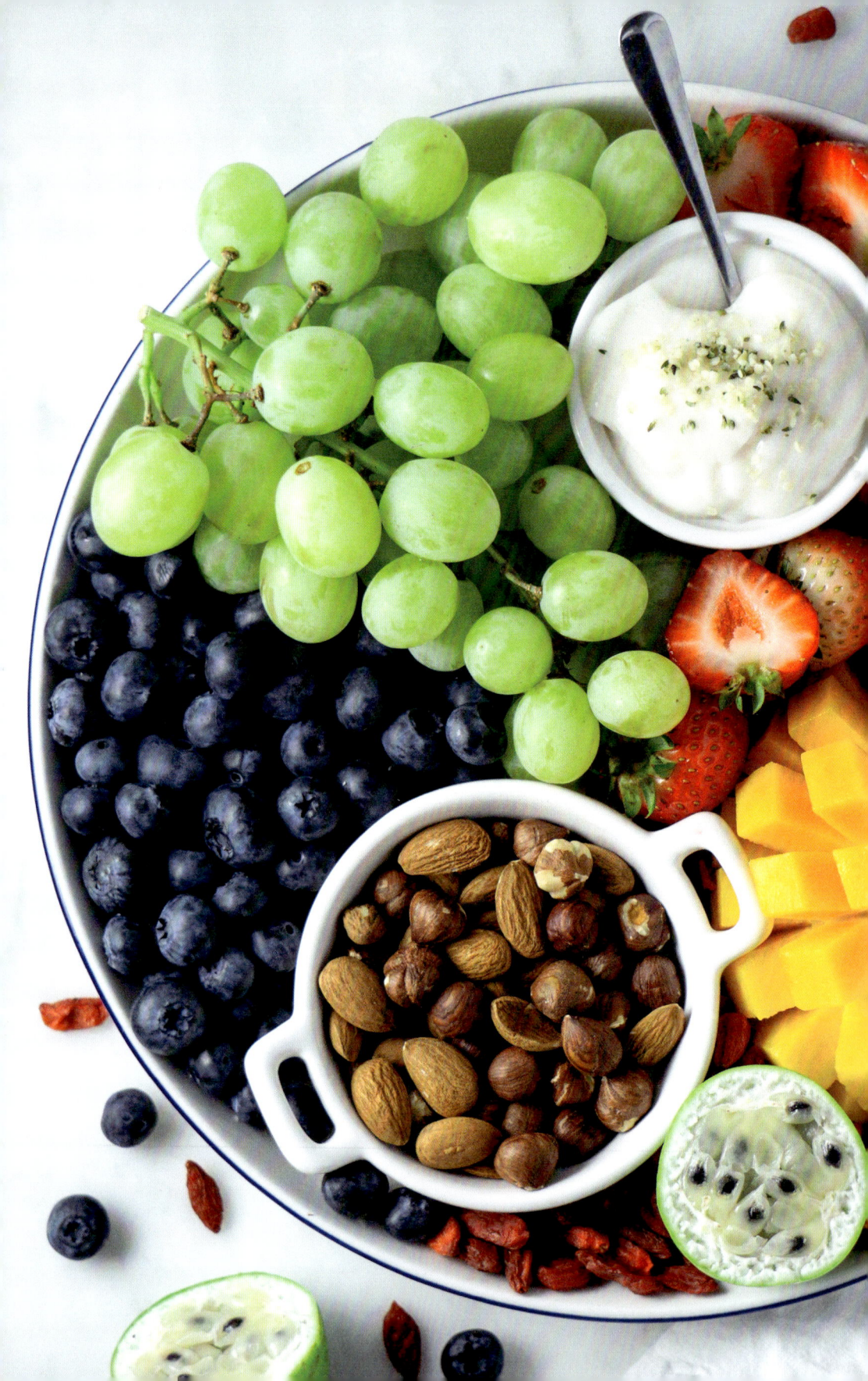

PROBIOTIKA UND MIKRONÄHRSTOFFE.

PROBIOTIKA ZUR REGENERATION
der Darmflora

Antibiotika, Clostridien, Rotaviren oder Pilzinfektionen können eine Fehlbesiedelung der Darmflora (Mikrobiom bzw. Mikrobiota) zur Folge haben. Es kommt zu einer Schädigung bzw. Abtötung wichtiger Darmbakterien, die für eine funktionierende Verdauung und ein starkes intestinales Immunsystem notwendig sind.

Die Folge ist eine Fehlbesiedlung bzw. Dysbakterie der Darmflora mit Candida-Pilzen oder Clostridien. Die Fehlbesiedelung aufgrund von Antibiotika begünstigt die sogenannte antibiotika-assoziierte Diarrhö (AAD). Sie tritt während der Antibiotikaeinnahme auf und kann bis zu mehrere Wochen nach Absetzen der Antibiotika andauern.

Probiotika
Im Falle einer Fehlbesiedelung des Darms bzw. nach einer Antibiotikatherapie ist es wichtig, wieder eine gesunde, vielfältige Darmflora aufzubauen. Die Einnahme von Probiotika wie Bifidobakterien und Lactobazillen zur Behandlung von Diarrhö, ausgelöst durch Antibiotika, Clostridien, Rotaviren oder Infektionen, ist durch Studien belegt. Probiotika üben hierbei eine schützende oder heilende Wirkung aus. Sie helfen dabei antibiotikaassoziierten Durchfall vor zu beugen und ein gestörtes Gleichgewicht der Darmflora wiederherzustellen. Einige wichtige Bakterienstämme haben eine regenerierende Wirkung bei antibiotikabedingtem Durchfall und einer Fehlbesiedelung der Darmflora.

Unterstützende Mikronährstoffe zur Regeneration der Darmflora
Probiotika sollten immer mit B-Vitaminen kombiniert werden, da diese Milchsäurebakterien im Wachstum unterstützen. Ist das Gleichgewicht der Darmflora gestört, ist auch die Aufnahme an B-Vitaminen über die Darmschleimhaut beschränkt. B-Vitamine unterstützt die Wundheilung und das Abwehrsystem. Vitamin B6 hat eine zentrale Funktion bei der Regeneration der Mukosazellen des Darms. Folsäure ist für das Immunsystem des Intestinaltraktes und aufgrund der schnellen Zellneubildung (Zellregeneration) der Mukosazellen von besonderer Bedeutung. Es reguliert den Eiweißstoffwechsel und den Energiestoffwechsel der Darmschleimhaut.

Magnesium trägt zum normalen Energiestoffwechsel sowie zu einer normalen Funktion des vegetativen Nervensystems des Darms und der Darmmuskulatur bei. Zudem ist Magnesium als wichtiger Co-Faktor an verschiedenen enzymatischen Verdauungsprozessen beteiligt.

Vitamin D fördert das Immunsystem und stärkt die Abwehrkräfte, da es antientzündliche Eigenschaften besitzt und die Produktion von körpereigenen Abwehrstoffen anregt. Die Einnahme von Vitamin D kann dabei helfen Durchfall zu verhindern, die Darmflora zu beruhigen und so zeitnah die Beschwerden zu verbessern.

Zink trägt als essentielles Spurenelement zu einer normalen Funktion des Immunsystems im Darm bei. Ein ausgeglichener Zinkspiegel hilft dabei unerwünschte Gärungs- und Fäulnisprozesse im Verdauungstrakt zu vermeiden. Zink ist essentiell für alle Schleimhäute insbesondere für die sich rasch teilenden Darmschleimhautzellen. Durch die antioxidative Wirkung von Beta-Carotin werden empfindliche Darmzellen vor den Schäden durch freie Radikale geschützt. Zudem bildet Beta-Carotin einen Schutzfilm auf der Darmflora, sodass pathogene Keime nicht an der Darmwand andocken, sondern ausgeschieden werden.

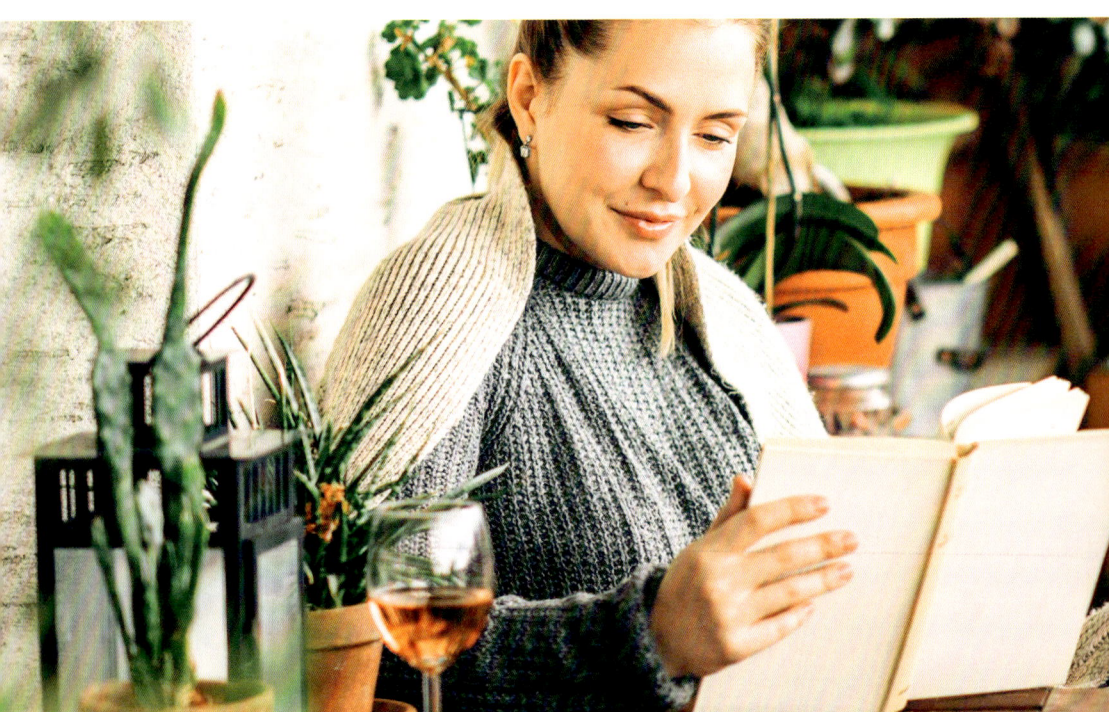

Ergänzende Mikronährstoffe und Probiotika zur Regeneration der Darmflora:
- Förderung, Erhalt und Regeneration der Darmflora während/nach einer Antibiotika-Einnahme;
- Vermeidung der Ansiedelung pathogener Keime;
- Minimierung des Durchfallrisikos, Reduktion der Dauer und Schwere der Erkrankung.

Diese ergänzenden Nährstoffe sind wichtig:
Vitamin B1, Vitamin B2, Niacin, Pantothensäure, Vitamin B6, Folsäure, Vitamin B12 Biotin, Vitamin D, Calcium, Magnesium, Zink

Probiotische Bakterienmischung:
Lactobacillus reuteri, Lactobacillus rhamnosus, Lactobacillus casei, Bifidobacterium bifidum, Bifidobacterium lactis, Streptococcus thermophilus, Lactobacillus acidophilus; Aktive getrocknete Hefe (Saccharomyces cerevisiae var. boulardii), Beta Carotin.

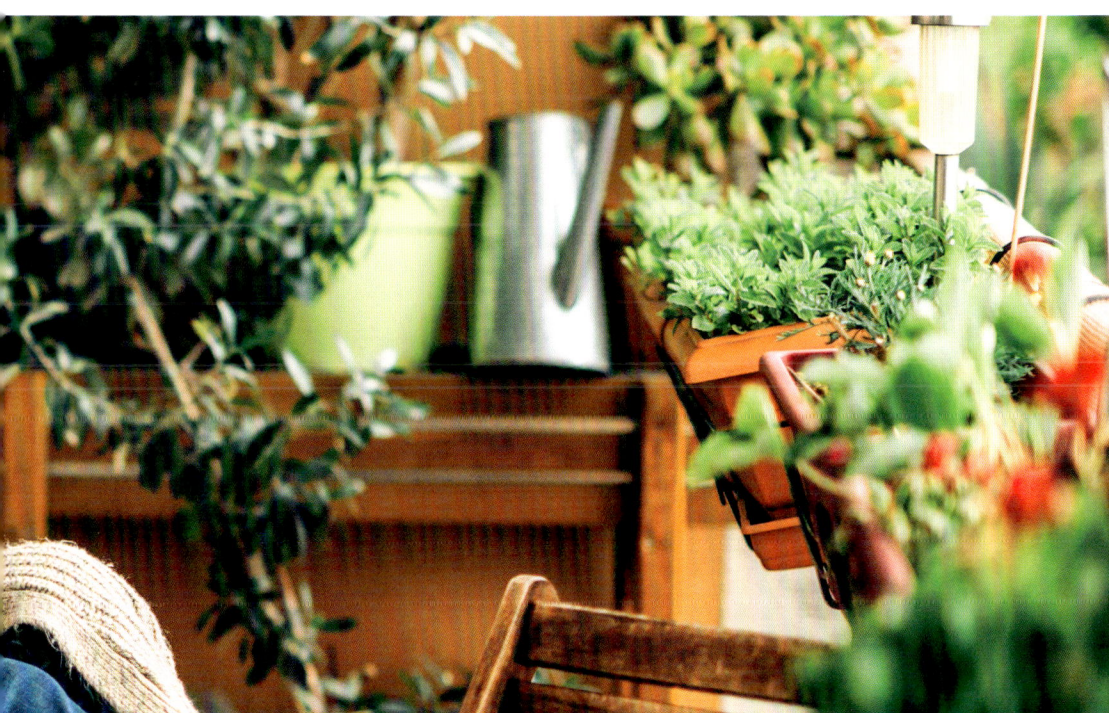

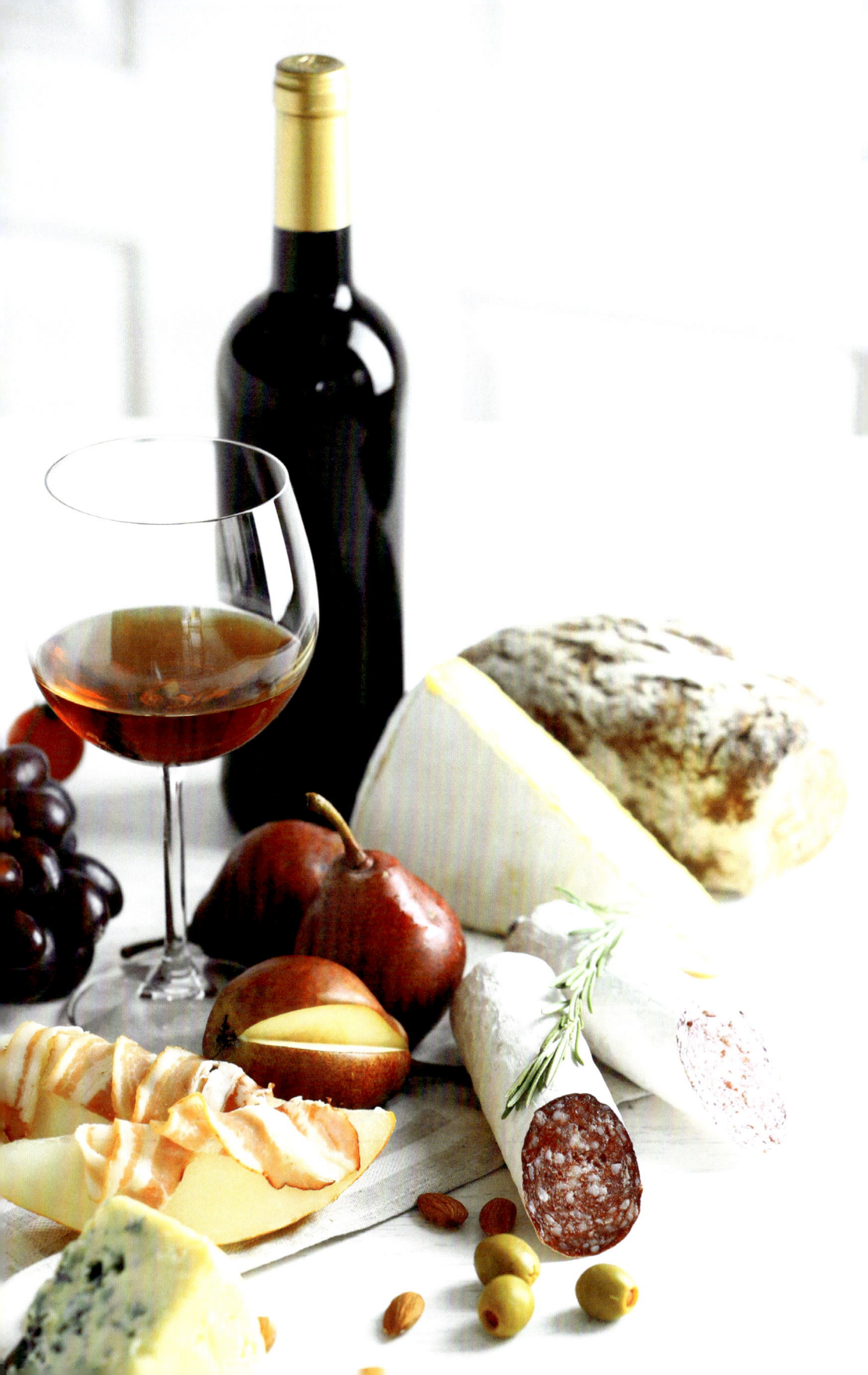

PROBIOTIKA UND MIKRONÄHRSTOFFE.

PROBIOTIKA ZUR LINDERUNG
von Histaminintoleranz

Histamin zählt als biogenes Amin zu den sogenannten Gewebshormonen. Im Körper hat es vor allem bei der Abwehr körperfremder Stoffe eine wichtige Funktion. Im Körper wird Histamin extrazellulär durch das Enzym Diaminoxidase (DAO) und intrazellulär durch die Histamin-N-Methyltransferase (HNMT) abgebaut.

Histaminintoleranz (Histaminose) bedeutet, dass der Körper über die Nahrung aufgenommenes Histamin aufgrund eines Mangels an histaminabbauenden Enzymen nicht richtig abbauen kann.

Typische Symptome sind:
- Hautrötungen, Ausschläge und Nesselsucht
- Kopfschmerzen, Schwindel und Müdigkeit
- Übelkeit, Bauchschmerzen, Blähungen und Verdauungsstörungen
- Herzrasen

Diese Symptome treten vor allem bei der Einnahme von Lebensmitteln mit einem hohen Histamingehalt auf. Auslöser können aber auch Hitze, Kälte, intensives Sonnenlicht und Einatmen von Reizstoffen wie Parfüm oder Autoabgasen sein.

Probiotika
Neueste Forschungsergebnisse belegen die histaminsenkende Wirkung bestimmter probiotischer Bakterienstämme. Diese Bakterienstämme sollten zu diesem Zweck folgende ganzheitliche Eigenschaften erfüllen. Probiotische Kulturen wie Bifidobacterium longum und Bifidobacterium infantis bilden kein Histamin und haben zudem histaminsenkende Eigenschaften.

Histaminintoleranz ist häufig mit Entzündungsprozessen (wie Reizdarmsyndrom) assoziiert. Die ausgewählten Bakterienstämme sollten daher auch entzündungsregulierend wirken. Probiotische Stämme wie Bifidobacterium infantis helfen dabei, die Symptome des Reizdarmsyndroms (RDS) zu lindern. Lactobacillus plantarum schützt ebenfalls vor Entzündungen und verhindert die Entstehung des Leaky-Gut-Syndroms.

Histaminintoleranz ist zudem häufig mit akutem und chronischem Durchfall assoziiert. Bifidobacterium longum hilft nachweislich bei akuten Durchfällen und verkürzt die Dauer chronischer Durchfallerkrankungen. Bifidobacterium bifidum verringert stressassoziierte Durchfallbeschwerden, verhindert Reisedurchfall und kann effektiv in der Behandlung von akuten Durchfallerkrankungen eingesetzt werden. Bifidobacterium lactis schützt vor Infektionen, übt einen positiven Einfluss auf die Verdauung aus und führt zu einer verkürzten Dauer und Häufigkeit akuter Durchfälle. Lactobacillus rhamnosus schützt vor Durchfallerkrankungen, besitzt antimikrobielle Eigenschaften und ist zudem resistent gegen das Antibiotikum Streptomycin.

Histaminintoleranz ist häufig auch ein Anzeichen für eine bestehende Dysbiose der Darmflora. Die ausgewählten Darmbakterienstämme sollten daher auch ausgleichende Eigenschaften auf eine gestörte Darmflora haben. Besonders gut geeignet ist das Bifidobacterium longum, das zu den häufigsten Vertretern im menschlichen Verdauungstrakt zählt und essentiell für eine ausgeglichene Darmflora ist. Das Darmmilieu wird verbessert und hilft, ein gesundes Immunsystem zu bewahren. Bifidobacterium bifidum hemmt durch die Ansäuerung des Darms das Wachstum schädlicher Bakterien und fördert zugleich die Verdauungsfunktion.

Ergänzende Mikronährstoffe bei Histamininteroleranz
Eine Histaminintoleranz ist durch einen Mangel der Verdauungsenzyme DAO (Diaminoxidase) und HNMT gekennzeichnet. Für die ausreichende Bildung und ordentliche Funktion der Enzyme sind ausreichend B-Vitamine notwendig. Die Vitamine B6 und B12 unterstützen die normale Balance des Immunsystems und reduzieren damit eine übermäßige Immunreaktion des Körpers betreffend Histamin.

Vitamin C ist ein weiterer wichtiger Co-Faktor der Verdauungsenzyme DAO und HNMT. Je geringer der Vitamin C-Spiegel desto schneller und höher steigt der Histamin-Spiegel an. Studien zeigen, dass Vitamin C nachweislich die Histaminausschüttung hemmen kann und so die Immunreaktion unterbindet.

Magnesium unterstützt damit die Histamin-Regulation im Körper. Ein Mangel an Magnesium kann die Entstehung von Nahrungsmittelunverträglichkeiten wie Histaminintoleranz und Allergien fördern. Ebenso ist Kupfer ist ein Co-Faktor der DAO und untrennbar mit dem Histaminstoffwechsel verbunden. Zudem ist Kupfer selbst stark entzündungshemmend. Zink blockiert die Histamin-Freisetzung aus den Mastzellen und fördert gleichzeitig auch den chemischen Abbau. Eisen zählt ebenfalls zu den Co-Faktor der Verdauungsenzyme DAO und HNMT. L-Glutamin ist als Aminosäure für die laufende Regeneration und Funktionsfähigkeit der Darmschleimhaut wichtig. Spirulina senkt die Freisetzung von Histamin aus den Mastzellen und fördert die Vermehrung von Laktobazillen und Bifidobakterien im Darm. Quercitin ist ein hochaktives pflanzliches Flavonoid, das als sekundärer Pflanzenstoff sowohl antiallergische als auch anti-entzündliche Eigenschaften besitzt.

Ergänzende Mikronährstoffe und Probiotika zur Linderung von Histaminintoleranz

Diese ergänzenden Nährstoffe sind wichtig:
Vitamin B6, Folsäure, Vitamin B12, Vitamin C, Magnesium, Eisen, Kupfer, Zink

Probiotische Bakterienmischung:
Bifidobacterium longum, Lactobacillus rhamnosus, Bifidobacterium infantis, Lactobacillus plantarum, Bifidobacterium bifidum, Bifidobacterium lactis, L-Glutamin, Spirulina, Quercitin

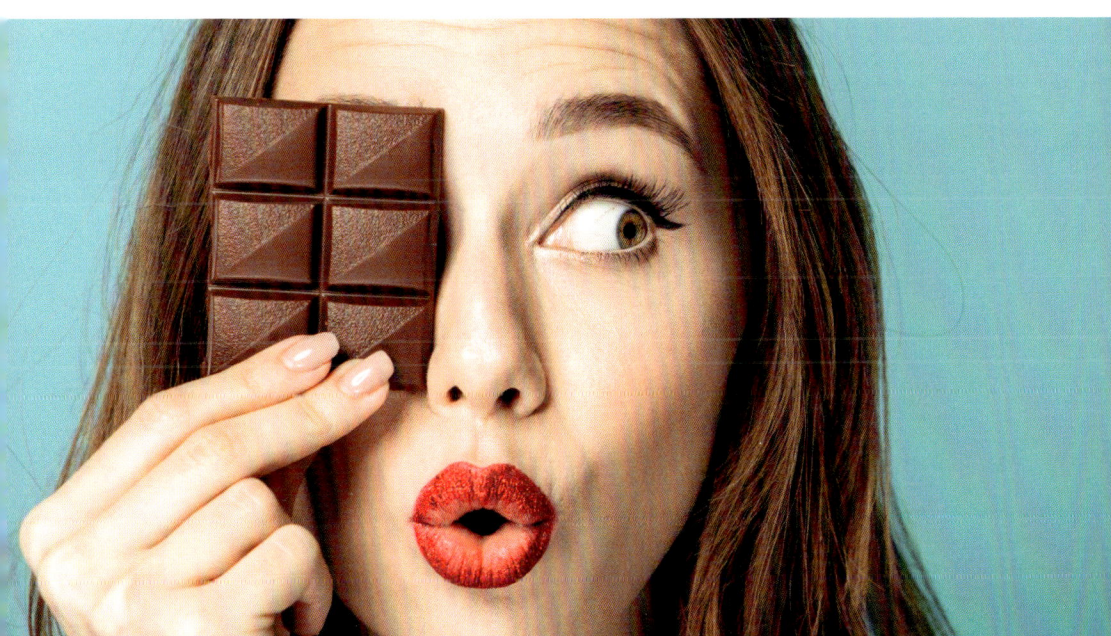

Histaminintoleranz muss nicht sein!

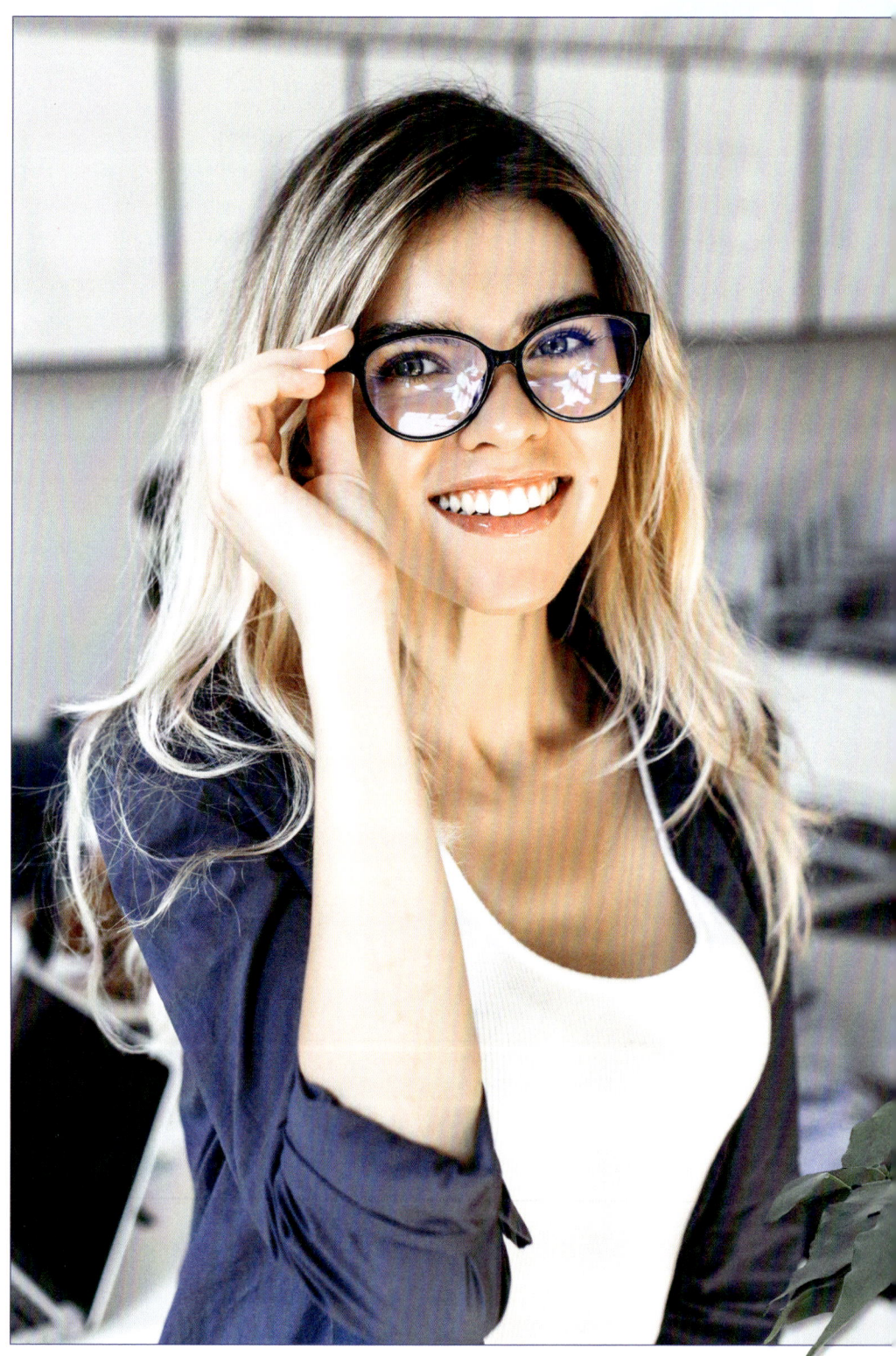

BIOMES NEM

NEUES ZEITALTER
der personalisierten GESUNDHEITSFÖRDERUNG.

Analytik-basierte Nahrungsergänzung auf Grundlage der Darmflora-Analyse. Welcher ist dein „richtiger" Typ?

- Mikroverkapselte Bakterienstämme in hohen Keimzahlen
- Präbiotische Ballaststoffe
- Enthält zusätzlich Vitamine und Mineralstoffe
- Glutenfrei – Laktosefrei – Vegan

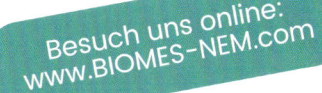

Besuch uns online:
www.BIOMES-NEM.com

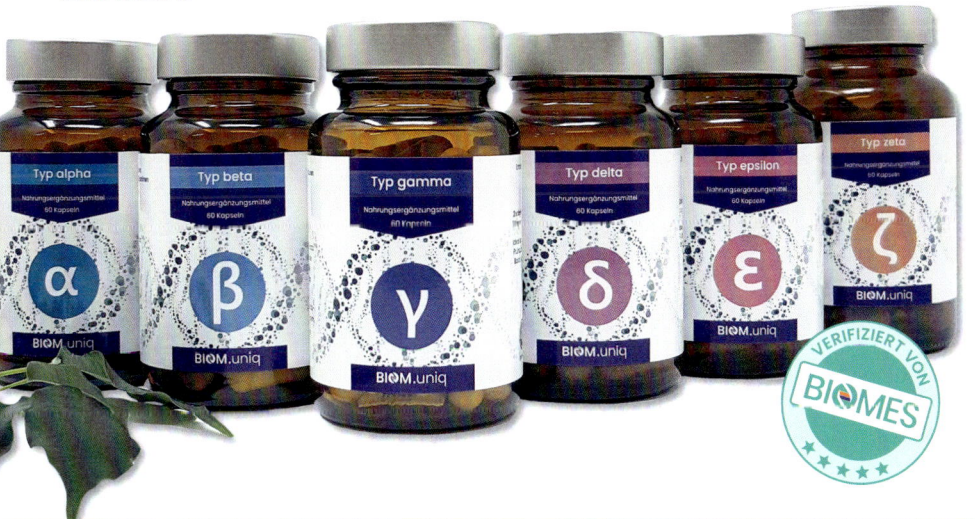

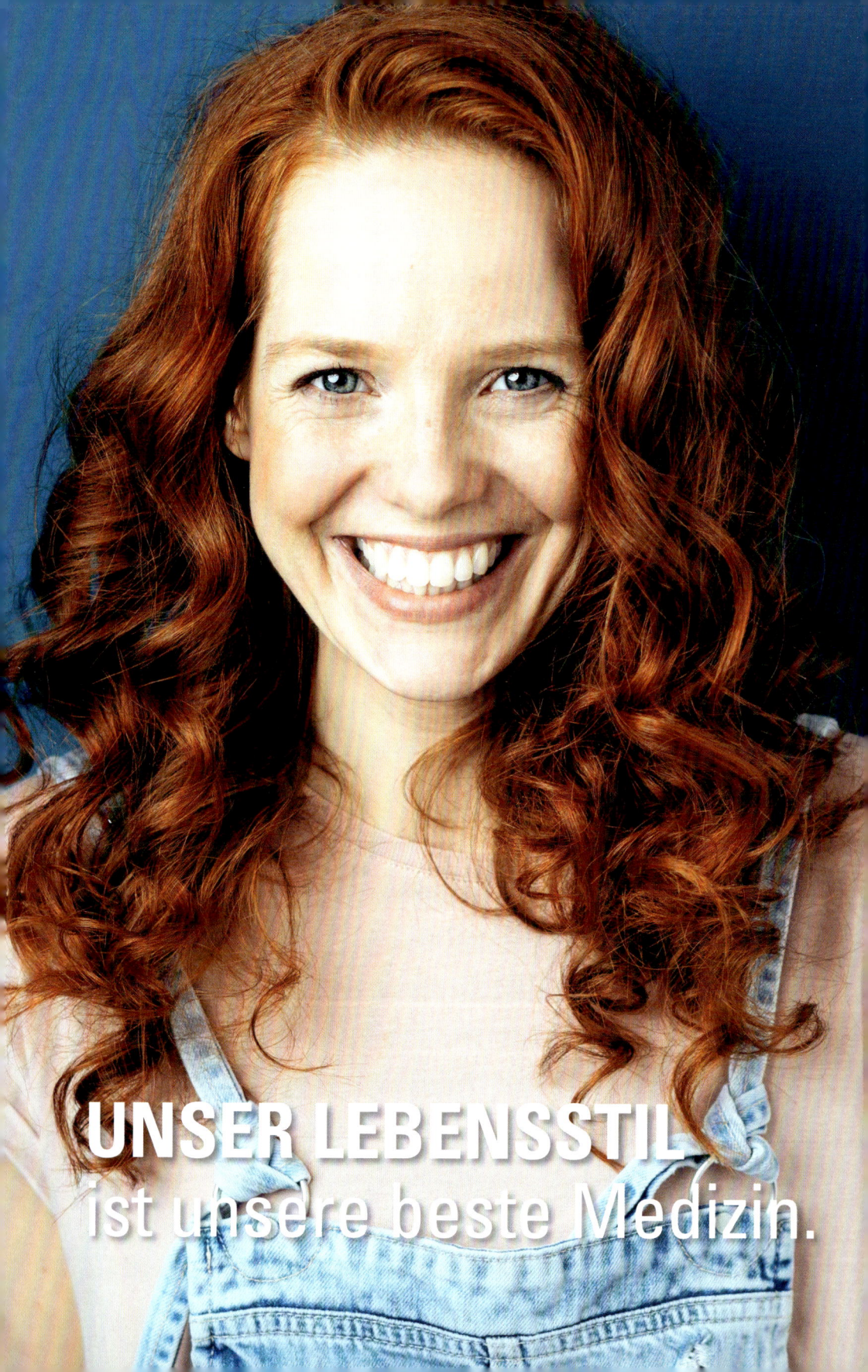

FORUM VIA SANITAS.

FORUM VIA SANITAS
Dein Leben - Deine Gesundheit

Die Darmflora-Balance ist ein wichtiger Baustein für deine Gesundheit.

Weitere Bausteine der Gesundheit sind ein gesunder Lebensstil, eine ausgewogene Ernährung und die ausreichende Versorgung mit orthomolekularen Mikronährstoffen.

Wertvolle Informationen und kostenfreie Events zu diesen Themen findest du beim FORUM VIA SANITAS. Eine Wissensplattform für Ärzte und Therapeuten, die ihr fachliches Wissen aus der Life Style-Medizin auch öffentlich zur Verfügung stellt.

- **iQest® Vital Monitor**
  Nimm deine Gesundheit in deine Hand. Bereits kleine Änderungen deines Lebensstils haben großen Einfluss auf deine Gesundheitsziele wie gesunder Schlaf, mehr Konzentration und optimales Gewicht.

- **WikiSanitas®**
  Tausende Tipps aus der Praxis informieren dich über die wichtigsten Nährstoffe wie Vitamine, Mineralstoffe, Spurenelemente, Aminosäuren, Enzyme und sekundäre Pflanzenstoffe. Mit sinnvollen Einnahmeempfehlungen.

- **Events**
  Kostenfreie Publikumsvorträge und Webinare informieren dich über die wichtigsten Gesundheitsthemen und was du konkret für einen gesunden Lebensstil tun kannst.

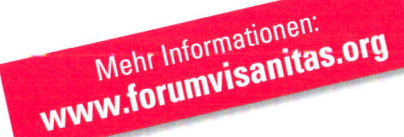

Mehr Informationen:
www.forumvisanitas.org

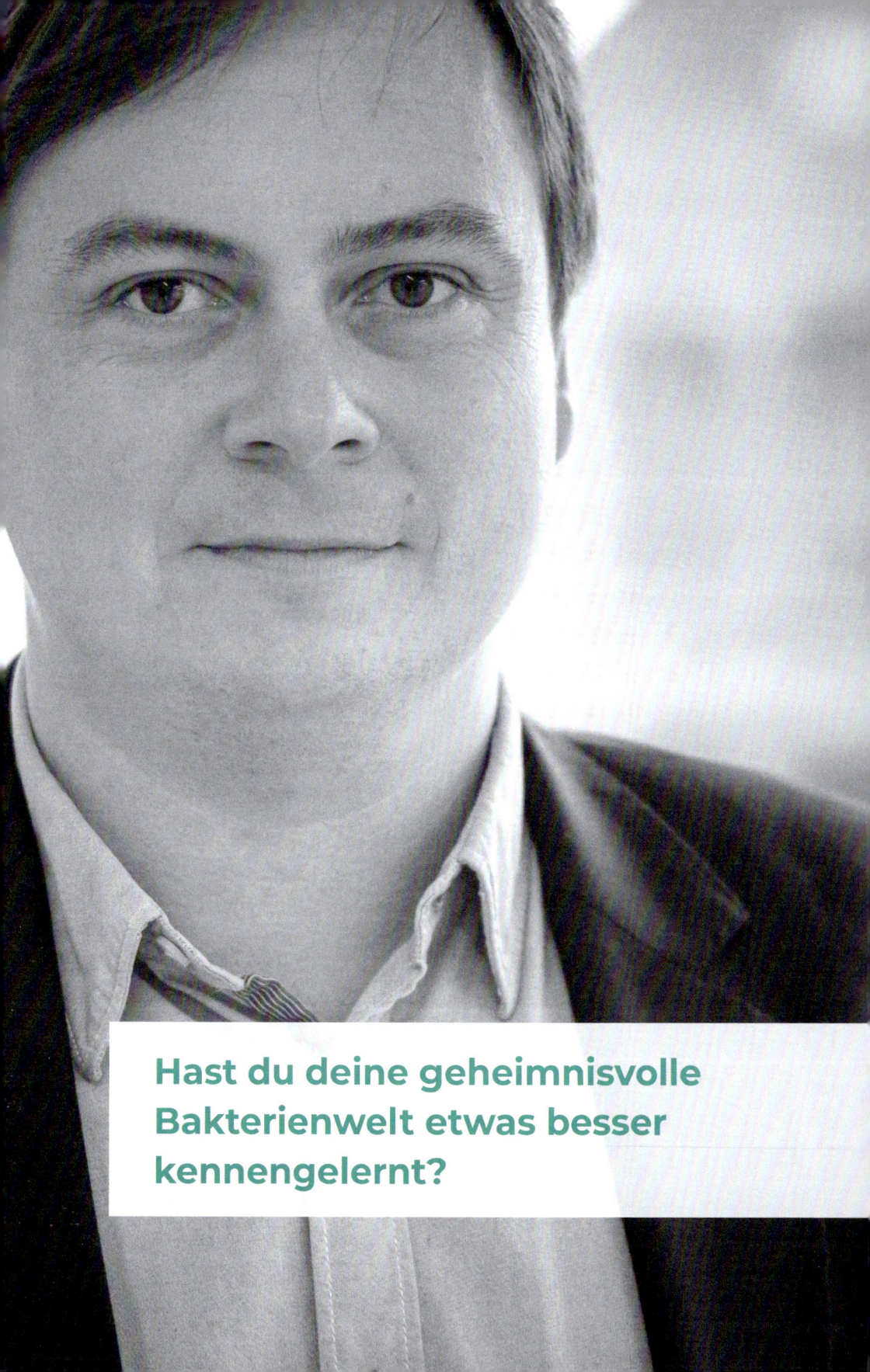

Hast du deine geheimnisvolle Bakterienwelt etwas besser kennengelernt?

Fazit

Du weißt jetzt, wie dein Darm und dein Immunsystem, dein Darm und deine Psyche, ja sogar dein Darm und deine Haut zusammenhängen.

Ein gut funktionierender Darm macht dich:

✓ glücklicher und ausgeglichener,
✓ stärkt dein Immunsystem,
✓ sorgt dafür, dass du fit und im Gleichgewicht bleibst
✓ und wirkt sich so auf deine gesamte Lebensqualität aus.

Ich habe dir in diesem Buch einen Einblick in die gängigsten Störfaktoren gegeben, die du vermeiden solltest:

✓ Stress
✓ Medikamente (v.a. Antibiotika)
✓ Eine unausgewogene Ernährung mit vielen Fertigprodukten und wenig Obst und Gemüse.

Außerdem hast du die gängigsten Darmerkrankungen, deren Symptome und Möglichkeiten der Linderung kennengelernt. Um deinen Darm zu stärken und Erkrankungen zu lindern oder vorzubeugen, solltest du deine nützlichen Darmbakterien pflegen.

So schützt du deine wertvolle Bakterienwelt:

✓ Achte auf eine ausgewogene Ernährung denn:
✓ Nützliche Darmbakterien lieben Ballaststoffe!
✓ Schädliche Darmbakterien lieben Zucker.
✓ Vermeide stark verarbeitete Lebensmittel.
✓ Iss viel Gemüse und Obst.

Leidest du bereits unter Verdauungsbeschwerden, Reizdarm oder einer Darmentzündung? Dann hat dir dieses Buch hoffentlich einige Ideen mitgegeben, die dein Leben leichter machen können.

Und keine Sorge – du musst nicht alles auf einmal richtig machen. Iss morgen einen Apfel mehr und übermorgen ein paar Gemüsesticks zu deinem Abendbrot. Ersetze eine Tiefkühlpizza durch einen Couscous-Salat. Setze dir kleine Ziele, die du einfach erreichen kannst und sei nicht zu streng mit dir. Denn niemand kann so einfach von heute auf morgen sein Leben umkrempeln. Deshalb kommt es auf die kleinen Schritte an und glaube mir – auch diese wird dein Darm dir danken.

Alles Gute, dein Paul Hammer

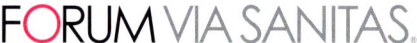
**Verein für Orthomolekulare Medizin
und Naturheilkunde**

Telefon: +43 (0) 6246 211 33
Telefax: +43 (0) 662 - 26 20 01 - 9

E-Mail: office@forumviasanitas.org
ZVR-Zahl: 067786042 LPD Salzburg

V1.0. Like us on www.facebook.com/forumviasanitas   **www.forumviasanitas.org**